969 remèdes de Grand-Mère à découvrir absolument

LES MEILLEURS REMEDES POPULAIRES PRATIQUES
du monde entier

969 remèdes de Grand-Mère à découvrir absolument

LES MEILLEURS REMEDES POPULAIRES PRATIQUES DU MONDE ENTIER

Tous les efforts ont été faits pour que cet ouvrage ne comporte ni erreur ni omission. Toutefois, la Rédaction, l'Editeur, ou leurs employés et agents respectifs, déclinent toute responsabilité quant aux blessures, pertes ou dommages occasionnés à toute personne suite à toute action ou défaut d'action inspirée par le contenu du présent ouvrage, que ces blessures, pertes ou dommages émanent de quelque manière que ce soit de toute négligence de leur part ou de toute omission, manquement ou défaillance de la part de la Rédaction, de l'Editeur, ou de leurs employés et agents respectifs.

969 remèdes de Grand-Mère à découvrir absolument

LES MEILLEURS REMEDES POPULAIRES PRATIQUES DU MONDE ENTIER

ISBN 0-9775245-0-7

Avant-propos

Quels conseils vous donnerait votre arrière grand-mère pour soigner un rhume, votre arthrite ou d'autres maux courants?

C'est cette question qui a donné l'étincelle de départ de ce livre de santé au naturel. L'idée est née alors de rechercher dans la sagesse populaire des remèdes non pas d'une seule région du monde, mais de tous les pays et de tous les âges.

Se soigner, ce peut être bien plus qu'une simple visite chez le docteur! Grâce à cet ouvrage vous allez pouvoir découvrir les remèdes d'antan et qui sait, retrouver le pouvoir de soigner.

Table des matières

Introduction

Si vous désirez essayer l'un des remèdes de ce livre...

Les remèdes populaires doivent être utilisés avec parcimonie. Si votre médecin vous a prescrit des médicaments pour une affection quelconque, utilisez les remèdes populaires uniquement en complément de votre traitement conventionnel, et seulement après avoir demandé l'avis de votre médecin. Ne dépassez pas les doses recommandées.

Pendant la grossesse ou l'allaitement, soyez aussi prudent dans l'utilisation des remèdes populaires que pour un traitement médicamenteux. En cas de doute, ne prenez pas le remède.

En cas de malaise, de démangeaisons ou d'indigestion pendant la prise d'un remède populaire, il est recommandé d'en suspendre l'utilisation.

Les ingrédients

Herbes et épices

De nombreux ingrédients de ce livre sont des plantes et des épices couramment utilisés dans la cuisine. Ils sont disponibles sur les marchés, chez les marchands de légumes et dans les magasins de diététique.

D'autres herbes et plantes médicinales se trouveront uniquement dans les magasins de diététique, de santé naturelle, et en pharmacie.

Cultivez-les vous-même

Vous pouvez décider de cultiver vous-même vos plantes et épices. Pour certains ingrédients, vous n'aurez peut-être pas d'autre solution. Il existe des jardineries spécialisées où vous trouverez les plantes et les graines. Cultiver son propre jardin aromatique peut être un passe-temps fascinant, et vous trouverez de nombreux livres consacrés à ce sujet. Quoi qu'il en soit, si vous décidez de cultiver vos propres plantes, utilisez la méthode organique.

Séchage et autres méthodes de conservation

Si vous cultivez vos propres plantes vous devrez sûrement les faire sécher. Le procédé est extrêmement simple : il suffit de suspendre les plantes dans un endroit chaud et sec, à l'abri des rayons du soleil, jusqu'à séchage complet.

La congélation est un autre moyen de conservation des plantes et des épices. D'autre part, même si ce procédé ne s'inscrit pas dans la tradition de la médecine populaire, vous pouvez essayer de faire sécher vos plantes au four à micro-ondes: c'est rapide et efficace.

Rappelez-vous que les plantes, qu'elles soient à l'état frais ou séchées, sont délicates et doivent être manipulées avec la plus grande douceur. Ne les conservez pas dans un endroit chaud ou exposé au soleil.

Emploi frais ou sec

Certaines recettes nécessitent des plantes à l'état frais, d'autres à l'état séché. Vous pouvez cependant remplacer l'une par l'autre, mais gardez en mémoire que le séchage donne un remède plus concentré. Ainsi, si vous utilisez une plante fraîche pour une recette nécessitant une plante séchée, multipliez la quantité indiquée par 2 ou 3. Dans le cas inverse, prenez le tiers ou la moitié de la quantité indiquée.

Si une recette requiert des herbes en poudre ou écrasées, il est préférable de les broyer dans un mortier à l'aide d'un pilon. Un broyeur mécanique dégage de la chaleur, ce qui risque de détruire le principe actif de la plante. Faites toujours la préparation juste avant l'emploi, de façon à éviter au mieux toute détérioration de la plante.

Instructions de base pour la préparation de vos remèdes

Pour la préparation de vos remèdes, utilisez des pots, casseroles, ustensiles, bols et boîtes non métalliques, sauf indication contraire. Utilisez par exemple du verre, de la poterie, du tissu ou si nécessaire du plastique.

Si vous habitez dans une région où l'eau n'est pas de bonne qualité, prenez de l'eau purifiée, distillée ou de l'eau de source en bouteille pour préparer vos remèdes.

Il existe plusieurs méthodes classiques pour réaliser les préparations figurant dans ce livre. Les deux plus courantes sont **l'infusions** et **la décoction**. Ces deux méthodes servent généralement à extraire le principe actif de la plante qui est libéré dans le liquide (en principe de l'eau). Ce procédé peut aussi servir à adoucir la plante ou la débarrasser d'un composant amer ou désagréable. Dans ce cas, on utilise la plante adoucie et on jette le liquide.

L'infusion

Une infusion se prépare comme du thé. Versez de l'eau bouillante sur la plante médicinale et laissez reposer le mélange pendant la durée indiquée, généralement en couvrant. Une fois le temps écoulé, filtrez pour utiliser soit le liquide, soit la plante.

Dans ce livre, un dessin indique la procédure à utiliser pour préparer la plupart des remèdes. Vous trouverez ci-après les différentes procédures de base dans le détail. Sauf indication contraire, on appliquera la procédure de base. En cas de variante vous trouverez toutes les explications dans le texte.

Préparation d'une infusion

Proportions:

Environ 30 grammes de feuilles séchées ou 60 grammes de feuilles fraîches.

500 ml d'eau

Procédure:

1. Placez la plante dans une théière ou un autre récipient non métallique muni d'un couvercle hermétique
2. Portez l'eau à ébullition
3. Versez l'eau bouillante sur les herbes
4. Laissez infuser 10 à 15 minutes

Pour les remèdes traditionnellement utilisés en boisson

Filtrez, jetez les éléments solides et buvez un tiers du liquide, soit 150 ml, trois fois par jour. Conservez le liquide restant dans un endroit frais, à l'abri de la lumière directe, mais pas plus de 24 heures. Si le liquide doit être consommé tiède, vous pouvez réchauffer chaque portion au moment de la boire.

Pour les remèdes traditionnellement utilisés en lotion ou compresse

Filtrez, jetez les éléments solides. Pour l'utilisation en lotion, mouillez la zone à traiter avec le liquide. Pour une compresse, trempez un linge dans le liquide pour l'en imprégner, essorez et appliquez le linge humide sur la zone à traiter. Conservez le liquide restant dans un endroit frais, à l'abri de la lumière directe, mais pas plus de 24 heures. Si le liquide doit être utilisé tiède, vous pouvez le réchauffer avant chaque utilisation.

Pour les remèdes traditionnellement utilisés en cataplasmes ou pansements

Filtrez, jetez le liquide, essorez les éléments solides ramollis encore chauds. Il faudra peut-être les mixer. Recouvrez la zone à traiter d'une fine couche de vaseline ou d'une huile pressée à froid de bonne qualité. Appliquez la plante ramollie sur la zone à traiter. Maintenez à l'aide d'un linge de coton propre ou de gaze. Conservez le reste de la préparation dans un endroit frais, à l'abri de la lumière directe. Si le pansement doit être utilisé chaud, réchauffez-le juste avant chaque utilisation dans la journée. L'excédent se conserve à l'abri de la chaleur, mais en aucun cas plus de 24 heures.

Pour les remèdes traditionnellement utilisés à la fois en boisson (ou lotion/compresse) et en cataplasme (ou pansement)

Filtrez, conservez le liquide et les éléments solides, que vous utiliserez respectivement selon les procédures ci-dessus.

La décoction

La décoction se prépare comme une soupe. Ce procédé est généralement utilisé pour les parties les plus dures d'une plante (racines, écorce et brindilles), pour lesquelles l'extraction du principe actif nécessite un traitement plus vigoureux. Pour faire une décoction, vous pouvez mettre les ingrédients dans l'eau froide, porter à ébullition et faire mijoter, ou bien mettre les ingrédient dans l'eau déjà bouillante et faire mijoter.

Dans ce livre, un petit dessin indiquera la procédure à utiliser pour préparer la plupart des remèdes. Vous trouverez ci-après les différentes procédures de base dans le détail. Sauf indication contraire, on appliquera la procédure de base. Toute variante sera expliquée dans le texte.

Préparation de la décoction

Proportions

Environ 30 g de plante à l'état séché ou 60 g à l'état frais. 750 ml d'eau

Procédure

1. Placez la plante dans une casserole non métallique
2. Versez l'eau froide sur la plante
3. Portez à ébullition
4. Laissez mijoter à feu doux jusqu'à réduction d'1/3 du liquide (jusqu'à 1 heure)

Pour les remèdes traditionnellement utilisés en boisson

Filtrez, jetez les éléments solides et consommez un tiers du liquide, soit 150 ml, trois fois par jour. Conservez le liquide restant dans un endroit frais, à l'abri de la lumière directe, mais pas plus de 24 heures. Si le liquide doit être consommé tiède, vous pouvez réchauffer chaque portion au moment de la boire.

Pour les remèdes traditionnellement utilisés en lotion ou compresse

Filtrez, jetez les éléments solides. Pour l'utilisation en lotion, mouillez la zone à traiter avec le liquide. Pour une compresse, trempez un linge dans le liquide pour l'en imprégner, essorez et appliquez le linge humide sur la zone à traiter. Conservez le liquide restant dans un endroit frais, à l'abri de la lumière directe, mais pas plus de 24 heures. Si le liquide doit être utilisé tiède, vous pouvez le réchauffer avant chaque utilisation.

Pour les remèdes traditionnellement utilisés en cataplasmes ou pansements

Filtrez, jetez le liquide, essorez les éléments solides ramollis encore chauds. Il faudra peut-être les mixer. Recouvrez la zone à traiter d'une fine couche de vaseline ou d'une huile pressée à froid de bonne qualité. Appliquez la plante ramollie sur la zone à traiter. Maintenez à l'aide d'un linge de coton propre ou de gaze. Conservez le reste de la préparation dans un endroit frais, à l'abri de la lumière directe. Si le pansement doit être utilisé chaud, réchauffez-le juste avant chaque utilisation dans la journée. L'excédent se conserve à l'abri de la chaleur, mais en aucun cas plus de 24 heures.

Pour les remèdes traditionnellement utilisés à la fois en boisson (ou lotion/compresse) et en cataplasme (ou pansement)

Filtrez, conservez le liquide et les éléments solides, que vous utiliserez respectivement selon les procédures ci-dessus.

Les inhalations de vapeur

L'inhalation de vapeur est une façon courante d'utiliser les plantes à des fins curatives. La procédure de base est la suivante:

1. Mettez 60 g de plante dans un bol ou une bassine
2. Versez 1 litre d'eau bouillante sur la plante
3. Couvrez-vous la tête d'une serviette et gardez la tête au-dessus du bol, en emprisonnant la vapeur sous la serviette. Inhalez profondément pendant 20 ou 30 minutes.

Deux types de recettes moins courantes figurent dans ce livre: la teinture et les sirops

La teinture

On obtient la teinture en immergeant la plante médicinale dans de l'alcool dilué (1 part d'alcool pour 2 parts d'eau). Ce procédé permet d'extraire les principes actifs et de conserver le remède.

Contrairement aux infusions et aux décoctions, qui doivent être consommées dans les 24 heures, la teinture se conserve jusqu'à un mois. Les produits du commerce sont à base d'alcool éthylique, mais vous pouvez employer pour vos remèdes de l'alcool dilué.

N'employez jamais d'alcool méthylique, dénaturé ou à 90° pour vos préparations à base de plantes, ils sont toxiques.

Les sirops

Un sirop est généralement à base de miel, et c'est un autre moyen de conserver les préparations aux plantes. Il convient particulièrement pour les plantes fortes ou amères, ou pour les remèdes destinés aux enfants et aux personnes qui pour des raisons diverses ne doivent pas consommer d'alcool sous quelque forme que ce soit.

Les recettes de sirop figurant dans ce livre sont expliquées en détail dans le texte. En général, il suffit d'ajouter à votre décoction ou infusion chaude une dose équivalente de miel (ou de mélasse). Il faudra peut-être faire chauffer la mixture afin de permettre au miel de se lier, en remuant constamment pour empêcher le mélange de devenir trop chaud.

Les huiles essentielles

Vous devrez vous procurer les huiles essentielles dans le commerce. Pratiquement toutes les huiles figurant dans ce livre se trouvent facilement dans les magasins de santé naturelle et en pharmacie.

- Les huiles essentielles sont très concentrées: une seule goutte peut contenir les composants actifs volatiles de milliers de plantes. Elles doivent donc être maniées avec précaution.
- N'employez jamais les huiles essentielles à l'état pur. Il faut toujours les diluer, soit dans une autre huile neutre, végétale ou de graines (noix, amande douce...), soit en vous conformant aux indications spécifiques de la recette. Sauf indication contraire, la règle générale est de diluer 1 ou 2 gouttes d'huile essentielle avec 10 ml d'huile végétale ou d'amande douce, par exemple.
- N'appliquez jamais d'huile essentielle sur une peau fendue ou irritée.
- N'appliquez jamais d'huile essentielle sur les muqueuses (bouche, nez, parties génitales).
- N'appliquez jamais d'huile essentielle dans l'œil ou à proximité.
- Les huiles essentielles peuvent provoquer une photosensibilité ou d'autres réactions cutanées. Cela peut aussi bien se produire en cas d'utilisation interne ou externe. Soyez donc particulièrement prudent si vous allez au soleil lorsque vous utilisez des huiles essentielles. Mais bien entendu, vous mettez toujours de l'écran total! Si vous constatez une irritation de la peau lorsque vous prenez un remède, arrêtez le traitement.

Instructions pour les massages et traitements d'aromathérapie:

Diluez 1 à 2 gouttes d'huile essentielle avec 10 ml d'huile porteuse, généralement une huile pressée à froid, d'amande douce, d'olive, de germe de blé ou de tournesol. Cela représente la dose pour une ou deux utilisations. Faites toujours la mixture en petites quantités, car l'huile essentielle se détériore au contact de l'huile porteuse et de l'air.

Acné

Cela ne manque jamais: un beau matin vous vous réveillez avec un magnifique bouton rouge juste au bout du nez ou au milieu du front. Quel que soit le nom que vous leur donnez, tous ces boutons, pustules, points noirs...vous empoisonnent la vie pour de bon.

Ce n'est pourtant pas la fin du monde, quoi que vous en pensiez. Et même si cela ne vous console pas aujourd'hui, sachez qu'avec l'âge, ça passera. Si vous êtes adulte et encore incommodé par l'acné, c'est que l'âge n'y fera rien et vous devrez vous résigner à vivre avec des poussées d'acné périodiques.

L'histoire de l'acné

L'acné commence dans les glandes sébacées responsables de la lubrification normale de la peau. Lorsque l'accès extérieur de ces glandes vient à s'obstruer, le sébum au lieu d'hydrater la peau s'accumule à l'intérieur des pores. Cela provoque une irritation de la peau environnante, qui devient rouge. La pression augmente à l'intérieur et finit par provoquer une rupture.

De toute façon, lorsqu'un bouton apparaît, il n'y a pas grand-chose à faire sinon laisser la nature suivre son cours. Il existe toutefois des remèdes pour accélérer le processus, et vous pouvez aussi contrôler certains facteurs responsables de l'acné. Alors, contrôlez ce que vous pouvez, et lorsqu'un bouton apparaît essayez l'un des remèdes suivants, pour faire partir au plus vite ce méchant intrus.

Pourquoi certaines personnes ont-elles de l'acné alors que d'autres n'en ont jamais? Contrairement à ce que croient la plupart des adolescents, les « meneurs» en ont aussi, mais ils semblent tellement bien dans leur peau que ça se voit moins sur eux. Il existe deux armes principales contre l'acné. Sur l'une, vous pouvez agir ; sur l'autre, vous n'avez aucun contrôle.

Les hormones

Oui, les hormones

Ces mêmes hormones qui vous rendent dingue et vous catapultent dans le monde de l'adolescence, sont responsables de nombreuses poussées d'acné, surtout au moment de la puberté, et malheureusement aussi lors de la ménopause.

Une idée à laquelle il faudra vous habituer, acné ou pas, c'est que les hormones peuvent vous rendre dingue, car elles prennent le contrôle de vote corps et même de votre tête durant toute la vie. Vue sous cet angle, finalement, l'acné est peut-être le moindre de vos souci.

Les remèdes désignés par se préparent en infusion. Ceux qui comportent le sigle nécessitent une décoction. Le mode d'emploi de ces deux méthodes de préparation figure aux pages 11-13. Les variantes et autres procédures sont indiquées dans le texte même à la suite de la description du remède.

L'alimentation

Alors que vous ne pouvez pas faire grand-chose pour contrôler vos hormones, vous pouvez contrôler votre alimentation, en particulier le type et la qualité des graisses et des sucres lents que vous consommez. De cette façon vous pouvez limiter la gravité et la fréquence des poussées d'acné.

Mangez plus de...

• légumes (crus et cuits) • jus de légumes • soupes d'algues • lait écrémé en poudre • thé vert • salades • céréales et pains complets • huiles végétales non saturées • fruits autres qu'agrumes • œufs pochés • noix de cajou • amandes • poissons d'eau froide

Evitez :
tous les aliments frits et raffinés, y compris...

• boissons gazeuses • alcools • thé et café • produits laitiers • glaces • yaourts • sucre • pain blanc • margarine • beurre d'arachide

Enfin, n'aggravez pas les choses!

Ne faites pas de gommages agressifs. Cela ne fait qu'irriter la peau et encourage les glandes sébacées à produire encore plus de gras, ce que vous ne voulez à aucun prix.

N'utilisez pas de savon décapant, pour les mêmes raisons que ci-dessus. Quoiqu'en dise votre mère, l'acné n'est pas due à un manque d'hygiène cutanée.

Evitez les antibiotiques, ils peuvent détruire les bactéries favorables à la bonne santé.

Traitez le problème dès maintenant. Il n'est jamais trop tard pour prendre de bonnes et saines habitudes.

Aloès [1] *(Aloe vera) également appelée A. barbadensis*

Le gel qui sourd d'une feuille d'aloès a été utilisé pendant plus d'un millier d'années pour adoucir la peau et favoriser la cicatrisation. En fait, l'aloès était l'un des secrets de beauté préférés de Cléopâtre (et l'on sait l'effet qu'elle faisait aux hommes). Si vous avez un tout petit peu la main verte, vous pouvez cultiver vous-même ce

1 Consommée en grande quantité, peut causer des vomissements. Eviter pendant la grossesse.

traitement à l'aloès.

1. Recueillez le gel d'une feuille d'aloès fraîchement coupée
2. Appliquez le gel frais sur une peau propre, récemment nettoyée
3. Utilisez modérément au début, stoppez les applications en cas d'irritation.

Basilic [1] *(Ocimum basilicum)*

En Inde, l'essence de basilic a été utilisée pendant plus de deux mille ans comme traitement externe.

1. Diluez 1 à 2 gouttes d'huile essentielle de basilic avec 10 ml d'huile végétale de bonne qualité (de l'huile d'amande douce par exemple) et appliquez sur la peau fraîchement lavée.
2. Utilisez modérément au début, stoppez les applications en cas d'irritation.

Concombre *(Cucumis sativa)*

Les femmes judicieuses qui ont une vie trépidante connaissent déjà les vertus adoucissantes et rafraîchissantes des fines tranches de concombre que l'on applique sur les yeux fatigués. Le jus de concombre peut aussi être utile en cas d'acné due à l'alimentation. Pour préparer ce remède il vous faut une centrifugeuse et bien sûr un concombre!

1. Pelez le concombre et extrayez-en le jus à la centrifugeuse.
2. Appliquez le jus de concombre sur les zones affectées en débordant largement.

Asperge *(Asparagus officinalis)*

Pour préparer ce traitement purifiant, il vous faut des asperges fraîches de printemps.

1. Coupez 12 belles têtes d'asperges fraîches
2. Plongez les têtes dans 1 litre d'eau
3. Portez à ébullition
4. Faites bouillir 30 minutes
5. Jetez les asperges (elle seront molles et désagrégées, et toutes les vitamines, les minéraux et nutriments seront passés dans l'eau)
6. Utilisez le jus d'asperge pour nettoyer la peau au moins deux fois par jour

Bouleau *(Betula verrucosa)*

Si vous avez accès à un bouleau, vous pouvez en utiliser l'écorce pour préparer une décoction et l'appliquer en compresse sur la peau acnéique. Renouvelez aussi

---

1 Ne pas utiliser d'huiles essentielles sous quelque forme que ce soit pendant la grossesse.

souvent que nécessaire.

Souci *(Calendula officinalis)*

Ce remède traditionnel indien nécessite de l'essence de calendula, provenant du souci. Diluez 1 à 2 gouttes d'essence de calendula avec 10 ml d'une bonne huile végétale ou de graine. Appliquez sur l'acné et sur la peau acnéique.

Bergamote *(Monarda didyma, M. fistulosa, M. citriodora et M. punctata)*

En Espagne l'essence de bergamote est utilisée pour le traitement de l'acné et des boutons. Ce sont des explorateurs espagnols qui aux 17ème et 18ème siècles ont ramené la bergamote des îles Canaries. Diluez 1 à 2 gouttes d'essence de bergamote avec 10 ml d'une bonne huile végétale ou d'amande douce par exemple, et appliquez sur la peau.

Livèche *(Levisticum officinale)*

Les Scandinaves utilisent la décoction de livèche pour les soins de la peau en général. Ils boivent le liquide filtré et en gardent une petite quantité pour l'appliquer directement sur la peau acnéique.

Pourghère *(Jatropha curcas)*

Ce traitement des plus simples provient des Antilles. Il vous suffit d'avoir un arbre à disposition. Ensuite vous pouvez préparer une pâte avec les graines de pourghère et appliquer celle-ci sur les boutons.

Genièvre *(Juniperus communis)*

Au moyen Age l'essence de genièvre était très appréciée comme traitement contre l'acné. Diluez 1 à 2 gouttes d'essence de genièvre avec 10 ml d'une bonne huile végétale ou d'amande douce, et appliquez sur la zone à traiter.

Bardane *(Arctium lappa)*

La tribu des Potawatomi d'Amérique consommait de l'infusion de racine de bardane pour un effet tonifiant et purifiant. Ils recommandent également aux personnes sujettes à l'acné une alimentation sans laitages et riche en fruits et légumes crus.

Cardère *(Dipsacus fullonum)* et Achillée millefeuille [2] *(Achillea millefolium)*

---

1. Eviter pendant la grossesse

Les Gitans utilisent cette boisson depuis le 14ème siècle pour soigner l'acné. C'est un mélange de décoction de cardère sauvage et d'infusion de fleurs d'achillée millefeuille. Les Gitans pensent que cette potion, associée à une alimentation riche en légumes frais, les feuilles d'ortie en particulier, est un traitement efficace contre l'acné. Mais pour faire cette préparation dans la tradition gitane, il faut ramasser les racines de cardère sauvage après la première pleine lune d'automne, puis les nettoyer, les couper et les laisser sécher à l'air libre dans un endroit ombragé.

de cardère sauvage et de fleurs d'achillée millefeuille

Mélangez l'infusion de cardère sauvage et la décoction de fleurs d'achillée millefeuille et buvez-en 250 ml matin et soir.

Alchemille des près [1] *(Alchemilla vulgaris)*

Vers 1650 le célèbre médecin et herboriste anglais Nicholas Culpeper recommandait de boire une infusion d'alchemille des près pour traiter l'acné.

Lavande [2] *(Lavandula angustifolia)*

Il y a près de 2000 ans, les Egyptiens ont enseigné aux Romains les vertus médicinales de la lavande. Ce remède est à base d'essence de lavande appliquée directement sur les boutons. Avant l'application, diluez 1 à 2 gouttes d'essence de lavande avec 10 ml d'une bonne huile végétale ou d'amande douce, par exemple.

Ail [3] *(Allium sativum)*

Si aucun des autres traitements ne vous a satisfait, peut-être voudrez-vous essayer l'extrait d'ail, que les Grecs utilisaient comme traitement topique pour l'acné. Autre grand avantage de cette solution, personne ne viendra vous importuner!

Allaitement

Il fut un temps, le biberon faisait fureur. C'était pratique, et tellement moderne! Dans les années 90, la mode a changé, et toute une génération de femmes jadis élevées au biberon nourrissent aujourd'hui leurs bébés au sein. Après tout, c'est

1 Evitez pendant la grossesse
2 Evitez pendant la grossesse
3 Utilisation modérée pendant la grossesse

pratique, et elles vous diront: « c'est tellement moderne!» Toutes les femmes n'ont pas la possibilité d'allaiter, mais si vous faites partie de celles qui le peuvent, c'est vraiment le mieux pour votre bébé. Le lait maternel est parfaitement adapté aux besoins nutritionnels de l'enfant. Il peut aussi immuniser le bébé. Partout des associations de mères allaitantes peuvent informer, conseiller et soutenir les mamans.

Fenouil [1] *(Foeniculum officinale)*

Le fenouil est associé à l'allaitement depuis très longtemps. Dioscoride conseillait aux mères allaitantes de mâcher des graines de fenouil pour stimuler la production de lait. Plus tard, au 17ème siècle, Nicholas Culpeper inclût du fenouil dans son herbier et vanta la capacité de la plante à favoriser la lactation. De nos jours en Amérique latine, les guérisseurs conseillent aux mères qui veulent avoir plus de lait de boire une infusion de graines de fenouil préparée à base de lait.

5 grammes (1 cuillère à café) de graines de fenouil

250 ml de lait très chaud

1. Couvrez et laissez infuser 10 à 15 minutes

2. Filtrez, jetez les graines

3. Buvez 250 ml trois fois par jour

Fénugrec [2] *(Trigonella foenum-graecum)*

En Inde, les mères allaitantes mangeaient des graines de fénugrec toute la journée, pensant que cela stimulait la lactation.

Galéga *(Galega officinalis), également appelé lilas d'Espagne*

Une infusion de galéga a également la réputation de stimuler la production de lait.

Epinards *(Spinacia oleracea)*

En Espagne, les guérisseurs recommandent aux femmes enceintes et allaitantes de boire du jus d'épinards pour améliorer la qualité de leur lait et en augmenter la

Les remèdes désignés par se préparent en infusion. Ceux qui comportent le sigle nécessitent une décoction. Le mode d'emploi de ces deux méthodes de préparation figure aux pages 11-13. Les variantes et autres procédures sont indiquées dans le texte même à la suite de la description du remède.

1 *Evitez pendant la grossesse*

2 *A éviter en cas de grossesse ou d'allaitement*

production. Vous pouvez faire du jus d'épinards en utilisant une centrifugeuse. Cela ne peut pas vous faire de mal, mais en boire plus de 85 ml à la fois peut toutefois perturber votre estomac, et avoir un goût très corsé, alors vous préférerez certainement le mélanger à un autre jus, de carotte par exemple, ou de fruit. Et si vous constatez que votre bébé prend des airs de Popeye, c'est que vous buvez trop de jus d'épinards.

Jasmin *(Jasminum officinale)*

Un massage à l'huile essentielle de jasmin est supposé favoriser la lactation. Malheureusement, l'huile essentielle de jasmin distillée à la vapeur ne se trouve plus, car le procédé est trop coûteux. Aujourd'hui, cette essence est extraite avec des solvants organiques, et s'applique uniquement à la parfumerie. En raison de la toxicité de nombreux solvants organiques, elle ne convient plus à l'aromathérapie.

N'y touchez pas!

Ricin *(Ricinus communis)*

N'essayez pas ce remède, le ricin est une plante beaucoup trop dangereuse pour les enfants. Ses haricots sont extrêmement toxiques et l'huile de ricin est un purgatif très puissant. Mais dans les îles du Cap Vert, on dit que le cataplasme de feuilles de ricin peut faire venir le lait. Le remède serait si efficace que même les femmes n'ayant jamais eu d'enfant ou n'ayant pas allaité depuis longtemps peuvent avoir du lait.

Allergies

Pour certains ça commence par un chatouillement familier au fond de la gorge ; d'autres font une crise d'urticaire ou sont terrassés par des crampes ; pour d'autres ce sont les yeux qui pleurent ; sans compter ceux dont le nez se met à couler, et ceux qui éternuent encore et encore.

Tous ces pauvres gens ont un point commun, ils souffrent d'allergies et malgré leurs

Les remèdes désignés par ☕ se préparent en infusion. Ceux qui comportent le sigle ♨ nécessitent une décoction. Le mode d'emploi de ces deux méthodes de préparation figure aux pages 11-13. Les variantes et autres procédures sont indiquées dans le texte même à la suite de la description du remède.

symptômes différents ils sont tous d'accord sur un point: les allergies sont quelque chose de très énervant.

Quel que soit le type d'allergie dont vous souffrez, la réaction survient lorsque votre organisme réagit violemment à une substance que la plupart des gens supportent très bien. Cela signifie que le « poison» qui vous terrasse n'aura peut-être aucun effet sur votre voisin. L'allergie est un phénomène très personnel et ce fait beaucoup de bien à l'un peut être très nocif pour l'autre.

Au sujet de l'alimentation, la nourriture et les conservateurs sont des facteurs courants, ainsi que les produits chimiques, les pollens, les vaccins et les médicaments. Même le stress peut provoquer une réaction allergique. Si vous cherchez une raison de maudire vos parents, les allergies en sont une bonne: s'ils sont allergiques, vous avez de bonnes chances de l'être aussi.

Les allergies peuvent être causées par quelque chose que l'on mange, que l'on respire ou que l'on touche ; la réaction peut survenir immédiatement, au bout de quelques minutes, de quelques heures ou même de quelques jours ; et les symptômes peuvent aller de la toux à l'écoulement nasal, de l'éternuement aux crampes d'estomac, de l'urticaire au gonflement des muqueuses (y compris celles des poumons). Ainsi, il est difficile et très long de déterminer la cause exacte d'une réaction allergique.

Ce manque de prévisibilité ajoute à la frustration d'une crise d'allergie et c'est une des raisons pour lesquelles on utilise les herbes médicinales pour traiter les symptômes plutôt que d'identifier les causes.

Alors la prochaine fois que vous serez en proie à une quinte de toux, un écoulement nasal, des yeux qui pleurent, des démangeaisons, une indigestion, des crampes ou des palpitations du cœur, essayez un des remèdes ci-dessous, vous en trouverez peut-être un adapté à votre cas.

Toux

Tussilage pas-d'âne *(Tussilago farfara)*

Si vous souffrez de toux allergique utilisez le remède du médecin grec Dioscoride. Voilà presque 2000 ans, il décrivait les vertus curatives du tussilage pas-d'âne, mais il recommandait d'en fumer les feuilles. Apparemment il fallait inhaler la fumée avec un roseau pour guérir la toux. 2000 ans se sont écoulés, et les coutumes ont changé. Aujourd'hui, les guérisseurs français préconisent une décoction de tussilage pas-d'âne pour soigner la toux, et fumer quoi que ce soit est considéré comme dangereux.

Marrube *(Marrubium vulgare)*

Si le tussilage pas-d'âne n'est pas votre tasse de thé, essayez donc un remède légèrement plus récent, le marrube. On peut remercier Gérard, célèbre herboriste du 19ème siècle, pour son traitement contre la toux . Il a élaboré un sirop antitussif à partir de feuilles de marrube fraîches dont il extrayait le jus et le mélangeait avec de l'eau et du sucre. Vous pouvez aussi essayer de boire une infusion de marrube, c'est plus facile à préparer, et moins calorique!

Crampes

Fenouil [1] *(Foeniculum officinale)*

Pervenche *(Vinca major)*

Brunelle vulgaire *(Prunella vulgaris)*

Epiaire *(Stachys palustris)*

ou Achillée millefeuille [2]

Si vous préférez une boisson chaude calmante en cas de crampes, essayez de boire une infusion préparée avec l'une ou l'autre de ces plantes.

Sels biochimiques

Les sels biochimiques sont recommandés contre les crampes. Vous les trouverez dans les magasins de santé naturelle, mais il est conseillé de consulter un spécialiste en médecine naturelle pour connaître la dose appropriée à votre constitution.

Le système connu sous le nom de biochimie, et les sels biochimiques qui sont à la base de ce système, a été développé par le Dr Wilhelm H. Schuessler, un médecin allemand qui a mis en évidence 12 sels inorganiques qu'il considérait comme essentiels pour la santé. Le docteur Schuessler pensait aussi que de nombreuses affections courantes étaient dues à un déséquilibre de l'un ou plusieurs de ces sels. Selon le docteur Schuessler, ce déséquilibre était en soi un état pathologique.

Les sels biochimiques homéopathiques existent en dilution 6x, c'est à dire une proportion de1 part pour un million (1 unité de sel pour 999 999 unités d'eau)

---

1 Evitez pendant la grossesse
2 Evitez pendant la grossesse

Les douze sels biochimiques inorganiques sont généralement désignés par les abréviations suivantes:

Fluorure de calcium – Calc. Fluor.	Sulfate de potassium – Kali. Sulph.
Phosphate de calcium – Calc. Phos.	Phosphate de Magnésium – Mag. Phos.
Sulfate de calcium – Calc. Sulph.	Chlorure de sodium – Nat. Mur.
Phosphate ferroso-ferrique – Fer. Phos.	Phosphate de sodium – Nat. Phos.
Chlorure de potassium – Kali. Mur.	Sulfate de sodium – Nat. Sulph.
Phosphate de potassium – Kali. Phos.	Silice – Silica

Bien que ces abréviations semblent bizarres au premier abord, Kali pour potassium, Nat pour sodium, Mur pour chlorure, elles prennent tout leur sens quand on sait que kalium signifie potassium en allemand, muriaticum veut dire chlorure et natrum signifie sodium.

Malaises

Citron *(Citrus limon ou C. medice, var. limonum)* et miel

Ces deux ingrédients, associés ou séparés, sont les éternels favoris de la médecine naturelle. Ce remède en particulier provient d'Angleterre. Il doit être administré dès les premiers signes de malaise.

1. Pressez des citrons frais pour obtenir 250 ml de jus, que vous sucrerez avec un peu de miel
2. Buvez chaque fois que vous vous sentez mal

Partenelle [1] *(Tanacetum parthenium)* Rose *(Rosa canina)* ou Romarin *(Rosmarinus officinalis)*

Si vous trouvez le remède au citron trop fort, essayez de boire une infusion chaude de partenelle, de rose ou de romarin.

Sinon, essayez donc l'aromathérapie, très en vogue actuellement bien qu'extrêmement ancienne. Personne ne sait à quand elle remonte exactement, mais l'on sait que voilà plus de 2000 ans, les Egyptiens enseignèrent aux Romains les

1 à éviter si vous prenez des médicaments anticoagulants

vertus curatives des essences de plantes.

Lavande [1] *(Lavandula angustifolia)*
ou menthe poivrée [2] *(Mentha piperita)*

Massez légèrement le front et la nuque avec une petite quantité d'essence de lavande ou de menthe poivrée.

Diluez 1 à 2 gouttes de menthe poivrée dans 10 ml d'une bonne huile végétale ou d'amande douce. Evitez tout contact des huiles essentielles avec la bouche, les yeux et les muqueuses en général. Ne pas prendre par voie interne.

Indigestion allergique ou dyspepsie

Papaye *(Carica papaya)*
ou Ananas *(Ananas comosus)*

Ce remède délicieux est un des traitements préférés des Indiens d'Inde et des Antilles.

Buvez environ 500 ml de jus de papaye ou d'ananas chaque jour, jusqu'à disparition des symptômes.

Menthe poivrée [3] *(Mentha piperita)*
Gingembre [4] *(Zingiber officinalis)*
Guimauve *(Althaea officinali)*
ou Thym *(Thymus vulgaris)*

En buvant une infusion à base de l'une de ces plantes on peut soulager un estomac dérangé.

Sels biochimiques, Nat Phos

Selon la théorie de la médecine biochimique, la prise d'un sel approprié peut aider à maintenir ou à restaurer l'équilibre naturel et le bien-être. Nat Phos (phosphate de sodium) est l'indication thérapeutique biochimique des troubles gastriques.

---

1 À utiliser modérément pendant la grossesse

2 Eviter pendant la grossesse et l'allaitement. Ne pas donner aux nourrissons, sous quelque forme que ce soit.

3 Eviter pendant la grossesse et l'allaitement. Ne pas donner aux nourrissons, sous quelque forme que ce soit.

4 Utiliser modérément pendant la grossesse

Palpitations

Cyprès *(Cupressur sempervirens)*

ou Encens *(Boswelia carterii)*

Si vous savez que les accélérations de votre rythme cardiaque sont d'origine allergique et non pas dues à une affection du cœur, vous pouvez recourir à l'aromathérapie pour vous détendre et ralentir les battements de votre cœur. Massez doucement les tempes, le front, l'arrière de la tête et la nuque avec une petite quantité d'essence de cyprès ou d'encens (1 à 2 gouttes diluées dans 10 ml d'huile végétale de bonne qualité ou d'huile d'amande douce).

Nez qui coule

Alium Cepa

Alium Cepa est un remède homéopathique utilisé depuis plus de 200 ans. Vous le trouverez chez les homéopathes, dans les magasins de diététique et au rayon santé naturelle de votre pharmacie. Prenez un comprimé 30c toutes les 2 heures jusqu'à l'arrêt de l'écoulement nasal. Pour votre information, allium cepa est fait à base d'oignon, d'où son nom inspiré du nom scientifique de l'oignon.

Pétasite officinale *(Petasites hybridus)*

Si vous conduisez, ne prenez pas ce remède. Si vous devez rester à la maison, cette décoction vous sera peut-être bénéfique. 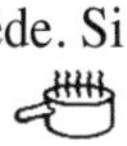

30 grammes de pétasite officinale

750 ml d'eau

1. Portez à ébullition
2. Laissez bouillir jusqu'à évaporation d'un tiers du liquide
3. Filtrez, jetez les feuilles
4. Mélangez la décoction à un volume égal de vin blanc
5. Buvez 150ml toutes les deux heures

Démangeaisons

Camomille *(Romaine: Chamaemelum nobile, ou allemande: C. recultita)*

La camomille est bien connue pour ses propriétés adoucissantes, il n'est donc pas surprenant de la retrouver dans la médecine populaire sous forme de lotions ou de tisanes calmantes et dans l'aromathérapie sous forme d'huile essentielle. Cette fois il s'agit d'une technique d'aromathérapie avec de l'essence de camomille, reconnue pour ses vertus anti-inflammatoires. Diluez 1 à 2 gouttes d'essence de camomille dans 10 ml d'huile végétale de bonne qualité (de l'huile d'amande douce par exemple). Appliquez en massages légers sur la peau irritée.

Morgeline

(Stellaria media)

Ce remède date du Moyen Age.

1. Préchauffez votre four à 80°C
2. Faites chauffer 500ml d'huile d'olive vierge pressée à froid dans une casserole non métallique
3. Ajoutez 180 grammes de cire d'abeille à l'huile chaude et chauffez à feu doux jusqu'à ce que la cire devienne liquide et se lie à l'huile d'olive
4. Placez 375 grammes de morgeline fraîche finement hachée dans un plat en céramique allant au four
5. Versez le mélange huile/cire d'abeille sur la morgeline et enfournez pendant 2 heures.
6. Otez le plat du four et filtrez immédiatement dans un bocal
7. Laissez refroidir avant de reboucher
8. Appliquez cette pommade sur la peau irritée

Groseille ***(Ribes grossularia)***

Si vos démangeaisons allergiques surviennent pendant la saison des groseilles, essayez donc une décoction de groseilles en lotion adoucissante.

Banane [1] ***(Musa)***

Avec ce remède, votre panier repas fait aussi office de trousse de secours. C,est un jeu d,enfant ! Il vous suffit d,appliquer l,intérieur de la peau de banane sur la peau irritée. Fixez-la à l,aide d,un bandage.

Les remèdes désignés par se préparent en infusion. Ceux qui comportent le sigle nécessitent une décoction. Le mode d'emploi de ces deux méthodes de préparation figure aux pages 11-13. Les variantes et autres procédures sont indiquées dans le texte même à la suite de la description du remède.

1 les bananes de culture étant toutes des variétés hybrides et stériles, elles n'ont pas de nom d'espèce précis.

Acacia *(Acacia holosericea)*

Si vous êtes allergique à l'acacia ne vous y risquez pas. Sinon, profitez de la sagesse aborigène d'Australie en découvrant ce remède.

1. Ramassez une poignée de graines et de gousses d'acacia
2. Frottez les gousses et les graines avec un peu d'eau jusqu'à obtention d'une mousse
3. Appliquez cette mousse sur la peau irritée

Eternuements

Camomille *(Romaine: Chamaemelum nobile, ou allemande: C. recutita)*

Selon les anciens guérisseurs allemands, l'éternuement était un signe d'anxiété et le docteur ne prescrivait rien de plus qu'une infusion calmante de camomille.

Lumière

Oui, de la lumière... si le nez vous chatouille et que vous ne parvenez pas à éternuer, essayez ce truc ancien d'origine européenne. Regardez le soleil juste une seconde. S'il fait nuit ou sombre, trouvez une source de lumière vive et fixez-la un instant. Vous verrez: ça marche !

Miel

Ce doux remède contre les éternuements tenaces provient des guérisseurs de Colombie. Pour stopper les éternuements à répétition, ils recommandent un doigt de miel (soit environ 5 g) toutes les 2 heures.

Verge d'or *(Solidago virga aurea)*

En Amérique du Nord, les guérisseurs employaient une infusion de verge d'or contre les quintes d'éternuements.

Euphraise officinale *(Euphrasia officinalis), également appelée casse-lunette*

Ce vieux remède ne servait pas seulement à soulager les yeux, il était aussi recommandé pour bannir les quintes d'éternuements. Si vous voulez l'essayer il vous faut une plante fraîche, car le remède nécessite du jus d'euphraise, extrait de la plante entière. Mélangez le jus avec une quantité égale d'alcool et buvez-en une dose de 20ml en cas de nécessité.

Yeux qui pleurent

Euphraise officinale *(Euphrasia officinalis) également appelée casse-lunette*

Les montagnards écossais préparaient une solution d'euphraise avec du lait, qu'ils appliquaient sur les yeux irrités à l'aide d'une plume. En Europe l'infusion d'euphraise sert à apaiser les yeux irrités.

Giroflée *(Cheiranthus cheiri)*

En 130 avant JC naquit le célèbre médecin grec Galien. Il ne fut pas oisif, au contraire, il se lança dans les affaires. Au cours de sa vie il écrivit onze livres de médecine, inventa la cold-cream et finit par devenir le médecin des gladiateurs romains.

Pour un gladiateur, entrer dans l'arène avec les yeux larmoyants était pour ainsi dire aller au suicide. Alors les gladiateurs durent bien payer quelques tournées à Galien lorsqu'il leur révéla qu'en buvant une infusion de giroflée ils n'auraient plus les yeux qui pleurent.

Ampoules

Le frottement est l'ennemi de la peau fine. Lorsque la peau se frotte à un objet dur ou rêche, comme une paire de chaussures neuves ou le manche d'une raquette de tennis neuve, elle est sûre de perdre la partie. Et sa seule récompense est une belle ampoule.

Le meilleur moyen de soigner une ampoule est de la laisser tranquille. L'ampoule est la meilleure protection qui soit pour la chair vive qui est en-dessous. Veillez à ce qu'elle reste propre et sèche, elle guérira rapidement. Si vous devez la percer (si elle se trouve à un endroit soumis à une pression constante, comme la plante du pied), utilisez une aiguille stérile (on n'a pas dit propre, on a dit stérile), et faites un petit trou dans l'ampoule. Laissez couler le liquide et n'ôtez pas la peau qui recouvre la

Les remèdes désignés par se préparent en infusion. Ceux qui comportent le sigle nécessitent une décoction. Le mode d'emploi de ces deux méthodes de préparation figure aux pages 11-13. Les variantes et autres procédures sont indiquées dans le texte même à la suite de la description du remède.

partie à vif. Voilà le deuxième meilleur moyen de soigner une ampoule.

N'utilisez surtout pas les remèdes suivants pour une ampoule résultant d'une brûlure. Les ampoules dues aux brûlures peuvent être très graves et requérir des soins particuliers.

Chou *(Brassica oleracea)*

Faites un cataplasme apaisant avec ce remède de grand-mère à base de feuilles de choux. Faites frémir les feuilles dans du lait pendant 5 minutes à feu doux (cela ne doit pas bouillir). Laissez refroidir puis appliquez sur l'ampoule pendant 10 minutes. Renouvelez si nécessaire.

Noix *(Juglans regia ou J. cinera)*

Ou bien essayez un autre remède de grand-mère, une infusion de feuilles de noyer en compresse apaisante.

5 grammes (1 cuillère à café) de feuilles de noyer séchées

250 ml d'eau bouillante

1. Couvrez et laissez infuser 15 minutes.
2. Filtrez, jetez les feuilles
3. Appliquer en compresse sur l'ampoule à l'aide d'un linge de coton

Camphre *(Cinnamomum camphora)*

Les guérisseurs persans appliquent de l'huile camphrée sur les ampoules. Diluez 1 à 2 gouttes d'huile camphrée dans 10 ml d'huile d'amande douce ou d'huile végétale de bonne qualité et appliquez sur l'ampoule.

Ail *(Allium sativum)*

Ce remède utilise les propriétés antiseptiques de l'ail pour aider l'ampoule à cicatriser rapidement. Appliquez quelques gouttes d'extrait d'ail (acheté dans le commerce) directement sur l'ampoule.

Farine de maïs et miel

Une pâte faite de parts égales de farine de maïs et de miel, en application sur une ampoule percée, est supposée prévenir l'infection.

Lavande *(Lavandula angustifolia)* et Myrrhe *(Commiphora molmol)*

Essayez l'essence de lavande et de myrrhe sur les ampoules. Ces huiles essentielles sont censées rafraîchir, soulager la douleur et favoriser le séchage de l'ampoule. Diluez les huiles essentielles dans 10 ml d'huile végétale ou d'amande douce de bonne qualité. Imprégnez un morceau de gaze et appliquez directement sur l'ampoule.

Sels biochimiques

Pour soulager la douleur d'une ampoule, essayez 4 comprimés de Nat Mur (Chlorure de sodium) toutes les 1/2 heures jusqu'à disparition de la douleur.

Angine de poitrine

L'angine de poitrine est un avertissement du cœur pour vous faire savoir qu'il ne reçoit pas assez de sang. Et lorsque votre cœur vous parle, mieux vaut l'écouter. Lors d'une crise d'angine de poitrine, vous pouvez constater une montée de la pression artérielle, éprouver une sensation de froid et des difficultés à respirer. Des troubles de la vision, une somnolence, des vertiges et des étourdissements peuvent aussi s'associer à ces symptômes.

Ne restez pas indifférent à des douleurs de poitrine, surtout celles qui commencent dans la région du cœur, ou qui se diffusent dans l'épaule et le bras. Consultez immédiatement le médecin.

Si votre médecin a diagnostiqué une angine de poitrine, vous avez certainement recherché avec lui les causes de cette affection et élaboré un plan d'attaque contre les crises. Restez attentif afin de pouvoir détecter tout changement de votre état et signalez-le immédiatement au docteur.

Les causes courantes de l'angine de poitrine sont le stress, le surmenage physique, la fatigue, la tension émotionnelle, les excès alimentaires et le tabac. Comme pour

Les remèdes désignés par se préparent en infusion. Ceux qui comportent le sigle nécessitent une décoction. Le mode d'emploi de ces deux méthodes de préparation figure aux pages 11-13. Les variantes et autres procédures sont indiquées dans le texte même à la suite de la description du remède.

tous les problèmes de cœur et de circulation, la prévention et le contrôle de l'angine de poitrine passent par une discipline alimentaire et de l'exercice physique.

Alimentation

Evitez les graisses trop saturées, les glucides, le sel, le sucre, le café et l'alcool.

Mangez surtout...

Céréales et pains complets

Légumes crus et cuits, salades composées

Fruits frais

Jus de fruits et de légumes (non sucrés)

Légumineuses et légumes secs

Consommez avec modération...

Poissons d'eau froide

Lait et yaourts maigres

Poulet et dinde sans la peau

Viande rouge très maigre

Œufs (non frits)

Noix (grillées, non salées)

Mangez moins de...

Graisses, huiles

Fromage

Sucre

Farines raffinées

Exercice physique

Beaucoup de gens souffrent d'angine de poitrine après un effort physique et éprouvent ensuite une réticence à reprendre l'exercice. Mais un mode de vie sédentaire fait toujours plus de mal que de bien, et c'est donc une erreur de laisser l'angine de poitrine vous priver de sport.

Un programme d'activité physique bien conçu va non seulement vous soulager du stress, renforcer votre cœur, mais vous aidera aussi à faire baisser la tension artérielle et ralentir le rythme cardiaque au repos, ce qui est extrêmement positif pour votre cœur. Le programme indiqué pour les personnes sujettes à l'angine de poitrine repose sur deux principes: exercice modéré et vigilance concernant votre état de santé.

Obésité

La surcharge pondérale n'est jamais bonne pour le cœur, et pour le reste non plus d'ailleurs. Dans ce cas un programme d'exercice physique est d'autant plus important qu'il vous aidera également à perdre du poids.

Des études récentes ont montré que l'exercice est un facteur au moins aussi déterminant que le contrôle de l'alimentation dans un bon régime amaigrissant ou de maintien.

Tabac

Ne tournons pas autour du pot, la cigarette est une importante cause de mortalité. Le tabac est très néfaste, surtout pour le cœur, les poumons et la circulation, c'est-à-dire les organes qui sont chargés de véhiculer l'oxygène dans l'organisme.

Si vous souffrez d'angine de poitrine, vous avez déjà un problème, et la cigarette ne fait que l'aggraver. Alors, vous n'avez pas le choix: ARRETEZ TOUT DE SUITE !

Cholestérol

Cette douleur dans la poitrine peut être une excellente source de motivation pour commencer à adopter une alimentation saine. Cela vous aidera probablement à abaisser votre taux de cholestérol. Réduisez la quantité de viande, augmentez la part de légumes et évitez graisses saturées et huiles végétales.

Alcool

Si vous aimez bien boire une bonne bière, un verre de vin frais ou de gin, vous avez de la chance. Une récente étude a montré que boire un petit verre en mangeant est bon pour le cœur. Il semble que l'alcool influence des substances intervenant dans la coagulation et la dissolution des caillots de sang et qu'il peut aider à réduire les risques de crise cardiaque et d'autres troubles causés par les caillots, comme les attaques. Mais attention, l'abus d'alcool est dangereux pour la santé.

En plus du traitement prescrit par votre médecin, peut-être voudrez-vous essayer l'un des remèdes suivants. Certains s'attaquent aux causes de l'angine de poitrine, d'autres sont indiqués pour soulager la douleur. Toutefois, ne remplacez surtout pas le traitement de votre médecin par ces remèdes.

Les remèdes du Dr. Bach

Essayez:

Orme – si vous croulez sous les responsabilités

Charme – si vous êtes moralement épuisé

Impatiente – si vous subissez une pression constante

Olivier – si vous êtes surmené

Châtaignier – si vous avez des insomnies

Le remède de secours – en cas de choc ou de peur

Des fleurs ?

En 1915 le Docteur Edward Bach, médecin et bactériologiste anglais, a mis au point un système de médecine naturelle basé sur la théorie selon laquelle la rosée des fleurs possède des vertus médicinales. Selon le Docteur Bach, la rosée prélevée sur 38 variétés différentes de fleurs peut être utilisée pour soigner tous types de troubles.

Les remèdes à base de fleurs du Dr Bach visent avant tout les facteurs émotionnels et psychologiques de la maladie, mais ils sont parfois utilisés pour traiter certains problèmes physiques spécifiques. Très populaires, ces remèdes se trouvent facilement dans les magasins de diététique et de santé naturelle.

Vous n'avez aucune raison de ne pas essayer les remèdes aux fleurs de Bach. Alors pourquoi pas ?

Ostéopathie

Dans le cas de l'angine de poitrine, l'ostéopathie peut aider à soulager les tensions du cou, des épaules et du dos pouvant aggraver les douleurs liées à l'affection.

L'ostéopathie

C'est un Américain, Andrew Taylor Still, qui dans les années 1870 a créé cette pratique. Selon lui, de nombreuses maladies étaient causées par un défaut d'alignement dans le corps et il créa un système de manipulation destiné à traiter le patient en restaurant l'équilibre structurel du corps.

Selon les principes de l'ostéopathie, l'ajustement peut servir à traiter des maladies aussi bien structurelles que fonctionnelles et organiques.

Vinaigres de fruits

Depuis des siècles les gitans consomment des petites gorgées de vinaigre de fruits pour soulager la douleur de l'angine de poitrine.

1. Mélangez 30 ml de vinaigre de fruit (de pomme par exemple) avec 30 ml de miel.
2. Ajoutez 250 ml d'eau
3. Buvez par petites gorgées tous les matins

Les soigneurs gitans pensent que surveiller son alimentation est également important pour contrôler la douleur des angines de poitrine, et ils recommandent de supprimer le porc et toutes les huiles (sauf l'huile d'olive). De même, ils conseillent de manger chaque jour 6 amandes avec 37 grammes de levure fraîche et du pain complet, de campagne ou de seigle, et de consommer des oignons, des épinards, de la salade d'orties, de l'ail sauvage, du pissenlit, de l'oseille et du cresson de fontaine frais.

Poivre de Cayenne *(Capsicum frutescens)* *et baies d'aubépine* *(Crataegus oxycantha, C. monogyna, C. pinnatifida), également appelée Shan zha en Chine*

Ce remède qui consiste en une infusion de poivre de Cayenne et de baies d'aubépine est également un des remèdes favoris des guérisseurs gitans.

2,5 grammes de poivre de Cayenne et quelques baies d'aubépine

250 ml d'eau bouillante

1. Couvrez et laissez infuser 10 à 15 minutes
2. Buvez lorsque vous en avez besoin

Cidre fermenté

Ce remède très ancien consiste en une compresse chaude de cidre fermenté. Les acides de fruits contenus dans le cidre chaud aident à favoriser la circulation et à soulager les vaisseaux sanguins et le système nerveux.

1. Portez à ébullition du cidre fermenté, le plus vieux possible
2. Retirez du feu
3. Imprégnez des serviettes avec le liquide chaud et recouvrez entièrement vos bras avec cette compresse la plus chaude possible
4. Maintenez jusqu'à ce que les serviettes aient refroidi puis enlevez et recommencez l'opération si nécessaire

Graine de lin [1] *(Linum ustatissimum)*

Si vous n'avez pas de cidre fermenté, procurez-vous de l'huile de lin chez votre pharmacien. Ce traitement, tout comme le cidre fermenté, est censé soulager et favoriser la circulation.

Faites chauffer doucement de l'huile de lin (faites un essai sur la peau: l'huile doit être chaude sans toutefois brûler)

Imprégnez une petite serviette que vous appliquerez sur la poitrine, au niveau du cœur.

Noix *(Juglans regia)*

Pendant l'application de la compresse d'huile de lin, buvez une infusion à base d'écorce de coque de noix.

40 grammes d'écorce de coque de noix

250 ml d'eau bouillante

1. Couvrez et laissez infuser 10 à 15 minutes
2. Filtrez, jetez les écorces
3. Buvez 250 ml 3 fois par jour

Saké

Le goût du saké est assez spécial, mais si vous aimez l'alcool de riz japonais vous pouvez essayer ce remède. C'est l'un des favoris des docteurs traditionnels

---

1 Utilisez avec modération car l'huile de lin contient de l'acide prussique. N'employez pas de l'huile de lin pour artistes.

« Kampo», qui prétendent que le tonique d'alcool de riz aide à soulager les douleurs de l'angine de poitrine.

Mélangez un œuf cru avec 750 ml de saké et de jus de pomme (vous pouvez employer un vin doux si vous n'avez pas de saké ou si vous ne l'aimez pas)

1. Portez à ébullition
2. Laissez tiédir
3. Buvez 250 ml trois fois par jour pendant 3 ou 4 jours

Baies d'aubépine *(Crataegus oxycantha, C. monogyna, C. pinnatifida), également appelée Shan zha en Chine*

Ce vieux remède irlandais consiste en une infusion de baies d'aubépine mûres que vous devez cueillir à l'automne.

10 grammes de baies d'aubépine mûres

250 ml d'eau bouillante

1. Couvrez et laissez infuser 20 minutes
2. Filtrez, jetez les baies
3. Buvez 250 ml trois fois par jour

Ail [1] *(Allium sativum)*

Dans la médecine populaire, l'ail est un ingrédient ancien aux multiples vertus. Les guérisseurs méditerranéens recommandent de boire chaque jour un peu de jus d'ail. Vous pouvez préparer votre propre jus d'ail à l'aide d'une centrifugeuse, ou vous le procurer dans les magasins de diététique ou de santé au naturel (certaines marques proposent du jus d'ail désodorisé).

Ylang-Ylang *(Cananga odorata ou Canangium odoratum)*

Les guérisseurs indonésiens et philippins préconisent les massages à l'essence d'Ylang-Ylang, remède très populaire contre l'anxiété. L'anxiété étant un des facteurs déclenchants de l'angine de poitrine, un massage relaxant ne peut vous faire que du bien. Diluez 1 à 2 gouttes d'essence d' Ylang-Ylang avec 10 ml d'huile d'amande douce ou une autre huile végétale de bonne qualité puis appliquez en massages sur la peau.

---

1 Evitez pendant la grossesse et l'allaitement

Aphtes

Et voilà, ça y est. Vous n'avez pas eu la patience d'attendre que votre pizza refroidisse, et vous vous êtes brûlé la lèvre. Avec de la chance, vous serez incommodé pendant quelques jours et ce ne sera plus qu'un mauvais souvenir. Avec moins de chance, dans quelques jours vous vous réveillerez avec une plaque blanche à l'intérieur de la lèvre, juste à l'endroit de la brûlure. C'est un aphte, et la question est de savoir comment vous faites pour en attraper.

Manger trop chaud, se mordre la lèvre ou la langue, ou croquer dans une baguette bien croustillante... pour certaines personnes cela ne cause rien de plus que des irritations mineures, mais pour vous c'est une torture, car vous êtes sujet aux aphtes.

Personne ne sait vraiment pourquoi on a des aphtes, ni pourquoi certains en ont, d'autres pas. Mais si vous faites partie de la première catégorie, peut-être voudrez-vous essayer l'un de ces remèdes populaires. Ils pourraient vous aider à soulager la douleur et chasser les aphtes.

Alchemille des près [1] *(Alchemilla vulgaris)*

Depuis des siècles les Européens préparent une infusion d'alchemille des près pour aider à soigner les aphtes. Vous pouvez également utiliser une petite quantité d'infusion en bain de bouche.

Prune *(Prunus spp.)*

Les Japonais soignent les aphtes en faisant des bains de bouche avec du jus de prune frais. A l'aide d'une centrifugeuse extrayez le jus de deux prunes fraîches. Gardez le jus dans la bouche pendant quelques minutes en vous assurant qu'il est bien en contact avec l'aphte. Si l'aphte est vraiment important, vous pouvez imbiber un morceau de coton de jus de prune et le maintenir contre l'aphte avec la langue.

Les remèdes désignés par se préparent en infusion. Ceux qui comportent le sigle nécessitent une décoction. Le mode d'emploi de ces deux méthodes de préparation figure aux pages 11-13. Les variantes et autres procédures sont indiquées dans le texte même à la suite de la description du remède.

1 Evitez pendant la grossesse

Cresson de fontaine *(Nasturtium officinale)* **et Carotte** *(Daucus carota)*

Cette soupe spéciale au cresson de fontaine est un remède courant chez les guérisseurs.

200 grammes de cresson de fontaine haché et de carottes émincées

2 litres d'eau

1. Portez à ébullition

2. Laissez frémir jusqu'à réduction de 1/4 à 1/3 du liquide

3. Mangez

Citron *(Citrus limon ou C. medica, var. limonum)*

Citron et eau en parts égales, rien de plus simple. C'est censé être efficace et favoriser la cicatrisation lorsqu'on l'applique directement sur l'aphte. Ça va peut-être faire un mal de chien, mais l'aphte aussi, alors si c'est efficace pourquoi ne pas l'essayer.

Rose *(Rosa canina)*

L'herboriste et médecin anglais Nicholas Culpeper conseillait de soigner les aphtes en buvant une infusion de cynorhodon (fruit du rosier).

Arthrite

Lorsque vous vous réveillez le matin, vos articulations vous font-elles mal? Vous sentez-vous ankylosé, et vous faut-il quelques minutes avant de pouvoir bouger les membres après être resté assis de façon prolongée? L'arthrite est-elle responsable de tout ça, et même de votre dernière défaite au tennis? Bien sûr que oui. Et vous n'êtes pas le seul. Et lorsque vos articulations vous font mal, qu'importe le type d'arthrite dont vous souffrez. Tout ce que vous voulez, c'est que la douleur cesse.

L'arthrite est un trouble connu de la médecine depuis très longtemps. Pensez à la

Les remèdes désignés par se préparent en infusion. Ceux qui comportent le sigle nécessitent une décoction. Le mode d'emploi de ces deux méthodes de préparation figure aux pages 11-13. Les variantes et autres procédures sont indiquées dans le texte même à la suite de la description du remède.

douleur de vos articulations lorsque vous vous réveillez le matin dans votre lit chaud et douillet. Imaginez maintenant ce que pouvaient ressentir nos ancêtres après une nuit dans une grotte glaciale. Nous savons que les hommes des cavernes souffraient d'arthrite. Il est donc compréhensible que les premiers guérisseurs se soient appliqués à la traiter. Etant le plus souvent les aînés du clan, ils avaient aussi un intérêt personnel dans le fait de soigner les articulations ankylosées et douloureuses. A l'époque, il était crucial de garder une bonne mobilité, car avec le mode de vie nomade pouvoir rester avec son clan était une question de survie.

Alors restez optimiste, même si la médecine populaire ne peut rien faire pour améliorer votre volée de revers, elle met à votre disposition quelques remèdes venus du monde entier qui pourront peut-être vous soulager.

De quoi souffrez-vous ?

Des archéologues ont trouvé des indices d'arthrite dans les articulations des momies égyptiennes et des hommes des cavernes. Mais ce n'est pas tout.

L'arthrite est plus ancienne que l'homme. Les dinosaures aussi en avaient. Imaginez comme les tyrannosaures ont dû souffrir : avec leurs 15 mètres de long, 6 mètres 50 de haut et 10 tonnes, ça devait faire une sacrée dose de douleur !

Manipulation

Beaucoup de personnes trouvent que la manipulation soulage bien les douleurs de l'arthrite. Peut-être voudrez-vous essayer les massages ou l'hydrothérapie. Vous pouvez avoir recours à un chiropracteur, un ostéopathe, un réflexologue, ou encore un acupuncteur ou digipuncteur.

Quel que soit votre choix, consultez toujours un praticien agréé.

Céleri *(Apium graveolens)*

Presque aussi vieux que l'arthrite, ce remède traditionnel indien ayurvédique consiste à boire une infusion de graines de céleri, afin de soulager la douleur. 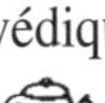

Fénugrec *(Trigonella foenum-graecum)*

Les médecins ayurvédiques recommandaient également de boire une décoction de grains de fénugrec pour traiter l'arthrite. 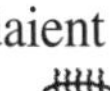

Eupatoire perfoliée *(Eupatorium perfoliatum)*

De nombreux remèdes contre l'arthrite nous viennent des peuples d'indiens natifs d'Amérique, comme cette infusion de feuilles et de fleurs d'eupatoire perfoliée.

Chaparral *(Larrea tridentata)*

Les peuples natifs du Sud Ouest des Etats-Unis actuels buvaient une infusion de cet arbuste local pour traiter la douleur de l'arthrite.

Cohosh bleu *(Caulophyllum thalictrodes)*

La décoction de racine de cohosh bleu est un autre remède traditionnel des Indiens d'Amérique.

Ne conservez pas cette boisson, elle devient très amère.

Echinacée *(Echinacea augustifolia)*

Les peuples originaires des plaines des Etats-Unis actuels recommandaient de boire une décoction de racine d'échinacée.

Laurier *(Laurus nobilis)*

Les colonisateurs américains ont beaucoup appris des peuples natifs. Ils se sont intéressés tout particulièrement aux types de plantes médicinales et aromatiques préférées des autochtones, et voici une recette contre l'arthrite à double emploi qu'ils ont adoptée. Buvez le liquide de l'infusion et gardez les feuilles pour les appliquer en cataplasme sur l'articulation douloureuse.

Cela peut paraître surprenant, mais 1800 ans plus tôt le médecin romain Galien proposait une méthode presque identique.

Feuilles de cassis *(Rubes nigrum)*

Pendant les 17ème et 18ème siècles, les guérisseurs européens utilisaient un cataplasme de feuilles de cassis pour soigner l'arthrite.

Préparation du cataplasme

Une poignée de feuilles

Un peu d'eau chaude

1. Utilisez l'eau chaude pour ramollir les feuilles, puis réduisez-les en pâte
2. Appliquez directement sur la zone à traiter

Buchu *(Barosma betulina)*

Il y a environ 300 ans, les colonisateurs hollandais adoptèrent une pratique indigène d'Afrique du Sud qui consistait à boire une infusion de feuilles de buchu pour soulager la douleur de l'arthrite.

Bardane *(Arctium lappa)*

Au 19ème siècle les médecins américains soignaient l'arthrite grâce à une boisson à base de décoction de bardane.

Choux *(Brassica oleracea)*

Ceci est un remède de bonne femme dont votre grand-mère se souvient certainement.

Préparation des feuilles:

1. Enlevez les parties centrales dures de plusieurs grandes feuilles de choux vert
2. Repassez les feuilles avec un fer à vapeur (Grand-mère utilisait un fer normal et vaporisait de l'eau)
3. Passez un peu d'huile d'olive sur une face des feuilles de choux tièdes et posez les feuilles sur les articulations douloureuses (face huilée contre la peau)
4. Recouvrez d'un linge ou d'une serviette et laissez agir une heure, puis répétez l'opération.

Luzerne *(Medicago sativa)*

Les guérisseurs espagnols recommandent de manger une salade de jeunes pousses de luzerne, mais vous pouvez simplement en consommer dans un sandwich, par exemple.

Dang qui *(Angelica sinesis)*

Dans la médecine populaire chinoise, le dang qui est une plante médicinale très utilisée. Pour soulager les douleurs de l'arthrite, vous pouvez employer les feuilles ou les graines pour faire des infusions et les racines pour des décoctions.

feuilles ou graines racines

Les remèdes désignés par se préparent en infusion. Ceux qui comportent le sigle nécessitent une décoction. Le mode d'emploi de ces deux méthodes de préparation figure aux pages 11-13. Les variantes et autres procédures sont indiquées dans le texte même à la suite de la description du remède.

Griffe-du-diable *(Harpagophytum procumbens)*

Cette potion contre l'arthrite originaire de Namibie requiert une partie bien précise de la tige de cette plante. Vous devez utiliser la partie enterrée de la tige, qui se trouve entre la racine et la partie extérieure à la terre, pour préparer une décoction.

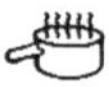

Partenelle *(Tanacetum parthenium)*

Dans l'Angleterre du Moyen Age, l'infusion de partenelle était un remède populaire contre l'arthrite. 

Huile de coco *(cocos nucifera)* ou Huile d'arachide *(Arachis hypogaea)*

Les guérisseurs hawaïens massaient les articulations arthritiques avec de l'huile de coco ou d'arachide pressée à froid pour soulager la douleur.

Agropyre à épi *(Agropyron spicatum, A. cristatum, A. intermedium, A. trachycaulum, A. smithii)*

Les Sangomas, guérisseurs sud-africains, conseillent de mâcher les pousses de cette plante. Attention tout de même, si vous adoptez ce remède, vous serez obligé d'acheter un crachoir, car il faut recracher les résidus!

Bouleau *(Betula verrucosa)*

Rien de tel qu'un bon bain chaud pour se revigorer. C'est un excellent moyen de soulager les douleurs, qu'elles soient physiques ou morales. Les guérisseurs de l'ex Union Soviétique conseillent d'apporter une vertu supplémentaire à un bain chaud en y plongeant des feuilles de bouleau après leur avoir fait subir une décoction.

1 kg de feuilles fraîches

2 litres d'eau

1. Portez à ébullition
2. Laisser frémir 30 minutes
3. Ajouter les feuilles à l'eau du bain, à la température la plus chaude possible
4. Détendez-vous dans ce bain jusqu'à refroidissement de l'eau.

Consoude *(Symphytum officinale) également appelée herbe à la coupure*

Les herboristes philippins utilisent un cataplasme de feuilles de consoude pour traiter les articulations douloureuses. Broyez une poignée de feuilles avec de l'eau jusqu'à obtention d'une pâte, et appliquez cette pâte sur l'articulation. Recouvrez de plastique et enroulez dans une serviette. Laissez agir toute la nuit.

Racine de gentiane *(Gentiana marcrophylla) également appelée gin jiao*

Cette herbe est un véritable globe-trotter: on la retrouve dans les traditions populaires des quatre coins du monde. Au sixième siècle les Grecs enseignèrent aux Romains les vertus de cette racine. Les Arabes l'emportèrent au cours de leurs voyages et la firent connaître aux Chinois. Depuis lors, la médecine traditionnelle chinoise recommande de boire une décoction de racine de gentiane pour traiter la douleur de l'arthrite. 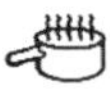

Buvez 5ml (une cuillère à café), 3 à 4 fois par jour avant chaque repas.

Remarque: la gentiane est amère, sucrez-la si besoin avec un peu de sucre ou de miel.

Poivre de Cayenne *(Capiscum frutescens)*

Samuel Thompson, docteur américain du 19ème siècle et fondateur de l'école de médecine botanique de Vermont, écrivit à propos du poivre de Cayenne qu'il s'agissait de « l'une des [plantes] médicinales les plus inoffensives et les plus efficaces jamais découvertes». Et, disait-il, « toutes les familles devraient garder 60 grammes de cayenne sous la main en provision toute l'année». Il conseillait de boire une infusion de poudre de cayenne séchée chaque fois qu'une douleur d'arthrite se manifestait.

2,5 à 5 grammes (la moitié d'une cuillère à café) de poudre de cayenne séchée

250 ml d'eau chaude

Buvez dès que nécessaire

Baies de genièvre *(Juniperus communis)*

Le genévrier pousse à l'état sauvage en Europe, ce qui explique probablement le caractère courant de son arôme. Vous la retrouverez dans des alcools traditionnels tels que le gin, le brandy, le schnapps, et même dans les bières scandinaves. Qui sait combien de gin tonic au monde ont pu être bus dans l'espoir de soulager les douleurs arthritiques... malheureusement, ce n'est pas exactement ce que préconise la médecine naturelle. Une bonne infusion de baies de genièvre séchées est plutôt ce qu'il vous faut.

5 grammes (une cuillère à café) de baies de genièvre séchées et broyées

250 ml d'eau bouillante

1. Laissez infuser 20 minutes
2. Filtrez, ne gardez que le liquide
3. Buvez une tasse matin et soir

Moules « perna» de Nouvelle Zélande

Les Maori recommandent aux personnes atteintes d'arthrite de manger les fameuses moules de Nouvelle Zélande, qu'eux-mêmes nomment « perna». Le saviez-vous? Des études réalisées sur ces moules ont montré des résultats encourageants concernant leurs vertus sur les douleurs de l'arthrite. Alors cessez de vous sentir coupable lorsque vous commandez une demie douzaine de ces délicieux fruits de mer ; Vous les mangez à des fins purement médicales. Du moins c'est ce que vous pourrez prétendre.

Si vous raffolez des produits de la mer, nous n'en avons pas terminé: voyez plutôt ce qu'on peut faire avec des sardines et du saumon.

Huiles de poissons

Le poisson produit des acides gras omega-3, qui selon une récente étude auraient des propriétés anti-inflammatoires. Si vous avez de l'arthrite, l'objectif du médecin est d'atténuer l'inflammation. La question de savoir si la consommation de sardines et de saumon (qui produisent plus d'acides gras omega-3 que les autres poissons), a un effet quelconque sur l'arthrite, reste ouverte. Toutefois, cela ne peut pas faire de mal. Les propriétés des acides gras omega-3 à faire baisser les taux de cholestérol et de triglycérides dans le sang sont également à l'étude.

Vous vous demandez peut-être si vous allez devoir casser votre tirelire pour accéder à ces remèdes. Pas du tout: le saumon et les sardines en boîte peuvent très bien faire l'affaire, pourvu qu'ils ne soient pas conservés dans l'huile.

Les remèdes populaires les plus fous…

La douleur est parfois telle que vous feriez n'importe quoi. Peut-être même essayerez-vous ce truc polonais qui a l'air bien farfelu.

Les guérisseurs polonais conseillent de garder dans sa poche une noix sauvage. Ce serait un remède miraculeux contre l'arthrite !

Allez, essayez donc, vous n'avez rien à perdre après tout!

Un remède pour les audacieux!

Fourmis noires

Au Sénégal, les guérisseurs Marabouts utilisent des fourmis noires pour traiter l'arthrite. Si vous êtes joueur, prenez une poignée de fourmis noires vivantes, écrasez-les avec une cuillère à café d'eau jusqu'à obtention d'une pâte que vous appliquerez sur l'articulation douloureuse. Les fourmis sécrètent de l'acide formique, qui est censé échauffer la peau et soulager la douleur. Au fait, c'est l'acide formique qui provoque la sensation de brûlure et de démangeaison lors d'une morsure de fourmi (ou du contact avec le duvet des orties). Alors, si vous êtes particulièrement réactif aux morsures de fourmis ou aux orties, laissez ce remède de côté.

Asthme

Tout le monde est concerné par l'asthme. En France, 2,5 à 3 millions de personnes sont touchées par cette maladie. Rien de surprenant alors que chacun de nous connaisse au moins un asthmatique.

Pour un adulte, l'asthme est déjà quelque chose de très sérieux. Mais c'est bien pire chez les enfants, qui représentent un asthmatique sur 4.

Les remèdes désignés par 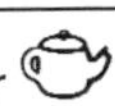 *se préparent en infusion. Ceux qui comportent le sigle* 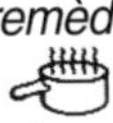 *nécessitent une décoction. Le mode d'emploi de ces deux méthodes de préparation figure aux pages 11-13. Les variantes et autres procédures sont indiquées dans le texte même à la suite de la description du remède.*

L'asthme est une affection tellement répandue qu'on a tendance à minimiser sa gravité, et c'est là une grossière erreur. Chaque jour en France 7 personnes meurent d'une crise d'asthme: cela représente un décès toutes les 3 heures et demie. Une information précise et actualisée est la clé d'une bonne compréhension et d'un bon contrôle de la maladie. La plupart des asthmatiques peuvent vivre normalement si leur maladie est bien gérée.

Voici quatre idées reçues qu'il convient de corriger afin de vous aider peut-être à mieux respirer.

1. «Le sport est mauvais pour les asthmatiques.»

Faux! L'exercice physique est bon pour tout le monde, y compris pour les asthmatiques. Si certaines personnes ont une crise d'asthme après une séance de sport, cela peut être évité par la prise d'un médicament antiasthmatique avant l'effort. Le sport est bon pour la santé et fortifie les poumons.

2. «Les allergies alimentaires sont un facteur d'asthme courant.»

Faux! Tandis que les allergies alimentaires sont fréquentes chez l'enfant, elles sont rarement la cause de l'asthme. Les allergies alimentaires provoquent plutôt des réactions cutanées et digestives.

3. «Les facteurs nerveux sont responsables de l'asthme.»

Faux! L'asthme n'est pas un problème psychologique, c'est une maladie. L'asthme peut engendrer le stress, et le stress peut lui-même aggraver toutes les maladies chroniques y compris l'asthme. Mais le stress n'est pas une cause de l'asthme. Et puisqu'on en parle, si votre enfant est asthmatique, votre stress n'est pas non plus responsable de son asthme, alors ne vous laissez pas culpabiliser à ce sujet.

4. «On peut évaluer soi-même la gravité d'une crise d'asthme.»

Faux! C'est parfois même entièrement faux. Sans une mesure quantitative des performances de vos poumons il est très difficile d'estimer la gravité d'une crise d'asthme. C'est pour cette raison que des personnes en meurent. Elles croient « connaître leur état». Malheureusement ces personnes ne réalisent que trop tard la gravité d'une crise. C'est pour cela que les spiromètres sont indispensables.

Souriez, et pensez au spiromètre

Les spiromètres ont rendu le sourire à de nombreux asthmatiques car ce sont des appareils peu coûteux et faciles d'utilisation qui ont révolutionné la gestion et le contrôle de la maladie.

Un spiromètre sert à mesurer les performances des poumons. Vous pouvez enregistrer les données de votre respiration normale sur plusieurs jours et plusieurs nuits. Cela vous donne un schéma qui vous servira de référence.

Une fois enregistrées, ces informations vous permettront, en contrôlant vote respiration, de déceler tout affaiblissement de vos poumons, signe précurseur d'une crise d'asthme. En outre, le spiromètre peut permettre de mesurer votre réponse à différents traitements ou exercices.

Une fois que vous aurez mis au point un programme avec votre médecin pour gérer votre asthme, peut-être alors pourrez-vous essayer quelques remèdes populaires en complément de votre traitement conventionnel.

Yerba Santa *(Eriodictyon glutinosum)*

Au Mexique, un remède vieux de 200 ans contre les difficultés respiratoires consiste à boire une décoction de yerba santa. En espagnol, le nom de cette plante signifie herbe sainte.

Noix de Cajou *(Anacardium semecarpus)*

Il y a mille ans les médecins et habitants de la province arabe de Telinga, à côté de Babylone, employaient l'intérieur de la coque de noix de cajou pour faire une décoction contre les difficultés respiratoires. Ils faisaient bouillir les graines dans du petit-lait (1) pendant 20 à 30 minutes avant de faire boire le liquide à leurs patients.

Même si vous avez un anacardier dans le jardin, n'essayez pas de préparer ce remède. La délicieuse noix de cajou est séparée de sa coque par un liquide extrêmement amer aussi irritant pour la peau que du phénol, c'est d'ailleurs pour cette raison que les noix de cajou sont toujours vendues sans la coque. Le liquide irritant est en fait extrait pendant le processus de cuisson.

---

1 Liquide clair résultant de la coagulation du lait.

Pulmonaire *(Pulmonaria officinalis) également appelée herbe-aux-poumons*
Guimauve *(Althaea officinalis)*
Lavande *(Lavandula angustifolia)*
et Tussilage-pas-d'âne *(Tussilago farfara)*

Une décoction à base de toutes ces herbes après un bon massage du haut du corps est un remède traditionnel gitan contre les difficultés respiratoires. Prenez 30 grammes d'un mélange de feuilles de pulmonaire et de tussilage-pas-d'âne, et de fleurs de guimauve et de lavande, en parts égales, puis faites-en une décoction. Sucrez avec un peu de miel et buvez après un bon massage du haut du corps.

Cacao *(Theobroma cacao)*

Les herboristes américains du 19ème siècle recommandaient de boire un bon bol de cacao chaud pour faciliter la respiration.

20 grammes (1 cuillère à soupe) de cacao

Ajoutez à 250 ml d'eau bouillante

Buvez bien chaud

Asclépiade commune *(Asclepias syriaca)*

Les guérisseurs natifs américains faisaient boire cette infusion pour faciliter la respiration de leurs patients.

Aunée officinale *(Inula helenium)*

Pendant plus de 2000 ans en Inde les médecins ayurvédiques recommandaient de boire une décoction froide d'aunée officinale pour soulager les problèmes respiratoires. Pour préparer une décoction froide, l'herbe ne doit pas bouillir. Faites-la tremper dans 750 ml d'eau froide pendant une nuit (8 à 10 heures) .

Ma huang *(Ephedra sinica) ou Ephèdre*

Depuis 3000 ans avant Jésus Christ, les guérisseurs recommandent de boire une décoction de ma huang pour traiter les difficultés respiratoires.

Huile essentielle de cyprès *(Cupressur sempervirens)*

Employez 1 à 2 gouttes de cette huile essentielle diluée dans 10 ml d'huile végétale ou d'huile d'amande de bonne qualité, et massez la poitrine (jusqu'au cou).

Tussilage-pas-d'âne *(Tussilago farfara)*

Ce remède chinois contre la toux est parfois recommandé pour traiter les toux induites par l'asthme. L'infusion de tussilage-pas-d'âne est l'un des remèdes contre la toux les plus anciens.

Ginkgo *(Ginkgo bilobe)*

La médecine traditionnelle chinoise emploie le ginkgo pour traiter l'asthme. Mieux vaut acheter des comprimés de ginkgo dans un magasin de santé naturelle ou en pharmacie, car une dose nécessiterait une énorme quantité de feuilles.

Chèvrefeuille *(Lonicera periclymenum)*

C'est une herbe ancienne encore utilisée aujourd'hui dans de nombreux remèdes. Comme vous pouvez l'imaginer, l'infusion a une odeur divine, à vous de juger si le goût en est tout aussi divin.

Une poignée de fleurs de chèvrefeuille

250 ml d'eau bouillante

1. Couvrez et laissez infuser pendant 10 à 15 minutes

2. Filtrez, jetez les fleurs

3. Buvez 150ml plusieurs fois par jour

Massage

Faites asseoir l'asthmatique sur une chaise, face au dossier. Avec les deux mains massez-lui la colonne vertébrale, de bas en haut. Cela soulage le stress et toutes les douleurs du dos et des épaules. De même, selon certains guérisseurs, il existe une petite zone dans le creux de la gorge que l'on peut masser avec le petit doigt par petits mouvements circulaires, pour procurer un soulagement presque magique.

Que les choses ont changé !

L'antique médecin grec Dioscoride et les Romains Pline et Galien, recommandaient le tussilage-pas-d'âne comme traitement des problèmes respiratoires. Mais leurs conseils sont aujourd'hui plutôt dépassés. Ils faisaient sécher les feuilles et les fleurs, les réduisaient en poudre et les fumaient !

Ils ne furent pas les derniers à prescrire des remèdes à fumer pour soigner les problèmes respiratoires. Les guérisseurs du peuple Cherokee d'Amérique recommandaient de fumer de la stramoine puis de boire un verre d'eau-de-vie ensuite.

Ajoutez à cela un peu de musique et des cotillons et cela ressemblera plus à une fête hippie qu'à un traitement contre l'asthme. La stramoine (Datura stramonium) est en fait un poison hallucinogène. Alors on se doute qu'après avoir partagé ce genre de remède, les braves et les squaws devaient oublier leurs difficultés respiratoires.

Plus sérieusement, on sait que l'inhalation de particules (fumée, brouillard de pollution) peut endommager les poumons... d'autant plus si vous êtes asthmatique.

Comme l'a dit Yul Brynner dans sa célèbre déclaration avant de mourir du cancer du poumon, «Ne fumez pas, quoi que vous fassiez, surtout ne fumez pas».

Eucalyptus *(Eucalyptus globus)*

C'est en observant les pratiques aborigènes que les colons européens d'Australie ont appris à utiliser l'eucalyptus. Employez la tige parfumée prélevée sur les feuilles infusées d'eucalyptus pour soulager les difficultés respiratoires.

Sauge sclarée *(Salvia sclarea)*

Cette huile essentielle peut servir dans le cadre d'une thérapie de l'asthme par massages. Diluez 1 à 2 gouttes d'huile essentielle de sauge sclarée avec 10 ml d'huile végétale ou d'amande douce de bonne qualité.

Encens *(Boswellia carterii) ou Oliban*

L'Oliban ou Olium Libanum, signifiant huile du Liban, a été utilisé pendant plus de 5000 ans chez les Egyptiens. Vous pouvez faire des massages aux personnes souffrant d'asthme avec cette huile essentielle après en avoir dilué 1 à 2 gouttes dans 10 ml d'huile d'amande ou d'huile végétale de bonne qualité.

Pêcher *(Prunus persica)*

Certaines tribus d'indiens d'Amérique emploient ce sirop préparé à base d'une décoction de noyaux de pêche et d'écorce de pêcher pour traiter les problèmes respiratoires.

1. Pesez 170 grammes d'écorce de pêcher
2. Prenez 170 grammes de noyaux de pêches
3. Ajoutez à ces ingrédients 500 ml de vinaigre de cidre de pomme et d'eau
4. Laissez reposer pendant 5 jours dans un récipient, dans un endroit chaud mais à l'abri des la lumière directe.
5. Secouez le récipient plusieurs fois par jour
6. Au bout de 5 jours portez le liquide à ébullition
7. Laissez frémir à petit feu pendant 30 minutes
8. Ajoutez 125 ml de brandy ou de whisky pour la conservation
9. Prenez 1 cuillère à soupe toutes les 3-4 heures
10. Conservez dans une bouteille ou un bocal hermétiquement fermé. Ne conservez pas plus d'un mois.

Madame boira bien un petit canon avec son traitement…

Nous ne vous conseillons pas d'essayer ce remède, car il faut se méfier des parasites et autres maladies pouvant être transmises par les renards.

Sachez toutefois que les guérisseurs de l'ex Union Soviétique prescrivent aux asthmatiques du foie de renard dilué dans du vin rouge.

Bleus

Aïe ! Vous vous cognez conte une chaise, trébuchez dans le jardin ou recevez un coup en faisant du sport. Ça fait mal un moment, puis vous oubliez. Au bout d'un ou deux jours, horreur!... vous voyez apparaître une belle tache bleu foncé. Les bleus ne sont pas nocifs, seulement inesthétiques. Votre premier souci est alors de vous débarrasser au plus vite de cette preuve accablante de votre maladresse.

Quatre épices *(Pimenta diocia) également appelé piment de la Jamaïque*

Pendant des siècles au Guatemala les guérisseurs ont traité les bleus avec un cataplasme de quatre épices moulus. Ecrasez les quatre épices au pilon dans un mortier et mouillez avec de l'eau pour former une pâte.

Appliquez sur le bleu et maintenez en place à l'aide d'une bande de gaze ou de tissu. Renouvelez si nécessaire.

Lamier blanc *(Lamium album) également appelé ortie blanche*

L'infusion d'ortie blanche était l'un des remèdes conseillés par Nicholas Gulpeper pour se débarrasser des bleus.

Consoude *(Symphytum officinale) également appelé herbe à la coupure*

Les herboristes de la Grèce antique ont écrit au sujet des vertus cicatrisantes de la consoude et recommandaient de faire un cataplasme avec une décoction de racines de consoude pour soigner rapidement les bleus. Appliquez 3 à 4 fois par jour, maintenez à l'aide d'une bande de gaze ou de coton.

Moutarde *(Brassica hirta)*

Certains guérisseurs recommandent l'effet chauffant d'un cataplasme à la moutarde pour guérir rapidement les bleus. Mélangez des graines de moutarde moulues et de

Les remèdes désignés par [théière] se préparent en infusion. Ceux qui comportent le sigle [casserole] nécessitent une décoction. Le mode d'emploi de ces deux méthodes de préparation figure aux pages 11-13. Les variantes et autres procédures sont indiquées dans le texte même à la suite de la description du remède.

l'eau pour former une pâte. Protégez la peau avec de la vaseline avant d'appliquer le pansement à la moutarde sur le bleu. Maintenez à l'aide d'une bande de gaze ou de coton, laissez agir 24 heures, renouvelez si nécessaire.

Choux *(Brassica oleracea)* et argile

Le choux est l'une des plantes médicinales préférées de Grand-mère. Pour aider un bleu à guérir, essayez le cataplasme de feuilles de choux que vous pouvez également alterner avec un enveloppement d'argile.

Cacao *(Theobroma cacao)*

Les guérisseurs américains recommandent une application de beurre de cacao sur les coupures, bleus et plaies.

Souci *(Calendula officinalis)*

En aromathérapie, le remède contre les bleus est l'huile essentielle de calendula, soit 1 à 2 gouttes diluées dans 10 ml d'huile végétale ou d'amande douce de bonne qualité, en massages légers sur la contusion.

Poivre de Cayenne *(Capsicum frutescens)*

A Taiwan, les guérisseurs utilisent cette pommade sur les bleus et les articulations enflées et douloureuses.

1. Une mesure de poivre de Cayenne moulu pour 5 mesures de vaseline.
2. Faites fondre la vaseline au bain-marie
3. Incorporez le poivre de Cayenne
4. Laissez refroidir
5. Appliquez sur les bleus et les zones enflées

Scrofulaire noueuse *(Scrophularia nodosa)*

Au Moyen Age, un cataplasme fait avec une décoction de scrofulaire noueuse était un remède populaire contre les bleus. Appliquez ce cataplasme chaud deux fois par jour, maintenez à l'aide d'une bande de gaze ou de coton.

Verge d'or *(Solidago virga aurea)*

L'herboriste européen Arnoldus de Villa Nova recommandait de boire une décoction de verge d'or et d'appliquer un peu du liquide de cette décoction directement sur les bleus. 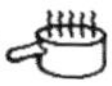

Pomme de terre *(Solanum tuberosum)*

Les gitans, de par leur mode de vie itinérant, ont dû mettre au point des remèdes pratiques pour soigner les petits maux quotidiens. Lorsqu'un enfant avait un bleu, ce remède détournait la maman de ses fourneaux pendant quelques secondes à peine, le temps de prendre une tranche de pomme de terre et de l'appliquer sur le bobo.

Persil *(Petroselinum crispum)*

Si vous n'avez pas envie de vous promener avec une tranche de pomme de terre sur le bleu, essayez donc un autre remède gitan: un cataplasme de feuilles de persil. (En vous débrouillant bien, vous pourrez sûrement faire un repas complet avec tous vos remèdes contre les bleus). Hachez une poignée de feuilles de persil et appliquez-les directement sur le bleu, laissez agir quelques heures et recommencez si nécessaire.

Avoine *(Avena sativa)*

Ce cataplasme est le remède idéal des tibias meurtris. Mélangez des flocons d'avoine avec de l'eau bouillante pour former une pâte épaisse. Appliquez cette pâte encore chaude, directement sur le bleu. Maintenez à l'aide d'une bande de gaze ou de coton. Renouvelez si nécessaire.

Navet *(Brassica rapa)*

Les guérisseurs japonais préconisent un cataplasme au navet pour atténuer la tuméfaction et le jaunissement des bleus.

1. Appliquez du navet râpé directement sur le bleu
2. Maintenez à l'aide d'une bande de gaze ou de coton
3. Laissez agir pendant environ 30 minutes
4. Répétez chaque jour jusqu'à disparition du bleu

Boutons de fièvre

Tout comme les rhumes, les boutons de fièvre sont causés par un virus. La différence, c'est que l'organisme peut se débarrasser de tous les virus responsables des rhumes, alors que celui du bouton de fièvre sait se cacher aux fins fonds de l'organisme, et une fois que vous l'avez, c'est pour la vie.

Le virus responsable du bouton de fièvre est un membre du groupe connu sous le nom d'Herpès. Tous les virus du clan Herpès ont une habitude en commun. Contrairement à de nombreux virus, celui-ci ne se bat pas jusqu'au bout lorsqu'il est attaqué par les cellules de votre système immunitaire. Il se cache, généralement dans une cellule nerveuse proche. Là, il ne fait rien de mal, il reste juste en attente jusqu'à ce que son heure vienne. C'est la cellule nerveuse dans laquelle se cache le virus qui est responsable du fameux picotement annonciateur d'une poussée imminente.

L'Herpès simplex I et l'Herpès simplex II sont cousins germains. H. simplex I est responsable des boutons qui se logent sur la lèvre, tandis que H. simplex II joue le rôle du terrible herpès génital, mais chacun peut se transmettre d'un endroit à l'autre. De plus, le fait d'avoir un type d'herpès ne vous immunise pas pour autant contre le deuxième.

L'autre virus courant de la famille des herpès est le virus Herpes zoster (également appelé varicella zoster), également responsable de la varicelle. Fidèle à la tradition de sa famille, ce virus reste présent pendant longtemps dans l'organisme. H. zoster est le virus qui provoque le zona. Si vous trouvez que le bouton de fièvre fait mal, vous n'avez encore rien vu. Le seul bon point, c'est qu'il est moins extraverti que ses cousins simplex. Beaucoup de personnes ayant déjà eu la varicelle n'auront jamais de zona. C'est là un des grands mystères de la famille Herpès ; certains sont porteurs du virus mais n'auront jamais de poussées, d'autres ont des poussées espacées, et d'autres ont des poussées fréquentes.

Les boutons de fièvre n'ont rien à faire de la fièvre. Il serait aussi correct de nommer ces cloques douloureuses respectivement des boutons de vent, de stress ou de soleil, car ces trois éléments sont couramment des facteurs déclenchants de poussées d'herpès. Le point commun de ces déclencheurs est le fait qu'ils s'attaquent au

Les remèdes désignés par [infusion] *se préparent en infusion. Ceux qui comportent le sigle* [décoction] *nécessitent une décoction. Le mode d'emploi de ces deux méthodes de préparation figure aux pages 11-13. Les variantes et autres procédures sont indiquées dans le texte même à la suite de la description du remède.*

système immunitaire. Alors, tout ce que vous ferez pour renforcer les défenses de votre organisme contre les maladies vous aidera à mettre le virus en garde, et à le combattre beaucoup plus rapidement en cas de poussée.

Tous ceux qui ont déjà eu des boutons de fièvre seront d'accord sur ce point: vaut mieux l'éviter que d'avoir à s'en débarrasser. Alors, essayez ce remède, il a la réputation de tenir ces ennemis en respect.

Glace

Certains ne jurent que par ce remède ancien, qui selon eux renvoie le virus dans sa cachette avant qu'il ne cause un bouton. Dès que vous ressentez le fameux chatouillement qui précède une poussée, appliquez de la glace sur la zone pendant 15 à 20 minutes. Répétez fréquemment l'opération.

Lorsqu'un bouton de fièvre a commencé, la meilleure chose à faire est de laisser agir vos défenses naturelles. Gardez ceci en mémoire pendant que vous souffrez. Le système immunitaire sort toujours vainqueur de la bataille entre l'herpès et vous. Le virus va finir par abandonner la partie et retourner dans sa cachette. Mais cela ne signifie pas pour autant que vous deviez lui laisser la vie belle lorsqu'il se balade sur votre visage. Ces quelques remèdes vont l'inciter à battre en retraite, et empêcher d'autres perturbateurs viraux ou bactériens de venir se nicher à sa place.

Citron *(Citrus limon ou C. medica, var. limonum)*

Préparez une solution avec du jus de citron et de l'eau en parts égales. Appliquez sur le bouton de fièvre.

Si vous êtes désespéré, et très, très courageux, imbibez un morceau de coton de jus de citron pur et appliquez-le sur le bouton.

Glycérine

Mettez quelques gouttes de glycérine et de thymol dans de l'eau chaude et utilisez comme une lotion. Le thymol provient de l'huile essentielle de thym et entre couramment dans la composition de bains de bouche antiseptiques.

Eucalyptus *(Eucalyptus globus)* et Huile d'olive

Ou bien, laissez les vertus antiseptiques de l'eucalyptus accélérer la guérison. Mélangez de l'essence d'eucalyptus et de l'huile d'olive avec de l'eau chaude et utilisez comme une lotion.

Sels biochimiques

Pour les boutons de fièvre, essayez Nat Mur (Chlorure de sodium), que vous pourrez vous procurer dans un magasin de santé naturelle (dans certaines pharmacies également). Ils sont généralement disponibles en dosage 6x, mais peut-être préférerez-vous consulter un spécialiste de santé naturelle pour avoir des indications plus précises.

> Si vous ne vous trouvez pas très séduisant(e) avec un énorme bouton de fièvre sur la lèvre, tant mieux.
>
> Les virus de l'herpès ont une double personnalité. Lorsqu'ils sommeillent, ils sont timides et retirés dans la cellule nerveuse qui leur sert de cachette, et ne dérangent personne. Mais lorsqu'ils se montrent, ils sont un peu trop envahissants au goût de ceux qui vous entourent.
>
> Alors, ne touchez pas au bouton, et tenez votre bouche à l'écart des autres. Lorsque vous avez un bouton de fièvre actif, vous pouvez contaminer quelqu'un en l'embrassant ou en buvant dans le même verre. Ne partagez ni serviettes , ni mouchoirs, car le virus peut également s'y nicher et attendre.

Sauge [1] *(Salvia officinalis)* et Gingembre [2] *Zingiber officinalis)*

Préparez-vous un bain de bouche antiseptique avec une infusion de sauge et de gingembre. Utilisez-le tiède, et répétez fréquemment.

Prune *(Prunus spp.)*

Les Européens utilisent du jus de prunes frais en rinçage et en traitement topique pour les boutons de fièvre.

---

1 Evitez les doses thérapeutiques pendant la grossesse. Inoffensif en petites quantités dans la nourriture.

2 Utilisez modérément pendant la grossesse

1. Prenez 60 ml (2 cuillères à soupe) de jus de prune
2. Gardez dans la bouche pendant quelques minutes en touchant le bouton avec la langue imprégnée de jus, et appliquez le jus sur les lésions avec du coton.

Ne cultivez pas le mal

Le stress est votre ennemi, et l'ami du bouton de fièvre. Le stress affaiblit inutilement le système immunitaire et réduit la capacité de l'organisme à combattre le virus.

Alors détendez-vous. Si le bouton de fièvre est votre plus grand souci, c'est que ça ne va pas si mal. Avec un esprit positif, vous passerez moins de temps à vous tracasser, vous aurez moins de boutons de fièvre, et ils guériront plus rapidement, ce qui vous permettra de vous faire moins de souci, donc d'avoir moins de boutons, qui guériront plus vite, etc., etc.

Bronchite

Cela ressemble à une petite irritation au fond de la gorge. C'est peut-être un résidu de grippe ou de rhume dont vous n'arrivez pas à vous débarrasser. Vous essayez de l'ignorer, mais rien à faire, alors vous tentez de vous racler doucement la gorge. Mais en réalité vous déclenchez une réaction en chaîne, une toux tonitruante qui semble ne jamais vouloir s'arrêter. Eh oui, ça y est, vous l'avez.

Ce que vous avez, c'est une bronchite, et cela peut être soit une bonne, soit une mauvaise nouvelle. Il existe deux types de bronchite, aiguë et chronique. La bronchite aiguë survient généralement à la suite d'un rhume ou d'une grippe. Il n'y a pas grand-chose à faire pour s'en débarrasser. Elle est souvent d'origine virale, et les antibiotiques n'y feront rien. Quoi qu'il en soit, elle partira en une ou deux

Les remèdes désignés par  *se préparent en infusion. Ceux qui comportent le sigle* 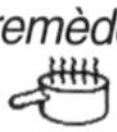 *nécessitent une décoction. Le mode d'emploi de ces deux méthodes de préparation figure aux pages 11-13. Les variantes et autres procédures sont indiquées dans le texte même à la suite de la description du remède.*

semaines. Parfois, la bronchite est causée par une infection bactérienne: dans ce cas, les antibiotiques peuvent être utiles.

La bronchite chronique est signe de dommages irréversibles sur les poumons, généralement dus à une exposition à long terme à des produits irritants, comme la fumée de cigarette par exemple. La bronchite chronique, si elle n'est pas traitée correctement, peut entraîner un emphysème, alors ne perdez pas de temps, faites-vous soigner.

Quel que soit le type de bronchite dont vous souffrez, vous vous sentirez mieux si vous arrivez à soulager cette toux exténuante.

Pin sylvestre *(Pinus sylvestris)*
Lavande *(Lavandula angustifolia)*
et miel

Depuis des siècles, les Gitans soignent les douleurs de poitrine avec un breuvage à base de résine de pin, d'huile essentielle de lavande et de miel, mélangés à du lait chaud. Vous pouvez vous procurer de la résine de pin dans les magasins de santé naturelle.

5 ml (1 cuillère à café) de résine de pin

1 goutte d'essence de lavande

5 ml (1 cuillère à café) de miel

250 ml de lait chaud

Buvez 85 ml trois fois par jour

Baume du Pérou *(Myroxylon balsamum var. pereira)*

Ce remède traditionnel péruvien contre les douleurs de poitrine nécessite de la résine de baume du Pérou, en massage léger sur la poitrine, le cou et le dos, le soir. Vous pouvez acheter ce produit dans un magasin de santé naturelle. Le matin, enlevez la résine, qui est collante, avec de l'eau.

Chaparral *(Larrea divaricata L tridentata))*

Les indiens du Sud Ouest des Etats-Unis actuels buvaient une infusion faite avec les fleurs de cette plante locale pour traiter les douleurs de poitrine.

Cataire *(Nepeta cataria), également appelée herbe aux chats*

Depuis près de 2000 ans, les herboristes chinois traditionnels recommandent de boire une infusion de cataire pour soigner les douleurs de poitrine.

Aunée officinale *(Inula helenium)*

En Inde, les médecins traditionnels ayurvédiques recommandent de boire une infusion froide d'aunée officinale. Plongez la plante dans de l'eau froide, couvrez et laissez infusez 8 à 10 heures.

Ephèdre *(Ephedra simca) également appelée Ma huang*

Les indiens de la tribu Utah buvaient une décoction d'éphèdre séchée pour soigner les douleurs de poitrine.

Fénugrec [1] *(Trigonella foenum-graecum)*

Dans la Grèce antique, pour soulager les maux de poitrine, il fallait boire une décoction de graines de fénugrec. Si vous la trouvez trop amère, ajoutez-y un peu de miel.

Figue *(Ficus carica)*

Dans l'Antiquité, les Romains utilisaient des figues séchées comme laxatif et recommandaient de boire du jus de figues frais pour soulager une toux de poitrine tenace.

2 ou 3 figues fraîches par dose, utilisez une centrifugeuse

Buvez 3 à 4 fois par jour

Inhalations de vapeur

Les inhalations sont un grand classique de la médecine populaire pour traiter les problèmes respiratoires. Elles sont doublement bénéfiques, car leur senteur agréable vous procure de façon naturelle une remise en forme tant psychique que physique. La procédure de base de l'inhalation de vapeur est toujours la même.

Les remèdes désignés par [théière] se préparent en infusion. Ceux qui comportent le sigle [casserole] nécessitent une décoction. Le mode d'emploi de ces deux méthodes de préparation figure aux pages 11-13. Les variantes et autres procédures sont indiquées dans le texte même à la suite de la description du remède.

---

1 Evitez pendant la grossesse

Mettez la plante, l'huile essentielle ou tout autre ingrédient dans un récipient d'eau bouillante, ou versez l'eau bouillante sur les ingrédients. Couvrez-vous la tête d'une grande serviette et penchez-la au-dessus du récipient. Inhalez la vapeur pendant 5 à 15 minutes, répétez 3 ou 4 fois par jour.

Pin sylvestre *(Pinus sylvestris)*
Eucalyptus *(Eucalyptus globus)*
Aunée officinale *(Inula helenium)*

Utilisez ces ingrédients séparément ou ensemble, dans les proportions désirées, et suivez les instructions ci-dessus.

Eucalyptus *(Eucalyptus globus)*

Les colons européens découvrirent les vertus curatives de l'eucalyptus chez les aborigènes d'Australie. Les remèdes traditionnels aborigènes consistaient souvent à brûler les feuilles de plantes médicinales et à en inhaler la fumée. Les Européens eux, ont pris les feuilles pour faire des inhalations de vapeur.

Romarin *(Rosmarinus officinalis)*

Les Egyptiens recommandent, en cas de douleurs dans la poitrine, une thérapie à base de massages à l'huile essentielle de romarin. Diluez 1 à 2 gouttes d'essence de romarin dans 10ml d'huile végétale ou d'amande douce de bonne qualité et massez le haut du corps.

Pissenlit *(Taraxacum officinale)*

Cet ancien traitement chinois contre les douleurs dans la poitrine consiste en une décoction de racines de pissenlit.

Germandrée [1] *(Teucrium chamaedrys)*

Au Moyen Age, l'infusion aux fleurs de germandrée était une boisson populaire pour les personnes souffrant de douleurs dans la poitrine.

Thym *(Thymus vulgaris)*

Toujours au Moyen Age, on traitait les mêmes douleurs en faisant boire une infusion aux feuilles et aux fleurs de thym.

---

1 Consommez avec modération

Trèfle rouge *(Trifolium pratense)également appelé trèfle violet*

Au Moyen Age, on buvait, pour changer un peu, de l'infusion de trèfle rouge. 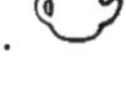

Ail [1] *(Allium sativum)*

Ce traitement simple et fort en goût remonte à 2000 ans en arrière, lorsque les Romains conseillaient de manger de l'ail finement haché à tous les repas afin de soulager les douleurs de poitrine. Hachez ou écrasez l'ail et ajoutez-le dans votre assiette à tous les repas. Les plus délicats sauteront le petit déjeuner.

Dang qui *(Angelica archangelica)*

Une décoction de racine de dang qui fraîche est un vieux remède européen pour les problèmes bronchiques chroniques. 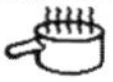

Sirop de pêcher *(Prunus persica)*

Certaines tribus d'Amérique traitent la bronchite avec un sirop fait à partir de noyaux de pêche et d'écorce de pêcher.

1. Pesez 170 grammes d'écorce de pêcher
2. Prenez 170 grammes de noyaux de pêches
3. Ajoutez à ces ingrédients 500 ml de vinaigre de cidre de pomme et 500 ml d'eau
4. Laissez reposer pendant 5 jours dans un récipient, dans un endroit chaud mais à l'abri de la lumière directe.
5. Secouez le récipient plusieurs fois par jour
6. Au bout de 5 jours portez le liquide à ébullition
7. Laissez frémir à petit feu pendant 30 minutes
8. Ajoutez 125 ml de brandy ou de whisky pour la conservation
9. Prenez 1 cuillère à soupe toutes les 3-4 heures
10. Conservez dans une bouteille ou un bocal hermétiquement fermé. Ne conservez pas plus d'un mois.

---

1 Evitez pendant la grossesse et l'allaitement

Brûlures d'estomac

On a eu beau décréter la trêve du feu, votre estomac ne veut rien savoir. Vous venez d'engloutir le menu gastronomique de votre restaurant préféré et maintenant vous payez les pots cassés.

Les brûlures d'estomac sont provoquées par les acides qui bouillonnent dans l'estomac et qui remontent en irritant l'œsophage. L'excès alimentaire et l'abus d'aliments riches en graisses en sont les causes principales. La nourriture épicée, le chocolat, le café (et autres boissons contenant de la caféine), et le fait de s'allonger après un repas sont autant de facteurs pouvant déclencher les brûlures d'estomac.

Pomme de terre (Solanum tuberosum)

Utilisez une centrifugeuse pour extraire le jus d'une pomme de terre. Diluez ce jus dans de l'eau chaude, à raison d'une mesure de jus pour 2 ou 3 d'eau. Buvez avant le petit déjeuner et le déjeuner, ainsi que le soir au coucher. Préparez toujours juste avant de consommer.

Lait

Certains guérisseurs recommandent de boire du lait frais pour soulager ponctuellement les brûlures d'estomac.

Avoine (Avena sativa)

L'avoine séchée non cuite est réputée pour soulager temporairement les brûlures d'estomac. Faites attention à bien mâcher ou l'avoine risquerait de gonfler dans votre estomac et perturber la digestion.

Pamplemousse (Citrus paradisi)

La pelure de pamplemousse séchée est un remède populaire américain contre les brûlures d'estomac.

Epluchez un pamplemousse et râpez la peau

Séchez soigneusement et mettez de côté

Les remèdes désignés par se préparent en infusion. Ceux qui comportent le sigle nécessitent une décoction. Le mode d'emploi de ces deux méthodes de préparation figure aux pages 11-13. Les variantes et autres procédures sont indiquées dans le texte même à la suite de la description du remède.

Sucez ou mâchez 5 grammes (1 cuillerée à café) de pelure séchée en cas de brûlures d'estomac

Pas de panique, mais soyez vigilant

Les acides de l'estomac sont puissants et concentrés. Lorsqu'ils entrent en contact avec les parois non protégées de l'œsophage, la douleur peut être si intense que vous avez l'impression de faire une crise cardiaque.

Lorsque votre médecin vous dit que ce ne sont que des brûlures d'estomac, vous êtes tellement soulagé qu'un changement d'alimentation ne semble pas si terrible comme traitement. Faites-vous une raison en vous disant «ouf, je ne suis pas en train de mourir!»

Savourez votre sursis, mais ne faites pas l'erreur d'ignorer toute douleur ressemblant à des brûlures d'estomac. Cela pourrait être une erreur fatale. Tandis que les brûlures d'estomac ne sont rien de plus que ça et ne doivent pas susciter d'inquiétude, les ulcères et les crises cardiaques provoquent des symptômes similaires.

Si vous notez :

- des crises plus douloureuses ou plus fréquentes que d'habitude
- une présence de sang dans les selles
- des vomissements avec présence de sang
- des brûlures fréquentes sans raison évidente (telle qu'un changement d'alimentation)
- des difficultés respiratoires, en particulier un essoufflement
- des vertiges

Consultez votre médecin, ce ne sont peut-être pas des brûlures d'estomac.

Datte *(Phoenix dactylifera)*

Les Arabes utilisaient efficacement la datte, un des rares fruits qui poussent dans le désert. Les guérisseurs arabes recommandent de manger des dattes après les avoir fait tremper dans de l'eau chaude pendant 5 à 10 minutes, et de boire l'eau dans laquelle elles ont trempé.

Cataire *(Nepeta cataria)*

Au Moyen Age, l'infusion de cataire était populaire dans toute l'Europe pour soigner toute sorte de maux, dont les brûlures d'estomac.

Réglisse *(Glycyrrhiza glabra)*

Dans l'Antiquité chinoise, grecque et égyptienne, les guérisseurs traitaient tous les brûlures d'estomac avec la réglisse. Veillez à prendre de la vraie réglisse naturelle car la plupart des bonbons sont à base d'arôme artificiel de réglisse. Mangez 5 grammes (1 cuillerée à café) de réglisse selon vos besoins.

Lait et eau gazeuse

Les guérisseurs des états de la Nouvelle Angleterre recommandent de boire un verre de lait et d'eau gazeuse en parts égales.

Consoude *(Symphytum officinale)*

Depuis des siècles les Gitans traitent les brûlures d'estomac avec la poudre de consoude.

Le mode d'administration du remède est original. Mettez une pincée de racine de consoude en poudre sur la langue. Gardez-la quelques minutes pour qu'elle se mélange à la salive, puis avalez !

Kiwi *(Actinidia sinensis)*

Merci, merci, et mille fois merci à la Nouvelle Zélande, qui a pris l'obscure groseille de Chine et en a fait le kiwi, aujourd'hui un des fruits les plus appréciés de la planète. Son goût délicieux, parfois décrit comme un compromis entre melon et fraise, est tout simplement divin. Et certains guérisseurs pensent que les enzymes du kiwi peuvent aider à soulager les brûlures d'estomac. Alors la prochaine fois que vous mordez dans un délicieux kiwi frais au dessert, ne culpabilisez pas. Ne donnez aucune explication, prenez tout simplement votre médicament.

Charbon

Vos ancêtres devaient prendre les cendres de leur cheminée pour faire ce remède, quant à vous il vous suffit d'aller à la pharmacie ou dans un magasin de santé naturelle et de demander du charbon activé, que vous mélangerez avec un peu d'eau avant de le consommer.

Quelques remèdes « express», à faire dès l'apparition des brûlures

- Prenez 5 grammes (1 cuillerée à café) de bicarbonate de soude dilué dans un verre d'eau chaude
- Buvez beaucoup d'eau nature
- Mangez un bol de porridge
- Si vous en trouvez, essayez de boire du lait de chèvre

Brûlures

Si vous jouez avec des allumettes, des produits chimiques, du matériel électrique, des plats brûlants sortant du four, … vous êtes condamné à vous brûler.

On peut traiter soi-même la plupart des brûlures du premier et du second degré. Les brûlures du premier degré seront rouges et douloureuses, mais ne formeront pas de cloques. Les brûlures au second degré vont cloquer, suinter et faire très mal.

Les brûlures au troisième degré requièrent des soins médicaux d'urgence. Il faut aussi s'inquiéter des brûlures du second degré lorsqu'elles sont étendues, chez les enfants ou les personnes de plus de 60 ans, lorsque le visage est touché, en particulier les yeux, et si la brûlure met plus de deux semaines à cicatriser.

La première chose importante à faire lorsque vous vous brûlez, c'est de rincer abondamment la zone à l'eau froide (lire ci-dessous l'encadré concernant les brûlures chimiques). N'utilisez pas d'eau glacée, cela peut aggraver le problème. En cas de douleur particulièrement intense, laissez sous l'eau, cela l'atténuera. N'utilisez en aucun cas du beurre ou de l'huile, ni aucun aliment, car c'est la porte ouverte aux infections. Le liquide qui suinte d'une brûlure est une voie directe vers la circulation sanguine.

N'utilisez les remèdes populaires que sur les brûlures légères, du premier degré, sur les coups de soleil, etc. Sur les brûlures du second degré, attendez que la cloque ait cicatrisé et qu'il ne reste plus de chair à vif avant d'utiliser un remède populaire.

Les remèdes désignés par 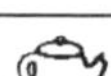 *se préparent en infusion. Ceux qui comportent le sigle* 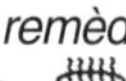 *nécessitent une décoction. Le mode d'emploi de ces deux méthodes de préparation figure aux pages 11-13. Les variantes et autres procédures sont indiquées dans le texte même à la suite de la description du remède.*

Les brûlures chimiques nécessitent des précautions spéciales

Les brûlures chimiques sont dangereuses. Même après avoir rincé le produit chimique, celui-ci peut continuer à nuire à la peau en s'enfonçant de plus en plus profondément dans les différentes couches de tissus.

Si vous recevez des éclaboussures d'une solution puissante acide ou alcaline, retirez immédiatement vos vêtements et prenez une douche ou rincez-vous au tuyau pour débarrasser votre peau des produits chimiques. Ce n'est pas le moment d'être pudique. Si vous n'enlevez pas vos vêtements le produit va rester sur la peau et continuer à brûler.

Ne manipulez pas des produits chimiques puissants sans porter un équipement de sécurité adapté, comprenant une protection pour les yeux, des gants, des manches longues, un pantalon, etc.

Pour pouvoir vraiment faire face à une brûlure chimique, il faut savoir quel type de produit vous utilisez et disposer d'une solution neutralisante à portée de main à chaque fois que vous manipulez des produits chimiques puissants. Les liquides alcalins et acides peuvent brûler la peau. L'acide de batterie est un exemple d'acide puissant, et la lessive est un exemple d'alcalin. Utiliser la mauvaise solution sur une brûlure chimique peut nuire encore plus que la brûlure elle-même. Dans certains cas, même l'eau peut aggraver le problème.

Etiquetez clairement la solution neutralisante, faites figurer son nom, mais aussi son utilisation, car si vous êtes touché à l'œil quelqu'un d'autre sera peut-être obligé de lire à votre place.

Enfin, si vous recevez un produit chimique dans l'œil, ne lésinez pas sur l'eau. Rincez à l'eau courante pendant 5 à 10 minutes au moins. Si vous n'avez pas accès à de l'eau courante, maintenez l'œil ouvert et versez-y lentement au moins 10 litres d'eau.

Lamier blanc *(Lamium album) également appelé ortie blanche*

Il y a plus de 300 ans, Nicholas Culpeper, médecin et herboriste anglais, recommandait de boire une infusion d'ortie blanche pour traiter les brûlures.

Souci *(Calendula officinalis)*

Un remède ancien consiste à utiliser 10 gouttes de teinture de calendula diluées dans 250 ml d'eau en rinçage sur les brûlures. Après cicatrisation de la brûlure le remède traditionnel indien consiste à faire un massage à l'huile essentielle de calendula (1 à 2 gouttes diluées dans 10 ml d'huile végétale ou d'amande de bonne qualité), cela permettrait d'atténuer la cicatrice.

Millepertuis *(Hypericum perforatum)*

Cet autre remède ancien utilise de la teinture de millepertuis diluée dans 250 ml d'eau à tamponner sur la brûlure.

Aloès *(Aloe vera)*

Le gel qui coule de la feuille d'aloès fraîchement coupée a des effets apaisants sur la peau, entre autres en cas de brûlure.

Consoude *(Symphytum officinale) également appelée herbe à la coupure*

Faites une infusion de consoude puis utilisez le liquide en lotion et les feuilles en cataplasme. Egouttez, conservez le liquide et les feuilles. Laissez refroidir, utilisez le liquide en applications sur la peau et appliquez les feuilles ramollies directement sur la brûlure. Maintenez le cataplasme grâce à une bande de gaze ou de coton.

Sureau noir *(Sambucus nigra)*

Depuis le Moyen Age en Europe, le cataplasme aux baies de sureau noir moulues est un remède populaire contre les brûlures. Broyez une poignée de baies de sureau noir et appliquez-les directement sur la brûlure. Maintenez le cataplasme grâce à une bande de gaze ou de coton.

Ecorce d'orme de cèdre *(Ulmus fulva), aussi appelé orme rouge*

Une pâte à base d'écorce d'orme de cèdre en poudre et d'eau est un autre traitement ancien contre les brûlures. Mouillez 30 grammes d'écorce d'orme de cèdre en poudre de façon à former une pâte épaisse. Appliquez sur la brûlure et maintenez grâce à une bande de gaze ou de coton. Renouvelez si nécessaire.

Ail [1] *(Alium sativum)*

Grâce aux propriétés curatives de l'ail, soulagez la douleur et aidez la peau à cicatriser rapidement. Prenez de l'essence d'ail du commerce ou de l'ail écrasé dans de l'huile d'olive ou de tournesol. Appliquez directement sur la brûlure.

Thé *(Camellia sinensis var. sinensis, thé de Chine ; C. sinensis var. assanica, thé Assam)*

Tous ceux qui auront essayé ce remède sur leurs coups de soleil de vacances vous diront qu'un bain de thé froid apaise et aide à atténuer la sensation de brûlure.

Chêne pédonculé *(de Chêne, Quercus robur)*

La tribu des Iroquois d'Amérique, appliquaient sur les brûlures une lotion à base de décoction de pédoncules de chêne.

24 pédoncules de chêne

750 ml d'eau

Portez à ébullition

Laissez frémir jusqu'à réduction de moitié du liquide

Filtrez, jetez les pédoncules

Lavez la brûlure avec le liquide plusieurs fois par jour

Chaparral *(Larrea divaricata, L. tridentata)*

La résine de cette plante originaire du Sud Ouest des Etats-Unis actuels, était utilisée par les indiens pour soigner les brûlures.

Cacao *(Theobroma cacao)*

Les guérisseurs mexicains recommandent de passer du beurre de cacao sur les brûlures.

Lavande [2] *(Lavandula angustifolia)* ou Menthe poivrée [3] *(Mentha piperita)*

Ces deux huiles essentielles sont réputées pour leur effet apaisant. Essayez de passer sur la brûlure quelques gouttes de l'une ou l'autre de ces huiles (diluée dans 10 ml d'huile végétale ou d'huile d'amande de bonne qualité).

---

1 Evitez pendant la grossesse et l'allaitement

2 Evitez les fortes doses pendant la grossesse

3 Evitez pendant la grossesse et l'allaitement, et ne donnez sous aucune forme aux jeunes bébés

Eucalyptus *(Eucalyptus globus)*

L'eucalyptus joue un rôle important dans les pratiques médicinales aborigènes. La gomme d'eucalyptus, récoltée sous la forme d'une substance semi liquide ou solide et cristalline, était bouillie jusqu'à dissolution de la gomme. Le liquide qui en résultait était appliqué en lotion apaisante.

Aristotelia *(Aristotelia serrata)*

Les Maori utilisaient une décoction de feuilles ou d'écorce d'aristotelia serrata pour soigner les brûlures. L'aristotelia serrata contient des alcaloïdes, une classe de produits chimiques réputée pour ses propriétés analgésiques (anti-douleur). Prenez la quantité normale d'eau si vous employez des feuilles, le double si vous faites cette décoction avec l'écorce. 

Kanono *(Coprosma australis)*

Le Kanono était également une plante médicinale couramment utilisée chez les Maori. Ses feuilles, son écorce et ses jeunes pousses servaient en infusion pour aider à guérir certains troubles courants comme les bleus, les maux de ventre et les infections urinaires. Le cataplasme aux feuilles de kanono servait à favoriser la réparation des os cassés. Les Maori appliquaient le jus extrait des feuilles de kanono pour calmer la douleur des plaies.

Lin de Nouvelle Zélande *(Phormium tenax)*

Selon James Neil, adepte de la médecine Botanique Eclectique de Samuel Thompson, le lin de Nouvelle Zélande était l'une des plantes néo-zélandaises les plus utiles. Il a écrit que la gomme trouvée dans les plis des feuilles de cette plante, une fois dissoutes dans l'eau, pouvaient servir à favoriser la cicatrisation des brûlures et autres lésions douloureuses de la peau.

Calculs rénaux

Il ne faut pas plaisanter avec les calculs rénaux. Consultez le médecin immédiatement. On ne vous donnera pas ce conseil deux fois. Lorsque le calcul est dans votre rein vous n'aurez probablement aucun symptôme. Mais lorsqu'il va passer dans le conduit urinaire vous risquez de savoir ce que veut dire le mot DOULEUR.

Personne n'aura à vous convaincre d'aller chez le docteur, mais on vous ordonnera peut-être d'arrêter de hurler sur le chemin de l'hôpital.

Un calcul rénal est un minuscule cristal de sel et de minéraux. Il se transforme comme par magie en énorme cristal lorsqu'il atteint votre appareil urinaire.

Heureusement aujourd'hui pour se débarrasser d'un calcul rénal, on n'a plus besoin d'une opération importante. De nouveaux traitements existent, comme le laser, l'onde de choc et les ultrasons. Les ultrasons émettent des vibrations à une certaine fréquence permettant de décomposer le calcul en petits fragments qui pourront être évacués plus facilement (façon de parler…) par votre appareil urinaire.

Ces quatre remèdes nous viennent de Nicholas Culpeper, médecin et herboriste anglais.

Ronce *(Rubus ulmifolius)*

Buvez une décoction de racine de ronce.

Bouleau *(Betula verrucosa)*

Boire le jus extrait de jeunes feuilles fraîches était recommandé en cas de problèmes de reins ou de vessie.

Lotier corniculé *(Lotus corniculatus)*

L'infusion de lotier corniculé était une autre suggestion de Nicholas Culpeper pour les personnes souffrant de problèmes de reins.

Fragon épineux *(Ruscus aculeatus)*

Enfin, si aucun des remèdes précédents ne vous tente, essayez de boire une infusion de fragon épineux.

Buchu *(Barosma betulina)*

Cette plante appartient à la famille des oranges et des citrons. C'était un remède aux herbes connu chez les Sud-africains. L'infusion de buchu donne une boisson qui est censée favoriser la dissolution des calculs.

En 1847 Henry Helmbold a fait découvrir le buchu aux Etats Unis. Il a dû prêcher

Les remèdes désignés par se préparent en infusion. Ceux qui comportent le sigle nécessitent une décoction. Le mode d'emploi de ces deux méthodes de préparation figure aux pages 11-13. Les variantes et autres procédures sont indiquées dans le texte même à la suite de la description du remède.

pour cette plante tant et plus qu'on l'appela Helmbold le roi du buchu. Ses ordres pour les personnes qui souffraient de problèmes de reins consistaient à leur faire boire une infusion de feuilles de buchu.

Bardane *(Arctium lappa)*

Au Moyen Age, «Buvez une infusion de bardane» était la rengaine des guérisseurs européens aux personnes souffrant de problèmes rénaux.

Cerfeuil *(Anthriscus cerfolium)*

Au 19ème siècle, les guérisseurs espagnols utilisaient le cerfeuil pour soigner les personnes atteintes de problèmes rénaux. Ce remède n'était pas si terrible, il était d'ailleurs plutôt bon, il s'agissait de parsemer un morceau de pain de feuilles de cerfeuil crues, et de déguster. Miam !

Camomille [1] *(Romaine: Chamaemelum nobile, ou allemande: C. recutica)*

En Inde les médecins traditionnels ayurvédiques recommandent de boire une infusion de camomille aux personnes souffrant de problèmes rénaux. C'était aussi la recommandation des guérisseurs égyptiens, tradition que perpétuent leurs héritiers aujourd'hui.

Persil *(Petroselinum crispum)*

Dans la Grèce antique si vous souffriez de problèmes rénaux il fallait manger du persil.

Céleri *(Apium graveolens)*

Voilà deux mille ans le céleri servait déjà à soigner. Manger du céleri et boire son jus étaient des recommandations courantes pour les problèmes rénaux. Si vous voulez essayer ce remède, mangez des tiges et des feuilles de céleri frais et buvez un verre de jus de céleri avec un peu de miel.

Solidage *(Solidago virga aurea), également appelé verge d'or*

La décoction de solidage était recommandée par l'herboriste européen Arnoldus de Villa Nora.

Sureau noir [1] ***(Sambucus nigra)*** Buvez une décoction d'écorce de sureau

---

1 Evitez les doses excessives et n'utilisez pas l'huile essentielle pendant la grossesse

noir concassée si vous voulez traiter vos calculs à la façon gitane.

Panais *(Pasticana sativa)*

Au 18ème siècle, le réformateur religieux John Wesley disait que pour traiter les calculs rénaux et biliaires il fallait manger des panais grillés ou cuits à la vapeur tous les jours au déjeuner ou au dîner, et de boire l'eau de cuisson des légumes. On n'a jamais su s'il tenait ces remèdes de source terrienne ou divine.

Radis rose *(Raphanus sativus)*

Ce remède bien connu en Angleterre est destiné uniquement aux masochistes. Buvez du jus de radis à raison de 250 à 500ml par jour pendant 2 à 3 semaines. Diminuez la dose chaque semaine pour arriver à 125ml trois fois par semaine et continuez pendant un mois. Si vous êtes un adepte de l'autopunition vous pouvez recommencer le traitement.

Un remède gitan unique

Ce remède gitan de Hongrie requiert :

Oignon *(Allium cepa)*
Persil *(Petroselinum crispum)*
Asperge *(Asparagus officinalis)*
et Gin !

Avec un remède pareil, si vous prenez la route le matin il y a toutes les chances que vous dépassiez les 0.5 grammes! Le voyage ne devait pas être triste si le conducteur de la roulotte souffrait de calculs rénaux.

1. Buvez le jus d'un oignon rouge deux fois par jour
2. Mangez de l'asperge crue
3. Faites bouillir un bouquet de persil dans 600ml d'eau jusqu'à réduction du liquide de moitié
4. Laissez refroidir
5. Ajoutez un verre de gin au persil bouilli et buvez le tout le matin à jeun

Quelques remèdes d'antan, d'ici, d'ailleurs et d'on ne sait où

---

1 A proscrire pendant la grossesse

Bette *(Beta vulgaris)*

Mangez des feuilles et des côtes de bette quotidiennement.

Maïs *(Zea mays)*

Buvez une infusion de « cheveux de maïs», certains pensent qu'elle aide à apaiser les irritations de l'appareil urinaire.

Glycérine

Prenez 1 cuillerée à soupe de glycérine à jeun.

Cellulite

Ou bien la cellulite est la pire calamité qui ait pu s'abattre sur les femmes dans le dernier millénaire, ou bien elle n'a jamais existé. Cela dépend à qui on pose la question. Si vous en êtes victime, vous êtes bien placée pour savoir que c'est vraiment, vraiment moche !

Même ceux qui pensent qu'elle existe (car ils ont pu constater l'effet rugueux de peau d'orange de leurs propres yeux, et sur leurs propres cuisses) n'arrivent pas à déterminer la différence physique ou chimique qu'il peut y avoir entre la graisse de la cellulite et la graisse de la peau normale, belle et lisse. Le meilleur conseil que tous ces gens puissent vous donner est de maintenir votre poids dans une fourchette normale établie par votre rapport poids/taille. Et essayez quelques uns de ces remèdes populaires: même s'ils font peu de chose, c'est toujours mieux que rien.

Betterave *(Beta vulgaris)*

La betterave est supposée aider votre foie à détruire les graisses alimentaires. Avec une centrifugeuse, faites du jus de betterave fraîche et buvez-en 125 ml par jour.

Céleri *(Apium graveolens)*

Le céleri est censé favoriser l'élimination des liquides superflus de votre organisme. Consommez-en de grandes quantités, et mangez-le cru.

Les remèdes désignés par [théière] se préparent en infusion. Ceux qui comportent le sigle [casserole] nécessitent une décoction. Le mode d'emploi de ces deux méthodes de préparation figure aux pages 11-13. Les variantes et autres procédures sont indiquées dans le texte même à la suite de la description du remède.

Concombre *(Cucumis sativus)*

Le concombre est supposé aider vos reins à éliminer les déchets plus efficacement. Mangez une grosse salade de concombre chaque jour.

Sauna

Le sauna est une tradition scandinave. Il aide à nettoyer la peau et active la circulation. Dans la plupart des pays slaves et du centre de l'Europe, le bain de vapeur ou le sauna est un phénomène rituel ou social. De nombreuses tribus d'Amérique intègrent dans leurs fêtes religieuses des huttes à transpirer. La plupart des cultures s'accordent à démontrer qu'un bain de vapeur ou un sauna a quelque chose de bon.

Quelques remèdes anciens

Citron *(Citrus limon ou C. medica, var. limonum)*

Faites bouillir le zeste d'un citron dans 250 ml d'eau pendant 30 minutes. Laissez infuser toute la nuit. Buvez le liquide dès le lever, à la place de votre thé ou café.

Oignon *(Allium cepa)*

Faites une bonne soupe à l'oignon, ajoutez-y une généreuse pincée de sauge et dégustez-la pour midi.

Laitue *(Lactuca sativa)* et cerfeuil *(Anthriscus cerefolium)*

Cette infusion est censée aider à éradiquer la cellulite.

30 grammes de feuilles de laitue

15 grammes de cerfeuil

600 ml d'eau bouillante

Laissez infuser 10 minutes

Buvez 250 ml, trois fois par jour.

Patchouli *(Pogostemon cabin-labiatae)*

Un massage de tout le corps avec cette huile essentielle parfumée est un remède contre la cellulite très répandu en Asie, et plus particulièrement au Japon, en Chine et en Malaisie. Diluez 1 à 2 gouttes d'essence de patchouli dans 10 ml d'huile végétale de bonne qualité ou d'huile d'amande douce, et massez tout le corps en insistant sur les zones où la cellulite est concentrée. Attention de ne pas renverser le flacon, car l'odeur tenace du patchouli peut être très incommodante dans un endroit confiné.

Lierre *(Glechoma hederacea)*

Faites ce cataplasme adoucissant avec du lierre commun.

150 grammes de feuilles de lierre écrasées

300 grammes de son

1. Mouillez avec de l'eau chaude jusqu'à obtention d'une pâte
2. Appliquez le mélange encore chaud sur les zones de concentration de la cellulite (en général haut des cuisses, hanches, etc.)
3. Répétez une fois par semaine

Ou encore, essayez cette recette de compresse adoucissante à base d'une décoction de lierre.

150 grammes de feuilles de lierre écrasées

1 litre d'eau

1. Portez à ébullition
2. Laissez mijoter 10 minutes
3. Egouttez, jetez les feuilles
4. Imbibez une serviette en coton avec le liquide
5. Appliquez la serviette chaude sur la zone à traiter

Cérumen

Quand votre mère vous disait de ne pas introduire de coton tiges dans les oreilles, ça vous faisait bien rire. Aujourd'hui vous êtes adulte et vous vous souvenez des bons conseils de votre mère. Et vous êtes incommodé par le cérumen qui vous démange, qui colle et ne veut pas partir. Impossible de faire comme si de rien n'était, c'est encore pire. Parfois c'est à tel point que le cérumen s'accumule et vous gêne même pour entendre.

Le conseil de ne rien introduire dans l'oreille est un bon conseil. Mais cela ne suffit pas. Vous ne devez pas introduire des choses dures ou pointues dans vos oreilles. Vos tympans sont fragiles et s'abîment facilement. Vous pouvez cependant utiliser quelque chose pour ramollir le cérumen et lui permettre de s'écouler facilement vers l'extérieur de l'oreille, et pour ce faire, essayer l'un des remèdes naturels ci-après.

Olive *(Olea europaea)*

Quoi de plus simple? Mettez quelques gouttes d'huile d'olive dans chaque oreille trois fois par jour pendant environ une semaine. Après avoir mis l'huile, gardez un petit tampon de coton dans l'oreille quelques minutes afin de maintenir l'huile à l'intérieur.

Amande amère [1] *(Prunus dulcis, var. amara)* et Huile d'Olive *(Olea europaea)* avec du Citron *(Citrus limon ou C. medica, var. limonum)*

Ramollissez le cérumen avec quelques gouttes d'huile d'amande ou d'olive ajoutées à quelques gouttes de jus de citron. Mettez ce mélange dans un petit bol ou un flacon et faites-le chauffer au bain-marie. Assurez-vous que le mélange ne dépasse pas la température du corps, le but étant de ramollir le cérumen pour lui permettre de s'évacuer naturellement, pas de le brûler. Utilisez un compte-gouttes pour introduire quelques gouttes de ce mélange dans l'oreille 2 ou 3 fois par jour.

Les remèdes désignés par  se préparent en infusion. Ceux qui comportent le sigle 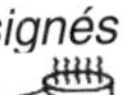 nécessitent une décoction. Le mode d'emploi de ces deux méthodes de préparation figure aux pages 11-13. Les variantes et autres procédures sont indiquées dans le texte même à la suite de la description du remède.

1 L'amande amère ne se mange pas, non seulement à cause de son amertume, mais également parce que son noyau et son huile brute contiennent de l'acide prussique, HCN (également appelé cyanure d'hydrogène). L'amande amère est cultivée principalement pour son huile, alors que l'amande douce l'est pour sa noix comestible. Evitez pendant la grossesse et l'allaitement

Menthe poivrée [1] *(Mentha piperita)*
Girofle *(Syzgium aromaticum)*
ou Souci *(Calendula officinalis)*

Ajoutez 1 goutte de l'une de ces trois essences parfumées à 5 ml (1 cuillerée à café) d'huile d'amande. Mettez 1 ou 2 gouttes dans l'oreille et bouchez avec du coton.

Sésame *(Sesamum indicum ou S. orientale)*

En Egypte, les guérisseurs utilisent de l'huile de sésame chaude pour ramollir et éliminer le cérumen.

Ils font d'abord chauffer l'huile à la température du corps, et l'introduisent dans l'oreille à l'aide d'un compte-gouttes.

Cheveux gras

En matière de cheveux, on envie toujours son voisin. Si vous avez les cheveux secs vous aimeriez bien les avoir un peu gras, et si vous les avez gras vous préféreriez de loin les avoirs secs. Mais si vous êtes brune, vous serez ravie de savoir qu'il y a une justice en ce monde: ces blondes sur qui tout le monde se retourne ont aussi plus de chances que vous les brunes d'avoir les cheveux gras. Et na ! Les hommes ont également plus de problèmes de cheveux gras que les femmes, à cause des hormones mâles, les androgènes.

C'est en fait le cuir chevelu qui est gras, et certaines personnes ont d'ailleurs les cheveux gras au niveau des racines, et secs sur les longueurs. C'est pourquoi il faut veiller, lorsque vous vous lavez les cheveux, à insister sur les racines, et moins sur les longueurs. Ceci est un bon conseil pour tout le monde, surtout ceux qui ont les cheveux longs, car il ne s'agit pas de dessécher les cheveux sur la longueur.

En fin, si vous avez les cheveux gras, gagnez du temps et de l'argent chaque fois que

Les remèdes désignés par 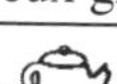 *se préparent en infusion. Ceux qui comportent le sigle* 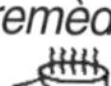 *nécessitent une décoction. Le mode d'emploi de ces deux méthodes de préparation figure aux pages 11-13. Les variantes et autres procédures sont indiquées dans le texte même à la suite de la description du remède.*

1 Evitez pendant la grossesse et l'allaitement, ne donnez sous aucune forme à des nourrissons

vous vous lavez les cheveux: ne mettez pas de baume après shampooing. Les cheveux gras ont tendance à s'alourdir et à s'aplatir pendant la journée car le cheveu se gaine de graisse. Pourquoi aggraver les choses en donnant un surplus de graisse à des cheveux déjà gras? Si vous avez les cheveux longs avec les pointes sèches, mettez le baume après shampooing uniquement sur les pointes.

Ylang-Ylang *(Cananga odorata)*

En aromathérapie, l'huile essentielle d'ylang-ylang est sensée avoir un effet régulateur sur la sécrétion des glandes sébacées. C'est pourquoi cette huile est recommandée autant pour les cheveux gras que pour les cheveux secs. Utilisez-la pour masser le cuir chevelu, en petite quantité, sans oublier de la diluer avant utilisation: 1 à 2 gouttes d'huile essentielle pour 10ml d'huile végétale de bonne qualité (huile d'amande douce par exemple).

Patchouli *(Pogostemon cabin-labiatae)*

Cette huile essentielle, autrefois chérie par les hippies, a fait son retour en occident. Elle a toujours été populaire en Asie, en particulier au Japon, en Chine, en Inde et en Malaisie. Elle a entre autres la propriété de resserrer les tissus et de réduire la sécrétion de graisse par les glandes sébacées. Et c'est pour cela que l'essence de patchouli est préconisée pour traiter les cheveux gras. Un massage du cuir chevelu avec cette essence est censé donner une chevelure légère. Utilisez le patchouli avec modération, car son parfum est très fort. N'oubliez pas de diluer 1 à 2 gouttes d'essence de patchouli dans 10ml d'huile végétale de bonne qualité (huile d'amande douce par exemple) avant de l'appliquer sur le cuir chevelu.

Cheveux secs

Si à chaque fois que vous vous regardez dans le miroir, votre reflet vous fait penser à l'épouvantail du « Magicien d'Oz», il est temps de faire quelque chose pour vos cheveux. Essayez un de ces remèdes populaires, et vous pourrez peut-être les ramener à la vie. Vous trouverez facilement la plupart des ingrédients qui les composent si vous avez une cuisine bien garnic.

Les grands classiques, en direct du placard de la cuisine

Romarin *(Rosmarinus officinalis)*

Diluez 1 à 2 gouttes d'huile essentielle de romarin dans 10 ml d'huile végétale de bonne qualité ou d'huile d'amande douce, et massez les cheveux. Si vous avez également des pellicules, frottez le cuir chevelu avec ce mélange.

Avocat *(Persea americana)* et Banane *(Musa)* [1]

La banane et l'avocat sont tous deux réputés pour leurs propriétés bénéfiques pour les cheveux secs. Massez vos cheveux avec l'un ou l'autre et laissez agir pendant une heure avant de procéder à votre shampooing habituel.

Oignon *(Allium cepa)*

Gardez des pelures propres d'oignons blonds et bruns jusqu'à en obtenir un volume équivalent à 750 ml. Faites-en une infusion et utilisez cette infusion pour rincer les cheveux: cela les adoucira et leur donnera du brillant.

750 ml de pelures d'oignons séchées

1 litre d'eau

1. Faites infuser 60 minutes
2. Filtrez, utilisez en rinçage après le shampooing
3. Rincez à nouveau les cheveux à l'eau claire

Yaourt et Œuf

Si vos cheveux sont fins et indisciplinés, essayez ce traitement riche en protéines:

1. Incorporez un œuf à 250 ml de yaourt (cette recette convient pour des cheveux courts, augmentez les doses si vous avez les cheveux longs). Mélangez bien et frottez le cuir chevelu avec cette mixture
2. Laissez poser 10 minutes
3. Rincez abondamment

Les remèdes désignés par [infusion] se préparent en infusion. Ceux qui comportent le sigle [décoction] nécessitent une décoction. Le mode d'emploi de ces deux méthodes de préparation figure aux pages 11-13. Les variantes et autres procédures sont indiquées dans le texte même à la suite de la description du remède.

---

1 Les bananes cultivées étant des hybrides stériles, il n'y a pas de nom d'espèce exact

Huile d'olive *(Olea europaea)*

Ce remède ancien et prisé est particulièrement bon pour les cheveux secs et électriques. Versez de l'huile d'olive dans un petit bol et faites chauffer doucement. Massez les cheveux et le cuir chevelu avec cette huile tiède jusqu'à ce qu'ils en soient bien imbibés. Peignez et massez à nouveau. Recouvrez la tête d'un bonnet en plastique et d'une serviette chaude. Laissez agir le plus longtemps possible, toute la nuit si possible. Puis lavez-vous soigneusement les cheveux.

Mayonnaise

Les jaunes d'œufs et l'huile peuvent également constituer un traitement capillaire nourrissant. Mélangez-les comme une mayonnaise, ils agissent encore plus efficacement ensemble que séparément. Massez les cheveux et le cuir chevelu avec cette mayonnaise. Recouvrez la tête comme dans la recette précédente, et laissez agir pendant quelques heures, puis lavez soigneusement les cheveux pour bien enlever la mayonnaise.

Bière

C'est le remède préféré des ados et il existait déjà du temps de nos mamans (et même peut-être de nos grands-mères). Avant que les masques et autres baumes capillaires n'envahissent les rayons des magasins, le rinçage à la bière était LE moyen idéal de redonner santé et brillance aux cheveux. C'était un des gestes absolument indispensables du cérémonial de beauté de toutes les jeunes filles dans les grandes occasions. Si vous voulez l'essayer, rincez-vous les cheveux avec le contenu d'une canette ou d'une bouteille de bière. Laissez agir quelques minutes. Ne buvez pas la bière qui goutte de vos cheveux, par contre rincez-les bien à l'eau froide.

Cholestérol

Hier vous étiez incapable d'épeler le mot cholestérol, et aujourd'hui voilà que le docteur vous demande de surveiller le votre. Rien d'étonnant à ce que vous soyez un peu perdu. Vous avez déjà certainement entendu dire que le cholestérol.

… était nécessaire à la santé

… provoquait des crises cardiaques et des attaques.

... était bon.

... était mauvais.

... n'était pas que « cholestérol», mais aussi LDL, HDL, cholestérol alimentaire, sérique.

Qu'est-ce qui est important, qu'est-ce qui ne l'est pas?
Bon ou mauvais cholestérol?

Le cholestérol est indispensable à la santé, cela doit donc signifier qu'il est bon. Mais il provoque également des crises cardiaques et des attaques, donc cela doit signifier qu'il est mauvais. La vérité se trouve quelque part entre ces deux postulats, tout dépend de quel cholestérol on parle.

Le cholestérol a une importance vitale dans la production des hormones, des composants cellulaires et des enveloppes protectrices de vos nerfs, mais l'organisme est parfaitement capable de fabriquer tout le cholestérol dont il a besoin, sans l'aide de l'alimentation. Votre organisme n'en demande pas plus. Lorsque vous consommez un surplus de cholestérol, votre organisme ne l'utilise pas. Il se contente de laisser ce surplus aller où bon lui semble et chercher un recoin ou une fissure confortable où se nicher pour faire des dégâts.

C'est pourquoi l'alimentation est importante dans le contrôle du cholestérol. Si vous en consommez trop, l'excédent va bloquer la circulation dans vos veines et artères (et ces embouteillages sont responsables des fameuses crises cardiaques et attaques).

La consommation d'aliments riches en cholestérol peut faire augmenter le cholestérol sérique. Les graisses saturées font aussi augmenter le cholestérol sanguin, alors que des études ont démontré que les graisses non saturées pouvaient le faire baisser. Quoi qu'il en soit, un régime pauvre en graisses est l'une des meilleures choses que vous puissiez faire pour votre organisme.

Il existe peu de remèdes populaires véritables contre le cholestérol, et en réfléchissant bien, ce n'est pas étonnant. Le cholestérol dans l'alimentation et les problèmes qu'il pose ne sont qu'un phénomène récent, lié aux conditions de vie

Les remèdes désignés par se préparent en infusion. Ceux qui comportent le sigle nécessitent une décoction. Le mode d'emploi de ces deux méthodes de préparation figure aux pages 11-13. Les variantes et autres procédures sont indiquées dans le texte même à la suite de la description du remède.

actuelles. Il existe toutefois des cultures traditionnelles qui sont concernées, dans une moindre mesure, par ce problème.

Les populations végétariennes n'ont pas de problème de cholestérol. Les graisses animales en sont en effet les principaux responsables. Dans le règne végétal, les seules exceptions sont le lait de coco et l'huile de palme, tous deux riches en graisses saturées. Ils doivent donc être traités de la même façon que les graisses animales pour ceux qui suivent un régime sans cholestérol. Les populations non végétariennes qui mangent de la viande de façon modérée, et consomment une grande partie de leurs calories sous forme de glucides complexes (en particulier des fruits et légumes riches en pectine, graines et légumineuses) semblent également mieux prémunies contre les problèmes liés au cholestérol. La médaille d'or revient aux cultures africaine et sud-américaine dont les grains complets, le maïs, les carottes, choux et brocolis semblent particulièrement bénéfiques.

Certaines populations non végétariennes ont également des taux de cholestérol bien plus bas que la plupart des populations occidentales. Les deux cas les plus intéressants sont les Inuites qui vivent selon un mode de vie traditionnel en Alaska, et les Japonais qui ont gardé une alimentation traditionnelle. Dans leur alimentation, le poisson constitue une large proportion des protéines qu'ils consomment. Les Inuites absorbent une grande quantité de graisses animales (provenant de mammifères marins), et ne souffrent pas pour autant des effets d'un cholestérol élevé. Les Japonais de l'ouest ayant adopté une alimentation occidentale présentent pour leur part un cholestérol élevé, des crises cardiaques et des attaques, comme les populations occidentales.

Ainsi, manger des fruits riches en pectine, des légumineuses et du poisson, est bon pour la santé. Ce type de régime semble aider à conserver un cholestérol bas et à vous protéger contre une présence indésirable dans vos veines.

Ail *(1) (Allium sativum)*

L'ail est l'une des plantes médicinales les plus anciennes. Selon des médecins chinois traditionnels, manger 3 ou 4 gousses d'ail par jour aiderait à contrôler son cholestérol. Des études occidentales ont confirmé que l'ail peut réduire le taux de graisse dans le sang.

---

1 Evitez pendant la grossesse et l'allaitement

Qui est qui ?

Si vous voulez y comprendre quelque chose, c'est comme lorsque vous regardez un match de football: vous devez d'abord savoir qui sont les protagonistes.

- Le cholestérol alimentaire est le cholestérol contenu dans ce que vous mangez
- Le cholestérol sérique est celui qui est présent dans le sang. C'est ce que mesure votre médecin.
- Le cholestérol sérique (qui doit être égale ou inférieur à 200) est composé de la «lipoprotéine à faible densité» (LDL) et de la «lipoprotéine à haute densité» (HDL). C'est là que tout le monde s'y perd. Ce dont parle la presse populaire concerne ces deux composants du cholestérol sérique et leur rôle relatif dans l'athérosclérose.
- Le LDL est responsable des cardiopathies, c'est la graisse qui s'accumule dans les artères. Lorsque les artères se bouchent, cela donne une crise cardiaque ou une attaque.
- Le HDL est parfois appelé «bon cholestérol» car il favorise l'élimination des dépôts de LDL dans les artères et les veines.

Veines saines, haleine pas fraîche…

Beaucoup de personnes hésitent à prendre des remèdes à base d'ail car ils ont peur de l'effet que peut avoir tout cet ail sur leur haleine.

Si vous voulez augmenter votre consommation d'ail afin de faire baisser votre taux de cholestérol ou pour un autre remède, et si vous craignez les effets de l'ail sur votre haleine, essayez les gélules (qui contiennent en général de la poudre d'ail). Sinon, vous pouvez tester l'huile essentielle d'ail désodorisée, vendue en perles de gélatine.

Certains guérisseurs et herboristes pensent que l'effet thérapeutique de l'ail est perdu si l'huile est désodorisée. Mais ce n'est pas forcément un problème. Par rapport à une gousse d'ail, l'huile essentielle est fortement concentrée. C'est plutôt dû au type d'ail utilisé et au processus de fabrication. Alors, quand vous prenez de l'ail désodorisé, vous absorbez de toute façon beaucoup plus d'ail que vous ne pourriez en manger à l'état frais.

Coliques du nourrisson

Ce n'est pas facile de dire qui en souffre le plus du bébé ou des parents, mais les coliques tourmentent les familles depuis l'aube de l'humanité. Une tétée n'y changera rien, pas plus qu'une couche propre. Marcher en tapotant les fesses de bébé va faire effet pendant quelques minutes. On vous pardonnera alors si vous croyez que rien ne peut soulager un bébé de ses coliques.

Papa et maman n'en peuvent plus. Il ne vous croient pas lorsque vous leur dites que le métier de parents a beau paraître terrible aujourd'hui, les coliques finiront par passer. La plupart des bébés ont des coliques vers l'âge de 4 mois. Mais vous voulez que ça cesse, et TOUT DE SUITE !

Les théories sur les causes des coliques sont variables. Les arguments les plus souvent avancés sont l'alimentation de la mère pour les bébés nourris au sein, et l'intolérance au lait pour les bébés au biberon. Il se peut également que le système digestif du bébé ne soit pas encore tout à fait au point pour supporter l'alimentation. Pour les bébés nourris au biberon, vous pourrez peut-être essayer des tétines de forme ou de matière différentes, car les bébés ont parfois du mal à téter avec certaines formes de tétines, et avalent ainsi de l'air.

Vous n'avez pas besoin de connaître la cause exacte des coliques pour savoir que ce qui fait ainsi souffrir le bébé, ce sont les gaz emprisonnés.

Le meilleur remède alors, c'est tout ce qui peut aider à faire avancer ces gaz (afin de les évacuer et de soulager la pression). Tout comme celui d'un adulte, le tube digestif de bébé n'a que deux issues. Une en haut, l'autre en bas. Si la colique se trouve au niveau de l'estomac, un rot permettra de faire sortir le gaz par la bouche. Si le gaz est emprisonné dans les intestins, il devra sortir d'une manière beaucoup moins charmante, par derrière.

Un petit rot

Faites éructer le bébé régulièrement au cours du biberon, tous les 30 ml à peu près. Cela fait sortir les gaz avant qu'ils n'aient le temps d'être emprisonnés dans les intestins.

Les remèdes désignés par  *se préparent en infusion. Ceux qui comportent le sigle* 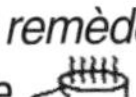 *nécessitent une décoction. Le mode d'emploi de ces deux méthodes de préparation figure aux pages 11-13. Les variantes et autres procédures sont indiquées dans le texte même à la suite de la description du remède.*

Massage

Le massage tout en douceur est le remède le plus ancien et le plus efficace contre les coliques. Il agit comme un videur dans un stade, en poussant les bulles de gaz vers la sortie. Voici quelques techniques que vous pouvez essayer séparément ou l'une après l'autre.

- Couchez le bébé sur vos genoux, sur le sol ou sur un coussin posé sur la table à langer. Enduisez vos mains de quelques gouttes d'huile d'olive et chauffez-la en frottant les mains l'une contre l'autre. Massez le ventre du bébé de la base de la cage thoracique vers le bas, pendant 6 à 10 minutes.
- Tenez les pieds du bébé et poussez-les doucement, en lui faisant plier les genoux, vers le ventre. Maintenez la position pendant 30 secondes. Relâchez et tapotez légèrement les jambes, en les balançant de droite à gauche avec vos mains.
- Massez le ventre dans le sens des aiguilles d'une montre. Faites un cercle complet avec la main droite, un demi-cercle avec la gauche. Recommencez 6 à 10 fois.

Camomille [1] *(Romaine: Chamaemelum nobile, ou allemande: C. recultita)*

Ce remède apporte le bénéfice supplémentaire de l'aromathérapie aux techniques de massage décrites ci-dessus. Diluez 1 à 2 gouttes d'essence de camomille dans 10 ml d'huile végétale de bonne qualité ou d'huile d'amande douce, et utilisez ce mélange pour exécuter les massages indiqués plus haut.

Si votre bébé souffre encore de coliques après avoir commencé à prendre des aliments solides, peut-être pourrez-vous essayer un des remèdes suivants.

Carotte

La purée de carotte est sûrement déjà au menu. Le fenouil est un remède populaire pour les maux de ventre des petits et grands. Faites cuire une carotte et un morceau de bulbe de fenouil de la même grosseur, jusqu'à ce qu'ils deviennent tendres. Réduisez en purée et ajoutez-y un peu de miel avant de le donner à votre bébé.

Cerfeuil *(Anthriscus cerfolium)*

Au siècle dernier en France, le cerfeuil était le remède de prédilection contre les coliques. On en froissait les feuilles séchées pour les saupoudrer sur du pain, et on émiettait les feuilles fraîches coupées en morceaux sur la nourriture.

---

1 Evitez les doses excessives ainsi que l'huile essentielle pendant la grossesse

Si votre enfant de deux ans souffre encore de coliques, toutes les mères compatiront à votre peine. En plus de cette compassion, vous aurez également le choix entre ces infusions de plantes. Pensez à employer des doses plus légères, à savoir environ 10ml au lieu de la dose normale pour un adulte. Il est d'ailleurs peu probable que vous réussissiez à en faire boire plus que ça à votre enfant.

Camomille [1] *(Romaine: Chamaemelum nobile, ou allemande: C. recultita)*

Au 19ème siècle l'infusion de fleurs de camomille était un remède populaire contre les coliques.

La potion de Grand-maman

Prenez une cuillère à café de graines d'anis, de carvi et de fenouil, versez de l'eau bouillante dans une tasse et mélangez, laissez infuser 10 minutes puis filtrez et buvez chaud.

Marjolaine *(Origanum marjorana)*

Les Grecs anciens soulageaient les coliques avec une infusion de marjolaine.

Aneth *(Anethum graveolens)*

Les médecins traditionnels chinois ont traité pendant mille ans les coliques avec l'infusion de graines d'aneth. Mettez 5 grammes (1 cuil. à café) de graines d'aneth finement broyées dan 250 ml d'eau et donnez 1 cuillère à café trois fois par jour.

Fenouil [2] *(Foeniculum officinale)*

Au troisième siècle avant JC, Hippocrate recommandait le fenouil aux enfants qui souffraient de coliques.

1. Réduisez quelques graines de fenouil en fine poudre
2. Ajoutez quelques gouttes d'eau
3. Donnez 1 cuiller à café de ce mélange à l'enfant

Pour les bébés plus grands faites bouillir 3/4 de cuiller à café de graines de fenouil dans un peu de lait, filtrez et faites refroidir avant de donner à l'enfant.

---

1 Evitez les doses excessives ainsi que l'huile essentielle pendant la grossesse
2 Evitez pendant la grossesse

Cordon ombilical

Si vous avez réussi à guérir votre enfant de son rhume avec le remède maltais (utilisant un cordon ombilical conservé), ressortez le cordon ombilical de votre bébé et essayez ce remède sicilien contre les coliques. Tout comme les mères maltaises, les Siciliennes conservent les cordons ombilicaux de leurs bébés sous forme de poudre. Selon les traditions populaires siciliennes, faire sentir au bébé son propre cordon ombilical conservé est un remède miracle contre les coliques.

Conjonctivite

Si vous avez déjà eu la conjonctivite, vous vous souvenez certainement de cette sensation, comme du papier émerisé qui frotte contre votre œil.

Il existe deux types de conjonctivite, l'un causé par une réaction allergique, l'autre par une infection. Mais quelle qu'en soit la cause, la conjonctivite met généralement quelques jours à passer. Pendant ce temps, essayez un de ces remèdes populaires apaisants pour faire passer le temps un peu plus confortablement.

Si votre conjonctivite ne part pas au bout de quelques jours, ou si l'écoulement est abondant, jaune ou vert et accompagné de douleur, consultez immédiatement le médecin, il ne s'agit peut-être pas d'une simple conjonctivite.

Ces remèdes doivent être filtrés très soigneusement afin d'enlever toute matière solide des préparations, utilisez de l'eau bouillie ou distillée pour les préparer ainsi que du matériel parfaitement propre. Attention, ne réutilisez jamais un coton ou un linge ayant touché l'œil sans l'avoir soigneusement nettoyé à l'eau très chaude.

Utilisez une passoire très fine pour filtrer les remèdes à l'usage des yeux.

Les remèdes désignés par  *se préparent en infusion. Ceux qui comportent le sigle* 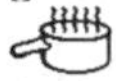 *nécessitent une décoction. Le mode d'emploi de ces deux méthodes de préparation figure aux pages 11-13. Les variantes et autres procédures sont indiquées dans le texte même à la suite de la description du remède.*

Euphraise officinale *(Euphrasia officinalis, également appelée casse-lunettes)*

Avec un nom comme casse-lunettes, il n'est pas étonnant que cette plante ait servi à traiter les problèmes d'yeux pendant des générations. En fait, elle est utilisée depuis le seizième siècle. A l'origine, le jus extrait de la plante entière était dilué et servait à laver l'œil.

Les montagnards écossais, qui avaient un certain sens de la mise en scène, prenaient les feuilles et les fleurs et préparaient une infusion à base de lait, qu'ils appliquaient dans l'œil à l'aide d'une plume.

Aujourd'hui vous pouvez vous procurer de la teinture d'euphraise dans la plupart des magasins de diététique et de santé naturelle. Diluez 1 goutte de teinture dans dix gouttes d'eau bouillie ou distillée. Employez la teinture diluée en bains oculaires, avec une tasse spéciale de préférence. Utilisez la teinture trois fois par jour jusqu'à disparition des rougeurs.

Persil *(Petroselinum crispum)*
et Cerfeuil *(Anthriscus cerfolium)*

Depuis des siècles les Français utilisent le persil haché et les feuilles de cerfeuil pour soigner la conjonctivite. 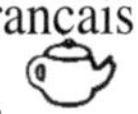

Jéquirity [1] *(Abrus precatorius)*

Cette plante fut introduite au Brésil il y a trois cents ans. Elle est devenue une plante médicinale populaire, et cette infusion froide de graines de jéquirity est une lotion oculaire apaisante. Manipulez les graines avec précaution, et n'ingérez sous aucun prétexte.

2.5 grammes (1/2 cuil. à café) de graines en poudre

1. Laissez dans 1 litre d'eau froide pendant 24 heures
2. Filtrez avec une passoire fine pour enlever toutes les graines, que vous jetterez
3. Baignez l'œil ou les yeux 3 fois par jour pendant 3 jours avec cette solution

---

1 Les graines contiennent un albumen toxique pouvant être fatal

Ayez l'œil...

Voici quelques remèdes anciens utilisés contre les infections oculaires des bébés : on faisait couler du lait maternel dans l'œil, on nettoyait les yeux avec un linge de coton imbibé de thé froid et on y mettait aussi quelques gouttes de thé. Et, croyez-le ou non, on utilisait même quelques gouttes de jus de citron diluées dans 60 ml (2 cuil. à soupe) d'eau bouillie pour soigner la conjonctivite.

Le thé est également prisé pour les yeux des adultes. Le thé indien, cette fois. On appliquait sur les paupières fermées des sachets de thé chauds. Cela était censé soulager la douleur et réduire les poches sous les yeux.

Un autre remède à base d'aliments consiste à prendre du jus de pommes extrait de pommes cuites. On applique le jus sur un morceau de coton et on essuie les yeux avec. La pomme de terre crue râpée et le jus de pomme de terre servaient également à apaiser et à faire dégonfler les yeux irrités.

Fumeterre *(Fumaria officinalis)*

Ce remède populaire européen contre la conjonctivite est une lotion oculaire faite à partir d'une infusion de fumeterre séchée.

Curcuma *(Curcuma domestica)*

Faites attention, si vous voulez suivre ce conseil des médecins indiens ayurvédiques, de bien utiliser un linge propre que vous tremperez dans une solution à base de curcuma en poudre, et que vous utiliserez pour essuyer les sécrétions qui s'accumulent au coin de l'œil irrité. Et préparez d'ores et déjà une bonne réplique pour ceux qui vous demanderont ce que c'est que cette trace orange sur votre visage.

Constipation

Vous ressentez une grande mollesse, une gêne. Vous vous demandez pourquoi, vous n'y comprenez rien. Puis votre sixième sens vous rappelle depuis combien de jours vous n'êtes pas allé à la selle. Tout à coup les choses deviennent claires. Vous êtes constipé. La plupart du temps, la constipation est auto-induite, elle est soit la conséquence d'une alimentation trop riche en graisses et en aliments raffinés, soit celle d'un manque de liquides, de glucides complexes et de fibres.

La constipation occasionnelle n'est pas un problème. La constipation chronique (et l'alimentation qui la provoque) peut être à l'origine de varices, hernies et cancers du colon. Alors contrôlez votre alimentation (et changez vos habitudes s'il le faut). Et si vous voulez faire activer les choses, essayez également l'un des remèdes suivants.

Eupatoire perfoliée *(Eupatorium perfoliatum)*

Les premiers habitants d'Amérique traitaient la constipation avec une infusion d'eupatoire perfoliée.

Cascara *(Rhamnus purshiana)*

Les peuples natifs de la côte Ouest des Etats-Unis actuels buvaient une décoction d'écorce de cascara pour traiter la constipation. Vous devrez parler lentement et clairement si vous voulez prononcer son autre nom, « écorce sacrée», sans que votre langue ne fourche. Le cascara est parfois vendu ou prescrit comme laxatif car son principe actif appartient à une classe de substances chimiques appelées anthraquinones. Les anthraquinones provoquent des contractions des muscles de l'intestin. Alors pourquoi ne pas faire votre propre décoction de cascara pour faire avancer les choses, enfin, façon de parler.

Café *(Coffea arabica, C. liberica, C. robusta)*

Les herboristes américains du 19ème siècle conseillaient l'infusion de grains de café pour lutter contre la constipation. Cela ne ressemblerait pas étrangement à une tasse de café?

Sésame *(Sesamum indicum ou S. orientale)*

Pendant des milliers d'années, les guérisseurs égyptiens massaient le ventre avec de l'huile de sésame pour soigner la constipation.

Les remèdes désignés par [théière] se préparent en infusion. Ceux qui comportent le sigle [casserole] nécessitent une décoction. Le mode d'emploi de ces deux méthodes de préparation figure aux pages 11-13. Les variantes et autres procédures sont indiquées dans le texte même à la suite de la description du remède.

Céleri *(Apium graveolens)*

Il y a deux mille ans, le médecin grec Dioscoride et le naturaliste romain Pline vantaient les vertus médicinales du céleri. Soulager de la constipation est l'une des nombreuses propriétés attribuées depuis lors au céleri. Quoi de plus aisé que de mâcher bruyamment une tige de céleri, sans calories qui plus est?

Prune *(Prunus spp.)*

Pendant des siècles les gitans ont préparé cette recette spéciale de confiture de prune, qui leur servait pour traiter la constipation.

2 kg de prunes mûres

1 litre d'eau

1. Faites bouillir les prunes dans l'eau pendant 1 heure, en remuant de temps en temps
2. Otez les noyaux et laissez frémir les fruits pendant encore 15 minutes
3. Retirez du feu et laissez refroidir
4. Ajoutez ensuite:

   100 grammes de miel

   20 ml (1 cuil à soupe) de vinaigre de pomme

   100 grammes de confiture de tamarin
5. Conservez dans un récipient en verre fermant hermétiquement
6. Prenez 20 grammes (1 cuil à soupe) de confiture tous les matins à jeun

Graine de soja *(Glycine max)*

Les Japonais préfèrent soigner leur constipation en buvant une décoction de graines de soja noir.

40 grammes (2 cuil à soupe) de graines de soja noir nettoyées

1 litre d'eau: faites bouillir jusqu'à réduction de moitié du volume d'eau

1. Ajoutez 20 grammes (1 cuil à soupe) de varech
2. Mélangez bien et filtrez
3. Buvez une tasse trois fois par jour

Les remèdes désignés par se préparent en infusion. Ceux qui comportent le sigle nécessitent une décoction. Le mode d'emploi de ces deux méthodes de préparation figure aux pages 11-13. Les variantes et autres procédures sont indiquées dans le texte même à la suite de la description du remède.

Eau de source de Franzensbad

Pendant la deuxième moitié du Moyen Age, cette source du royaume de Bohème en Europe centrale est devenu un traitement de choix contre la constipation. A Franzenbad se trouvent trois sources: Franzens-quelle, Salz-quelle et Wiesen-quelle. Toutes les trois sont naturellement pourvues en carbones et riches en sulfate de sodium. Vous pouvez acheter de l'eau de Franzensbad dans les magasins de produits naturels.

La constipation est un trouble assez courant, c'est pourquoi il existe de nombreux remèdes de bonne femme contre cet état pour le moins incommodant.

Graine de lin [1] *(Linum ustatissimum)*

Faites tremper une cuillère à soupe de graines de lin dans de l'eau bouillante pendant 2 heures. Ajoutez du miel et buvez le mélange sucré.

Ortie [2] *(Urtica dioïca)*

Faites bouillir de jeunes orties dans du lait. Enlevez les feuilles, et buvez le lait tous les matins au lever. Utilisez 40 grammes (2 cuillères à soupe) d'ortie en poudre pour 250ml de lait. Portez à ébullition, filtrez puis buvez.

Eau chaude

Ceci est l'un des remèdes les plus simples contre la constipation. Buvez un verre d'eau chaude en vous levant le matin.

Remède populaire ou boisson branchée ?

Beaucoup de gens préoccupés par la quantité de caféine qu'ils absorbent (et peut-être aussi par la bonne marche de leurs intestins) se sont mis à l'eau chaude (nature, ou pour les audacieux avec une rondelle de citron). Le nom branché et approuvé par tous de cette boisson est le « thé Cristal ».

Pâte de figue

Cette pâte de figue ressemble aux fameuses pâtes de fruits. Plus une friandise qu'un médicament, elle devrait plaire aux enfants de tous âges.

100 grammes de figues

---

1 Consommez modérément car l'huile de lin contient de l'acide prussique. N'utilisez pas d'huile de lin pour artistes

2. le caractère urticant provient de l'acide formique et de l'histamine contenus dans les aiguilles qui forment le duvet des feuilles d'ortie.

100 grammes de raisins de Smyrne

20 grammes (1 cuillère à soupe) de follicules de séné (à acheter dans les magasins de santé naturelle ou les pharmacies spécialisées)

20 à 40 grammes de graines de lin moulues

Mélanger tous ces ingrédients, réduisez en pâte et formez un rouleau, que vous pourrez couper en tranches et consommer en cas de nécessité.

Blé et graines de lin

Faites cuire du blé complet fraîchement moulu (30 grammes), un petit oignon haché et une gousse d'ail écrasée dans 125 ml d'eau. Lorsqu'il est tendre, ajoutez du persil haché et une cuillère d'huile d'olive. En cas de constipation tenace, ajoutez des graines de lin moulues. Prenez 15 grammes (3 cuillères à café) une fois par jour.

Le soja à la conquête de l'Ouest

Les Occidentaux peuvent être pardonnés pour avoir cru qu'ils avaient découvert quelque chose de nouveau et d'extraordinaire lorsqu'ils goûtèrent pour la première fois aux graines de soja. Ce légume aux nombreux talents est fantastique, personne ne dira le contraire, mais il n'est pas nouveau. En extrême Orient, le soja est un élément incontournable de la table depuis des siècles. En fait, dans la Chine ancienne, les graines de soja étaient considérées comme l'une des cinq graines sacrées.

Le soja à la conquête de l'Ouest

En Asie les graines de soja se consomment fraîches, grillées, fermentées ou séchées. Elles entrent dans la composition de plats doux et savoureux, friandises, condiments, plats principaux et desserts. Les germes de la graine de soja sont devenus des incontournables de la cuisine asiatique. Dans le monde entier, la farine de soja, riche en protéines et pauvre en hydrates de carbone, est mélangée à la farine de froment lorsqu'il s'agit d'enrichir en protéines certaines variétés de blé.

A partir des graines de soja, on obtient l'huile et le lait de soja. L'huile de soja est une huile comestible sans saveur, utile pour la cuisson et la fabrication de margarine, précisément pour son caractère neutre à l'état raffiné. Elle n'a pas de goût dominant. Le lait de soja est utilisé dans la cuisine chinoise et japonaise et constitue dans toute l'Asie un aliment populaire pour les personnes malades. C'est une aubaine pour les personnes qui ont une intolérance alimentaire aux produits laitiers.

Et bien sûr, le soja est l'ingrédient essentiel de la sauce de soja, utilisée dans la cuisine d'Asie du Sud-est, de Chine et du Japon. Le soja est également présent dans deux aliments japonais majeurs: le miso et le tofu.

Malgré son histoire longue et mouvementée, le soja n'a fait que récemment son apparition de façon significative sur les tables traditionnelles occidentales.

Les végétariens ont constaté que le soja, qui contient deux fois plus de protéines par gramme que la viande, est une excellente base de substitution de la viande. Le lait de soja a été adopté par les personnes qui voulaient réduire ou supprimer le lait de leur alimentation. Mais c'est la popularité croissante de la cuisine asiatique qui fut le véritable catalyseur de la vulgarisation du soja dans les pays occidentaux. Avec la prise de conscience des vertus sur la santé de certains aliments asiatiques tels que le tofu, le miso ou le lait de soja, on a même vu apparaître les cacahuètes enrobées de soja.

Cors et durillons

Les cors et leurs frères durillons sont d'une certaine manière une punition de la nature infligée aux « victimes de la mode». C'est là un châtiment qui peut être très douloureux. Lorsqu'un durillon apparaît, il ne va faire qu'empirer et durcira tant et plus qu'il finira peut-être par devenir un cor. Inutile de dire qu'un cor est beaucoup plus douloureux qu'un durillon. Alors, arrêtez-les avant qu'ils n'apparaissent et vos pieds vous en remercieront.

Dans certaines circonstances, avoir des durillons est utile. Si vous marchez pieds nus, des callosités vont se former et protéger la peau normalement tendre des pieds. Les durillons tendres, qui se situent habituellement entre les orteils, naissent du frottement entre les os des orteils. A moins de vouloir désosser vos orteils (ce qui compliquerait considérablement la marche), ces callosités tendres font plus de bien que de mal. Ne les traitez que si elles vous gênent.

Les remèdes désignés par ☕ *se préparent en infusion. Ceux qui comportent le sigle* ♨ *nécessitent une décoction. Le mode d'emploi de ces deux méthodes de préparation figure aux pages 11-13. Les variantes et autres procédures sont indiquées dans le texte même à la suite de la description du remède.*

Joubarbe *(Sempervivum tectorum)*

Depuis des siècles, les Gitans soignent les durillons et les cors avec un cataplasme préparé à base de jus de joubarbe écrasée. Ils appliquent le jus sur le durillon, le recouvrent d'une feuille de joubarbe légèrement écrasée, puis mettent un bandage pour maintenir le tout.

Ne soyez pas trop dur avec les cors

Si vous souffrez de diabète ou d'un problème circulatoire quel qu'il soit, vous devez faire très attention lorsque vous allez soigner vos pieds.

L'un des effets à long terme du diabète est la diminution de la circulation dans les petits vaisseaux sanguins de l'organisme. Cette diminution signifie que les blessures et infections mettent plus de temps à cicatriser. Ainsi, évitez les traitements qui provoquent des lésions de la peau. Cela est également valable pour toutes les personnes ayant des problèmes de circulation.

Bien sûr, ces problèmes de circulation s'appliquent à tous les endroits du corps, mais c'est juste qu'on a tendance à ne pas remarquer les problèmes de pieds, jusqu'à ce qu'ils prennent une ampleur catastrophique.

Savon et eau

Lavez-vous quotidiennement les pieds à l'eau et au savon, en frottant bien entre les orteils. Séchez bien et talquez. Cela évitera l'apparition de durillons entre les orteils, et ceux déjà existants seront moins douloureux.

Huile de castor et essence de térébenthine

Le mélange d'huile de castor et d'essence de térébenthine servait à fortifier les pieds et les mains afin de les protéger de la formation de durillons et de cors. En cas de durillons, on utilisait une pierre ponce (pierre de lave poreuse) pour éliminer la peau dure.

De la laine pour vos cors

La laine non lavée est un des remèdes de campagne favoris contre les durillons. Les citadins qui voudront copier ce traitement devront faire quelques heures supplémentaires. Un pansement acheté dans le commerce, même à base de laine, n'aura rien à voir avec la laine non lavée.

Le nom approprié de la laine non lavée est « lanoline », dont la matière grasse est le suint de laine, c'est à dire de la lanoline pure et naturelle.

La lanoline est l'un des meilleurs agents naturels hydratants. Alors les citadins devront appliquer un peu de lanoline sur le durillon ou le cor avant de poser le pansement s'ils veulent avoir un remède vraiment authentique.

Les effets des coupures sur l'efficacité du remède restent à évaluer.

Citron *(Citrus limon ou C. medica, var. limonum)*

Si ce remède n'arrive pas à vous débarrasser de vos durillons, du moins il donnera une meilleure odeur à vos pieds.

Pressez le jus de citron dans un récipient, gardez le zeste

Prenez le zeste et faites-le bouillir dans 250 ml d'eau pendant 30 à 40 minutes

Appliquez le zeste bouilli sur le durillon, face intérieure contre la peau

Maintenez en place à l'aide d'un bandage en coton et laissez agir toute la nuit

Appliquez le jus sur la peau dure deux fois par jour.

Tomate *(Lycopersicon esculentum)*
ou Ananas *(Ananas comosus)*

Ces remèdes tirent parti de la nature acide de la tomate et de l'ananas, qui permet de ramollir les callosités. Bandez un morceau de l'un de ces fruits au contact du durillon.

Lis blanc *(Lilium candidum)*

Les pétales de lis blanc, trempées dans du brandy et appliquées face rugueuse contre la peau, étaient souvent utilisées pour soigner les panaris et les furoncles. Le bulbe écrasé de cette même fleur servait à enlever les durillons.

Teinture d'iode

Essayez de peindre les durillons avec de la teinture d'iode pour les ramollir et faciliter leur élimination.

Employez les grands moyens...

Noix de Cajou *(Anacardium occidentale)*

Aux Antilles on soigne les durillons avec le jus caustique provenant de la partie située entre la noix de cajou et sa coque. Ce liquide fort et âcre dissout la peau dure de la callosité (et peut-être plus encore), et a toutes les caractéristiques du phénol. Un guérisseur maladroit ou étourdi pourrait se débarrasser à jamais du problème des durillons, en éliminant carrément les orteils eux-mêmes.

Coups de soleil

Vous savez qu'il ne faut pas jouer avec le soleil. Vous savez que les rayons ultraviolets sont les ennemis de la peau. Vous avez fait le lézard sur la plage et barboté dans l'eau, n'avez pas vu le temps passer, et vous vous retrouvez avec un bon coup de soleil. Cela vous a servi de leçon mais maintenant vous aimeriez trouver une solution pour soulager les brûlures.

Vous allez bientôt être soulagé, grâce à ces quelques remèdes populaires. Mais faites attention la prochaine fois: vous ne risquez pas seulement d'avoir des rides.

Tournesol *(helianthus annuus)*

Le remède aztèque contre les coups de soleil est un massage doux à l'huile de tournesol.

Sanguisorbe officinale *(Sanguisorba officinalis, ou grande pimprenelle)*

Cette plante était un must dans les jardins aromatiques européens d'antan. Ce fut aussi une des premières plantes à émigrer vers le nouveau monde. Ses jeunes feuilles sont réputées pour leur effet rafraîchissant et apaisant sur les coups de

Les remèdes désignés par [théière] se préparent en infusion. Ceux qui comportent le sigle [casserole] nécessitent une décoction. Le mode d'emploi de ces deux méthodes de préparation figure aux pages 11-13. Les variantes et autres procédures sont indiquées dans le texte même à la suite de la description du remède.

soleil. Faites une lotion avec une infusion de feuilles que vous appliquerez sur la peau brûlée.

Noix de coco *(Cocos nucifera)*

Les guérisseurs traditionnels hawaïens recommandent de passer de l'huile de coco sur la peau en cas de coup de soleil.

Pomme de terre *(Solanum tuberosum)*

Depuis des siècles les gitans utilisent des tranches de pomme de terre crue pour apaiser les coups de soleil. Si vous voulez essayer ce remède, appliquez les tranches directement sur la peau.

Bicarbonate de soude

Pour un soulagement de tout le corps, plongez-vous dans un bain d'eau fraîche auquel vous aurez ajouté 40 grammes (2 cuillerées à soupe) de bicarbonate de soude.

Vinaigre de cidre

Les tribus d'indiens d'Amérique du Nord Est se passaient du vinaigre de cidre sur la peau en cas de coups de soleil.

Lavande [1] *(Lavandula angustifolia)*

Essayez d'ajouter 150ml de vinaigre de cidre ou de lavande dans votre bain. Ces deux vinaigres ont la réputation de soulager la sensation de picotement due au coup de soleil.

Aloès *(Aloe vera)*

Appliquez le jus d'une feuille d'aloès fraîchement coupée sur la peau brûlée.

Les bons vieux trucs sortis du placard de la cuisine

Gin, Lait, Thé indien froid ou jus de citron

Passez-vous un de ces quatre ingrédients sur la peau, cela est censé soulager les coups de soleil. Quoique personne ne vous blâmera de rechigner à mettre du jus de citron sur votre peau à vif. Et de la même façon, si vous versez le gin sur deux glaçons dans un verre, le garnissez de deux tranches de citron et buvez, personne ne vous prendra pour un(e) dingue.

---

1 Evitez les fortes doses pendant la grossesse

Fraise *(Fragaria spp.)* **et babeurre**

Réduisez les fraises et le babeurre en une purée que vous appliquerez sur la peau brûlée. Les fraises sont censées diminuer la rougeur, tandis que le babeurre calme l'irritation.

Concombre *(Cucumis sativa)*

Ce vieux remède contre les coups de soleil consiste à appliquer du concombre froid en purée ou en tranches sur la peau brûlée.

Yaourt et eau de rose

Mélangez 150ml de yaourt nature et 40ml (2 cuillerées à soupe) d'eau de rose, et appliquez sur la peau brûlée par le soleil. Ou bien mettez du yaourt nature directement sur votre coup de soleil.

Farine de maïs ou fécule de maranta

Ajoutez de l'eau à de la farine de maïs ou de fécule de maranta de façon à former une pâte. Appliquez sur les coups de soleil. La pâte va sécher et tomber au bout de 10 à 15 minutes. Renouvelez l'application jusqu'à soulagement de la sensation de brûlure.

Coupures et égratignures

Dans les cours de récréation, les coupures et les égratignures étaient de véritables trophées. Rarement graves, elles peuvent néanmoins heurter l'ego d'un adulte, car après tout elles sont révélatrices d'une certaine maladresse que chacun de nous aimerait bien avoir laissé dans la cour de l'école.

Quel que soit votre âge, la première chose à faire en cas de coupure ou d'égratignure est de stopper le saignement. Utilisez un linge propre et exercez une pression sur la

Les remèdes désignés par 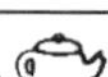 *se préparent en infusion. Ceux qui comportent le sigle* 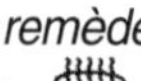 *nécessitent une décoction. Le mode d'emploi de ces deux méthodes de préparation figure aux pages 11-13. Les variantes et autres procédures sont indiquées dans le texte même à la suite de la description du remède.*

blessure. Si le saignement ne s'arrête pas au bout de quelques minutes, essayez de vous positionner de façon à ce que la blessure soit au-dessus du niveau du cœur. Bien sûr cela marche mieux si vous êtes blessé au bras ou à la jambe, et personne ne vous demandera de vous mettre sur la tête afin de stopper le saignement d'une coupure à l'abdomen. Lorsque le saignement a cessé, nettoyez la blessure afin de minimiser les risques d'infection et de cicatrice. Chacun devrait avoir quelques notions de soins d'urgence.

N'utilisez aucun remède populaire sur une blessure ouverte, attendez que la plaie ait commencé à se refermer. Rien ne sert d'ajouter une mauvaise infection à votre liste de soucis.

Cracher et frotter

Ce remède de maman existe certainement depuis aussi longtemps qu'existent les mamans elles-mêmes. Cela ne vous tuera pas, mais n'est pas recommandé. C'est toujours mieux que rien, mais à peine mieux. Le seul avantage, c'est que ce remède peut être utilisé partout, et ne nécessite aucun matériel particulier !

Souci *(Calendula officinalis)*

L'infusion de feuilles et de fleurs de souci était un pansement courant dans les tranchées de la première guerre mondiale. Ce n'était peut-être pas efficace, mais ça donnait certainement un peu de baume au cœur. Toutefois ne l'utilisez pas sur des blessures par balle. Ce remède est plus approprié pour des petites coupures ou égratignures.

Aloès *(Aloe vera)*

La première utilisation connue de l'aloès pour les coupures, égratignures et blessures remonte à la conquête de l'Egypte d'Alexandre le Grand. Selon certains historiens, Alexandre était si impressionné par les pouvoirs curatifs de l'aloès qu'il avait demandé un accès exclusif à cette plante, pensant que celle-ci rendrait son armée invincible face aux soldats rivaux.

Alexandre ordonna à ses hommes d'envahir l'île (sur la côte de l'actuelle Somalie) où la plante avait été trouvée.

Vous n'aurez pas besoin de mobiliser une armée ou de vous rendre sur la côte

Les remèdes désignés par se préparent en infusion. Ceux qui comportent le sigle nécessitent une décoction. Le mode d'emploi de ces deux méthodes de préparation figure aux pages 11-13. Les variantes et autres procédures sont indiquées dans le texte même à la suite de la description du remède.

occidentale de l'Afrique pour profiter des vertus curatives de l'aloès, il vous suffit d'en faire pousser dans votre cuisine. Appliquez le gel qui sort d'une feuille fraîchement coupée sur les coupures et égratignures.

Mélisse *(Melissa officinalis, également appelée citronnelle)*

Le cataplasme de mélisse était un des traitements favoris du médecin grec Dioscoride et du naturaliste Pline, son contemporain romain. Faites ramollir les racines, tiges et feuilles dans de l'eau bouillante et appliquez sur la blessure.

Consoude *(Symphytum officinale, également appelée herbe à la coupure)*

Le nom scientifique de la consoude, Symphytum, vient du mot grec signifiant «pousser ensemble», d'où ses vertus cicatrisantes. Utilisez une décoction de racines de consoude pour aider à stopper le saignement et favoriser la cicatrisation.

Camomille [1] *(romaine: Chamaemelum nobile, ou allemande: C. recutita)*

Dans l'Angleterre du 17ème et du 18ème siècles, la camomille était le remède de prédilection contre les coupures, les contusions et les blessures. Lorsque vous préparez cette infusion, faites-la en deux parts, l'une à boire et l'autre à appliquer en compresse apaisante. Trempez une serviette propre dans le liquide et appliquez sur la blessure tandis que vous dégustez l'infusion chaude.

Géranium *(Pelargonium odorantissimum)*

Au Moyen Age, une préparation à partir de feuilles de géranium était un remède populaire contre les blessures. La feuille était légèrement écrasée et appliquée sur la coupure.

Lin de Nouvelle Zélande *(Phormium tenax)*

Les Maori connaissaient la valeur de cette plante aux multiples propriétés. Le lin local était utilisé de plusieurs façons, pour traiter toute sorte de maux. Par exemple, on utilisait la gomme de la plante pour arrêter le saignement en cas de coupure ou d'égratignure. Le traitement le plus original concernait les nouveaux nés maori: on tirait parti des propriétés astringentes de la plante en lavant les nouveaux nés dans de l'eau additionnée de gomme de lin.

---

1 Consommez modérément et n'utilisez pas l'huile essentielle pendant la grossesse

Kanono *(Coprosma australis)*

Les Maori utilisaient également une infusion de feuilles de kanono pour soigner les coupures et les égratignures.

Kanuka *(Leptospermum ericoides)*

En Nouvelle Zélande, le cataplasme de feuilles de kanuka servait traditionnellement à favoriser la cicatrisation des plaies. Les Maori utilisaient à la place du kanuka des plantes telles que le thé rouge, kahikaetoa ou manuka (L. scoparium).

Metrosideros *(Metrosideros albiflora)*

En Nouvelle Zélande, l'infusion d'écorce de metrosideros est une façon traditionnelle d'accélérer le processus de cicatrisation des plaies.

Echinacée *(Echinacea augustifolia)*

Les Indiens d'Amérique utilisaient l'échinacée pour soigner de nombreux maux, dont les coupures et les écorchures. Ils préparaient une décoction avec la racine de la plante pour nettoyer et réparer la peau lésée.

Si vous doutez du double rôle des plantes aromatiques et médicinales dans la vie de nos ancêtres, lisez ce qui suit. Ces remèdes doivent être employés avec précaution, et jamais sur une plaie ouverte en raison des bactéries pouvant être présentes dans ces aliments.

Petit-lait

Lorsque les gens faisaient leur propre fromage à la maison, le petit-lait concentré était souvent utilisé pour soigner les plaies. Un léger saupoudrage avec de la poudre de calcium et une application de fromage blanc doux permettait de compléter le tout.

Si la préparation du fromage n'est pas votre hobby préféré, et que vous n'habitez pas à côté d'une fromagerie, peut-être faites-vous du pain.

Blé et son

Trempez du blé ou du son dans du lait. Hachez les grains et utilisez-les pour couvrir la plaie. Vous n'avez pas besoin de hacher le son, il suffit de le tremper et de l'appliquer. Saupoudrez la plaie de poudre de calcium et au bout de deux jours de traitement, appliquez une pâte faite de feuilles de chou.

Panais *(Pastinaca sativa)*

Faites bouillir quelques panais dans de l'eau, laissez tiédir, puis lavez la plaie avec cette eau. Broyez le panais et appliquez tiède sur la plaie, en maintenant le cataplasme avec une bande.

Pomme *(Malus pumila)*

Si vous n'aimez pas les panais, broyez une pomme crue et appliquez-en la pulpe sur la plaie.

Citron *(Citrus limon ou C. medica, var. limonum)*

Pour un traitement agréable et qui sent bon, diluez 1 ou 2 gouttes d'huile essentielle de citron dans 10 ml d'huile végétale de bonne qualité. Appliquez ce mélange sur une plaie qui a déjà commencé à cicatriser, cela est supposé réduire les risques de cicatrices.

Quelques bonnes idées à ne pas retenir

Aussi sages que pouvaient être nos ancêtres, certaines de leurs pratiques ont de quoi vous faire frémir, comme par exemple le fait d'appliquer sur les coupures de la bouse de vache fraîche, de la vesse-de-loup en poudre, de l'herbe en poudre, du pain moisi, du beurre, de la graisse de mouton et des toiles d'araignées !

En mer, on emplissait les coupures de tabac, et on refermait avec du papier à cigarette. Cela était certainement aussi nocif que de le fumer.

Courbatures

Peu importe que la douleur soit due à la reprise trop intense d'une activité sportive ou à la pratique régulière de la musculation. Lorsque vous avez des courbatures, vous êtes obligé d'attendre patiemment que ça passe.

Courbatures et raideurs musculaires sont un signe d'endommagement des tissus musculaires. Ce qu'il faut comprendre, c'est qu'à chaque fois que vous faites du sport, vous endommagez vos muscles. Alors du calme. Et tant que vous y êtes, essayez un de ces remèdes populaires avec sérénité et patience.

Fénugrec [1] *(Trigonella foenum-graecum)*

Les guérisseurs chinois d'autrefois utilisaient le fénugrec pour traiter les douleurs musculaires. De nos jours, les herboristes chinois recommandent de boire une décoction de graines de fénugrec à leurs patients souffrant de courbatures.

Mandarine *(Citrus reticulata var. deliciosa)*

Il y a plus d'un millier d'années les Marocains ont commencé à prendre des lamelles de peau de mandarine pour faire cette décoction, une boisson qui selon eux aidait à soulager les muscles douloureux.

1. Coupez en lanières la peau de trois mandarines
2. Portez à ébullition dans 1 litre d'eau
3. Laissez tremper une heure
4. Filtrez, jetez les pelures
5. Buvez une tasse tiède toutes les 5 heures
6. Ajoutez un peu de miel si vous le désirez

Lavande [2] *(Lanvandula angustifolia))*

Un doux massage à l'huile essentielle de lavande est la recommandation de l'aromathérapeute aux patients souffrant de courbatures. Concentrez votre massage sur les muscles douloureux et n'oubliez pas de diluer 1 à 2 gouttes de votre huile dans 10ml d'huile végétale de bonne qualité, par exemple de l'huile d'amande douce, avant de l'appliquer sur la peau.

Huile de sauge sclarée *(Salvia sclarea)*

L'aromathérapie préconise également le massage à l'huile essentielle de sauge sclarée. Cette huile a la réputation de tonifier les tissus musculaires et de soulager les crampes. Pensez à diluer 1 à 2 gouttes de cette huile essentielle dans 10ml

Les remèdes désignés par se préparent en infusion. Ceux qui comportent le sigle nécessitent une décoction. Le mode d'emploi de ces deux méthodes de préparation figure aux pages 11-13. Les variantes et autres procédures sont indiquées dans le texte même à la suite de la description du remède.

1 Evitez pendant la grossesse

2. Utilisez en quantité modérée pendant la grossesse

d'huile végétale de bonne qualité, par exemple de l'huile d'amande douce, avant de procéder au massage.

Eucalyptus *(Eucalyptus globus)*

Les aborigènes d'Australie utilisaient de nombreuses plantes locales dans leurs pratiques médicinales et spirituelles, mais aucune n'a autant séduit les colons européens que l'eucalyptus. L'une des applications les plus courantes et persistantes de son huile essentielle est le soulagement des douleurs musculaires. Pensez à diluer 1 à 2 gouttes de votre huile dans 10ml d'huile végétale de bonne qualité, par exemple de l'huile d'amande douce, avant l'emploi.

Lemongrass *(Cymbopogon citratus)*

Les aborigènes d'Australie utilisent depuis des milliers d'années cette herbe pour apaiser les douleurs musculaires. La méthode traditionnelle est de préparer une décoction de feuilles vertes écrasées, que l'on boit et que l'on peut utiliser en lotion ou en compresse sur la zone douloureuse. 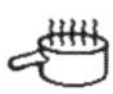

Citron *(Citrus limon ou C. medica, var. limonum)*

Ce massage à l'huile essentielle de citron nous vient des guérisseurs américains, c'est un de leurs remèdes favoris contre les douleurs musculaires. Pensez à diluer 1 à 2 gouttes de votre huile dans 10ml d'huile végétale de bonne qualité, par exemple de l'huile d'amande douce, avant de procéder au massage.

Gingembre *(1) (Zingiber officinalis)*

Pour vous lancer dans un remède pareil, il faut avoir vraiment très mal. Mais ce remède traditionnel japonais contre les douleurs musculaires est encore apprécié de nos jours. Il doit être efficace !

1. Portez 4 litres d'eau à ébullition dans une grande marmite en émail dotée d'un couvercle
2. Lorsque l'eau commence à bouillir, lavez et râpez une grosse racine de gingembre
3. Ne pelez pas le gingembre
4. Lorsque vous le râpez, tournez-le dans le sens des aiguilles d'une montre pour permettre aux fibres de s'ouvrir
5. Mettez le gingembre râpé sur un carré de mousseline dont vous replierez les

---

1 Utilisez modérément pendant la grossesse

bords afin de former un petit sac que vous fermerez à l'aide d'un morceau de ficelle

6. Baissez le feu sous la marmite d'eau Pressez le sachet de gingembre pour faire couler le jus dans l'eau et plongez le sachet dans la marmite
7. Laissez frémir 7 minutes
8. Au bout de 7 minutes pressez le sachet de gingembre contre le rebord de la marmite à l'aide d'une cuillère afin d'en faire sortir le plus possible de jus
9. Retirez la marmite du feu et utilisez le liquide chaud en compresse sur les muscles douloureux
10. Laissez agir la compresse environ 40 minutes et recommencez toutes les 4 à 6 heures jusqu'à soulagement de la douleur

Millepertuis *(Hypericum perforatum)*

Ce remède gitan demande de la patience et un peu de prévoyance. Il faut 20 jours pour le préparer!

1. Remplissez une bouteille en verre blanc d'un litre avec des fleurs de millepertuis
2. Versez de l'huile d'olive sur les fleurs jusqu'à remplir la bouteille
3. Fermez la bouteille et placez-la en plein soleil pendant un cycle de lune (20 jours). Au bout de 20 jours, filtrez et transférez l'huile dans un bocal en verre ambré pour la conserver
4. Utilisez un morceau de coton pour appliquer l'huile sur les muscles douloureux
5. N'exposez pas la peau traitée au soleil, car cette huile provoque une photosensibilité

Crampes

C'est votre faute. Très juste, si vous avez régulièrement des crampes c'est parce que vous faites sûrement mal quelque chose. Peut-être ne vous étirez-vous pas assez après une activité sportive, ou alors vous ne refaites pas le plein de sels minéraux après avoir beaucoup transpiré, ou vous passez votre temps à imiter la limace, en restant assis des heures et des heures dans la même position.

Une douleur dont vous êtes le seul responsable, certes il n'y a pas de quoi être fier, mais cela ne veut pas dire que la médecine populaire doive vous ignorer. La seule chose, c'est que vous ne trouverez personne pour compatir à votre souffrance.

Viorne obier *(Viburnum opulus) également appelé aubier*

Boire une décoction d'écorce de viorne obier est indiqué en cas de crampes, mais aussi pour les règles douloureuses.

Crampes nocturnes: ne les laissez plus troubler votre sommeil (ni celui des autres…)

Comme si cette fameuse crampe au mollet qui vous arrache parfois si violemment des bras de Morphée ne faisait pas assez mal… si vous n'y faites pas quelque chose, vous allez finir par vous retrouver tout seul dans le lit.

Certes, votre partenaire ne ressent pas la douleur de la crampe. Mais vos hurlements et sursauts dans le lit risquent de troubler son sommeil autant que le vôtre.

Cela paraît peut-être étrange, mais les crampes qui surviennent en pleine nuit peuvent être dues à la fatigue musculaire. Lorsque tout marche bien vos muscles se contractent et se relâchent chaque fois que vous bougez pendant votre sommeil. Lorsqu'ils se contractent, mais n'arrivent pas à se relâcher, vous êtes réveillé d'un coup, croyant à un terrible cauchemar : c'est une crampe.

Le meilleur moyen de prévenir ce genre de tracasseries nocturnes est de faciliter les mouvements de votre corps. Il faut éviter tout ce qui pourrait les gêner: des couvertures trop lourdes, des draps trop tendus, un pyjama trop serré, ou une chambre trop froide.

Si vous êtes souvent incommodé par les crampes nocturnes, et qu'aucun des trucs ci-dessus ne vous aide, vous avez peut-être une carence en calcium. Avant d'enrichir votre alimentation en calcium, consultez d'abord votre médecin.

Les remèdes désignés par se préparent en infusion. Ceux qui comportent le sigle nécessitent une décoction. Le mode d'emploi de ces deux méthodes de préparation figure aux pages 11-13. Les variantes et autres procédures sont indiquées dans le texte même à la suite de la description du remède.

Miel

Dans l'antiquité égyptienne le miel était préconisé pour traiter les crampes, à raison de 10ml (2 cuillerées à café), ou son équivalent antique égyptien, de miel à tous les repas.

Gingembre [1] *(Zingiber officinalis)*

Boire une infusion de gingembre est le traitement traditionnel indien contre les crampes. Prenez des tranches de gingembre frais ou du gingembre séché en poudre pour faire cette infusion.

Attention au coup de chaleur!

L'été parfois, la chaleur ne fait pas de demi-mesure. Les randonnées estivales peuvent mal tourner si l'on ne prend pas les précautions nécessaires, à savoir une bonne information, du matériel et de l'entraînement, avant de s'embarquer dans un environnement qui peut vite devenir impitoyable.

Si on ne fait pas attention, c'est le coup de chaleur, l'insolation, et à défaut de soins appropriés, l'issue est fatale.

Peu de personnes boivent suffisamment. Quand il fait chaud c'est une terrible erreur. Boire de l'eau froide, pure, est le meilleur moyen d'éviter la déshydratation. A moins d'être un athlète, il ne suffira pas toujours de boire de l'eau pour rétablir l'équilibre électrolytique de votre organisme après un effort intense. Dans ce cas il convient de boire un complément électrolytique spécial. Demandez conseil à votre pharmacien.

Dépression

La dépression est un terme dont l'utilisation s'est beaucoup élargie. On dit qu'on est déprimé lorsqu'on n'a pas le moral à cause d'une déception ou de la perte de quelqu'un. En réalité, cela veut dire qu'on a le cafard.

1 Utilisez modérément pendant la grossesse

Cela n'est pas la dépression. La dépression, c'est plus qu'un simple sentiment de tristesse. C'est plus que de la peine face à la perte de quelqu'un. Lorsque votre tristesse se prolonge longtemps après la blessure psychologique que vous avez subie, lorsque la douleur psychologique est disproportionnée par rapport à la raison de cette douleur, ou lorsque le fait même de se lever le matin est difficile à surmonter, on peut alors parler de dépression. La dépression est un état clinique et psychologique grave. Elle requiert un traitement immédiat, par un médecin compétent.

Tout le monde peut parfois se sentir abattu. Le chagrin et la tristesse sont des sentiments normaux, qui surviennent couramment après un décès, une déception ou un traumatisme. Et même, parfois sans raison apparente, il vous prend une envie de chanter le blues. Dans ces moments-là, une bonne dose d'un des remèdes populaires ci-dessous, ainsi qu'une épaule amicale sur laquelle pleurer un bon coup, suffiront à soulager vos bleus à l'âme.

Safran *(Crocus sativus)*

Ce sont les marchands arabes qui ont introduit le safran en Europe. Les médecins chinois l'utilisent paraît-il pour traiter la dépression depuis plus de mille ans. Ils recommandent de prendre de l'extrait de safran à petites doses.

Les remèdes désignés par 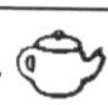 *se préparent en infusion. Ceux qui comportent le sigle* 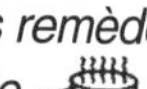 *nécessitent une décoction. Le mode d'emploi de ces deux méthodes de préparation figure aux pages 11-13. Les variantes et autres procédures sont indiquées dans le texte même à la suite de la description du remède.*

Ce “cher” safran

Le safran a toujours été associé au luxe... tradition qui subsiste à ce jour, uniquement à cause de son prix élevé. Le safran, étamine d’une espèce particulière de crocus, est l’épice la plus chère au monde. Il faut environ 170000 étamines ramassées une par une à la main pour faire 1 kilogramme de safran.

Dans l’Egypte, la Grèce et la Rome antiques, on a écrit sur les multiples applications mystiques, religieuses, médicinales et culinaires du safran.

Si vous vous sentez abattu et avez besoin d’un petit remontant, achetez-vous du safran et le meilleur fruit de mer possible. Faites-vous une bonne bouillabaisse ou une paella, ce petit repas spécial redonnera du goût et de la couleur à votre vie.

Chicorée *(Cichorium intybus)*

Lorsque vous n’avez pas le moral, les guérisseurs européens vous recommandent de boire une infusion de chicorée.

Onagre *(Oenothera biennis)*

Les guérisseurs américains chassent le cafard à coups d’infusion d’onagre.

Millepertuis *(Hypericum perforatum)*

L’utilisation de cette herbe à des fins médicinales remonte à l’époque de Pline (le naturaliste romain) et de Dioscoride (le médecin grec) qui en vantaient tous deux les mérites. L’infusion de fleurs de millepertuis est conseillée par certains guérisseurs lorsque le problème est causé par une dépression nerveuse.

Remèdes aux fleurs du Docteur Bach

Ces remèdes célèbres, disponibles en pharmacie naturelle et dans les magasins de santé naturelle, sont supposés traiter les causes psychologiques qui se cachent derrière les maladies. Essayez:

Olive: si la dépression succède à une maladie ou une longue période de fatigue

Moutarde: si la dépression, soudaine, s’accompagne d’une colère retenue

Saule: si la dépression est causée par du ressentiment ou de l’amertume

Ajonc: si la dépression est causée par des sentiments de désespoir

Mélèze: si la dépression est due à un manque de confiance

Centaurée: si la dépression est causée par le fait de faire passer les intérêts des autres avant les vôtres

Châtaignier: si la dépression provoque un désespoir extrême chez des personnes spirituellement inspirées

Noyer: en cas de dépression due à des bouleversements ou si vous avez perdu goût à la vie

Quelques bons vieux remèdes, réputés pour remonter le moral

Menthe Pouliot *(Mentha pulegium)*

L'infusion de menthe Pouliot a la réputation de soulager les bleus à l'âme et de raviver l'esprit.

Cola *(Cola nitida)*

Ne soyez pas surpris si ce nom de plante médicinale vous est familier. Son nom a été popularisé par la célèbre boisson Coca-Cola™. La recette originale de cette boisson comprenait des extraits de Cola et de coca (la source de la cocaïne). La noix de cola (qui est en réalité une graine) contient de la caféine, d'où son effet stimulant. L'action de la caféine sur le système nerveux central est ce qui donne à la noix de cola cette réputation d'antidépresseur.

Le cola est traditionnellement utilisé en Amérique du Sud et en Afrique tropicale pour traiter la dépression, en particulier dans les cas où celle-ci s'accompagne de faiblesse et d'asthénie.

Si vous ne voulez pas prendre de cola sous la forme d'une boisson sucrée, vous pouvez préparer vous-même une décoction de noix de cola, mais reste à trouver la noix de cola.

1. Réduisez les noix de cola en poudre
2. Prenez 5 à 10 grammes (1 à 2 cuillères à café) de cette poudre
3. Ajoutez à 250 ml d'eau
4. Portez à ébullition, laissez frémir doucement pendant 15 minutes

Sabot de Vénus *(Cypripedium calceolus) également appelée cypripède soulier*

Cette herbe est utilisée en Angleterre depuis une bonne centaine d'années pour raviver l'esprit et réduire le stress, la tension émotionnelle et l'anxiété. Préparez votre infusion avec la racine séchée de cypripède en poudre.

Vinaigre de cidre de pomme

Mélangez 5 ml (1 cuillère à café) de vinaigre de cidre et un peu de miel dans un verre à vin d'eau chaude, buvez le matin dès le lever et le soir juste avant de vous coucher.

Jus d'orange

Au petit déjeuner, buvez un verre de jus d'orange pressée.

Cerfeuil *(Anthriscus cerfolium)*

Mettez-en dans vos salades pour vous donner du baume au cœur.

Romarin *(Rosmarinus officinalis)* *et Sauge* [1] *(Salvia officinalis)*

Incorporez ces herbes aromatiques à volonté dans tous vos plats.

Noix *(Juglans regia)*

Consommez à volonté au cours de la journée.

Souci *(Calendula officinalis)*

Faites pousser ces fleurs lumineuses sur vos rebords de fenêtres, vos balcons et terrasses. Leurs couleurs vous réchaufferont le cœur.

Lavande [2] *(Lavandula angustifolia)*

Mettez un petit sac de lavande sous votre oreiller la nuit.

Ylang-Ylang *(Cananga odorata, ou canangium odoratum)*

Les aromathérapeutes pensent que l'huile essentielle tirée des fleurs jaunes de cette plante vivace tropicale peut équilibrer l'esprit et soulager l'âme. Elle est réputée pour son efficacité en particulier lorsqu'elle est associée à une thérapie de massage pratiquée par un professionnel.

Rose *(Rosa canina)*

Dans l'Antiquité, les Egyptiens, Arabes, Grecs et Romains employaient tous la rose

---

1 Evitez les doses thérapeutiques pendant la grossesse. Inoffensif en petites quantités dans la nourriture

2 Evitez les doses importantes pendant la grossesse

à des fins médicinales, mais ce sont les guérisseurs du Sud de l'Europe qui furent les premiers à utiliser l'huile essentielle de cette fleur. Elle serait particulièrement efficace pour le fameux «Baby Blues» (dépression post natale).

Avoine *(Avena sativa)*

La pensée de commencer une froide matinée d'hiver par un bol de bouillie d'avoine non moins maussade a probablement découragé bon nombre d'écoliers. Alors vous serez certainement surpris d'apprendre que la bouillie d'avoine fut un jour un remède contre la dépression! C'est sûrement parce qu'au Moyen Age, tout était tellement triste qu'un simple bol de bouillie bien chaude suffisait à se remonter le moral. Quelle qu'en soit la raison, les guérisseurs européens croient toujours aux vertus de ce remède contre la dépression et la fatigue nerveuse.

Verveine [1] *(Verbena officinalis)*

A travers les âges, cette plante n'a eu de cesse de prouver son efficacité. La légende dit que la verveine servit à arrêter le saignement des plaies du Christ, et les druides utilisaient également cette plante dans leur rites religieux. Le nom de verveine provient d'ailleurs du celte « fer faen», qui signifie « faire partir». Les guérisseurs celtes recommandaient d'en boire l'infusion pour chasser la déprime.

Dermatite ou Eczéma

Ces deux affections douloureuses de la peau sont souvent liées, car elles sont toutes deux causées par une réaction extrême à une substance irritante, allergène ou toxique. Ne vous laissez pas tromper non plus par le terme « eczéma de contact». L'inflammation ne se concentre pas forcément à la zone qui a été en contact avec la substance. Les aliments ou d'autres substances allergènes peuvent également être à l'origine d'une dermatite ou d'un eczéma.

Les remèdes désignés par se préparent en infusion. Ceux qui comportent le sigle nécessitent une décoction. Le mode d'emploi de ces deux méthodes de préparation figure aux pages 11-13. Les variantes et autres procédures sont indiquées dans le texte même à la suite de la description du remède.

1 Evitez pendant la grossesse

Une chose est sûre, ne craignez pas d'attraper une dermatite ou de l'eczéma, ils sont affreux, mais pas contagieux. La peau peut être suintante, rouge, craquelée ou extrêmement sèche: dans tous les cas, elle vous démange et vous irrite, alors essayez un de ces remèdes populaires pour soulager votre souffrance et hâter la cicatrisation.

Souci *(Calendula officinalis)*

Pendant des siècles les médecins indiens ont utilisé l'huile essentielle de souci pour soigner les problèmes d'inflammation cutanée tels que la dermatite ou l'eczéma. Diluez 1 à 2 gouttes d'essence de souci dans de l'huile végétale ou d'amande douce de bonne qualité avant de l'appliquer avec précaution sur la peau irritée.

Géranium *(Pelargonium odorantissimum)*

Les guérisseurs de l'île de Madagascar utilisent l'huile essentielle de géranium pour soigner les inflammations de la peau depuis la nuit des temps. Diluez 1 à 2 gouttes d'essence de géranium dans 10 ml d'huile végétale ou d'amande douce de bonne qualité et appliquez sur la peau irritée.

Chou *(Brassica oleracea)*

Les feuilles de chou étaient le remède préféré de Grand-mère pour soulager les problèmes de peau. Prenez des feuilles de chou fraîches et battez-les pour les ramollir.

Passez les feuilles à la vapeur pour les ramollir

Appliquez-les en plusieurs couches sur la peau et maintenez à l'aide d'une bande

Répétez matin et soir

Petite centaurée *(Erythraea centaurium)*

Les Grecs de l'Antiquité furent les premiers à vanter les vertus cicatrisantes de cette plante. Ils en appliquaient les fleurs roses directement sur la peau.

Genièvre *(Juniperus communis)*

Au Moyen Age l'huile essentielle de genièvre était un remède très prisé pour les problèmes d'inflammation et d'écoulement cutanés. Diluez 1 à 2 gouttes d'essence de genièvre dans 10 ml d'huile végétale ou d'amande douce de bonne qualité et appliquez sur la peau enflammée.

---

1 Evitez les fortes doses pendant la grossesse

Lavande[1] *(Lavandula angustifolia)*

Les Egyptiens enseignèrent aux Romains les propriétés curatives de l'essence de lavande et les uns et les autres estimaient qu'elle constituait un traitement apaisant pour la peau irritée. Diluez 1 à 2 gouttes d'essence de lavande dans 10 ml d'huile végétale ou d'amande douce de bonne qualité et appliquez sur la peau irritée.

Chiendent officinal *(Agropyrum repens)* Ortie[1] ou ortie blanche *(Urtica dioica ou U. urens)* et Pissenlit *(Taraxacum officinale)*

Depuis des siècles, les Gitans boivent le jus qu'ils extraient des racines de ces trois plantes pour traiter l'eczéma.

Dans un mortier, écrasez au pilon une quantité égale de la racine de chacune de ces plantes

Pressez les racines écrasées dans un linge afin d'en extraire le jus

Buvez 1 cuillerée à café trois fois par jour

Fumeterre *(Fumaria officinalis)*

Depuis le 17ème siècle l'infusion de fumeterre en boisson a servi à traiter les problèmes de peau.

Hydraste du Canada *(Hydrastis canadensis)*

Depuis des siècles les Indiens d'Amérique utilisent l'infusion d'hydraste du Canada en lotion pour soulager les irritations de la peau, et les colonisateurs ont également adopté cette pratique.

Kanono *(Coprosma australis)*

Le kanono était une plante médicinale populaire chez les Maori. Ses feuilles, son écorce et ses jeunes pousses étaient employés en infusion pour traiter des problèmes aussi divers que les contusions, les maux de ventre et les infections urinaires. Le cataplasme de feuilles de kanono servait à réparer les os cassés. Les Maori appliquaient le jus extrait de ces feuilles pour soulager les douleurs dues aux problèmes de peau.

---

1 Le caractère urticant provient de l'acide formique et de l'histamine présents dans les petites aiguilles qui recouvrent les feuilles

Bigaradier *(Citrus aurantium, également appelé Oranger doux, oranger amer)*

Ce membre de la famille des orangers est originaire de l'Inde. Les plantes en ont été ramenées par des navigateurs portugais il y a environ 500 ans. L'huile essentielle est extraite des fleurs par un procédé complexe appelé enfleurage. L'huile essentielle de bigaradier contiendrait des propriétés de régénération des cellules. En Sicile, on masse délicatement la peau affectée par l'eczéma, entre autres, avec cette huile. Diluez l'huile essentielle de bigaradier avec 10 ml d'huile végétale ou d'amande douce de bonne qualité.

Avoine *(Avena sativa)*

Remplissez une petite pochette de mousseline avec 500 grammes de farine d'avoine et ajoutez-la à l'eau de votre bain pour un soin apaisant et relaxant.

Olive *(Olea europaea)*

Trempez quelques bandes de tissu dans de l'huile d'olive et appliquez sur la peau irritée pour minimiser la formation de croûtes.

Camomille [1] *(romaine: Chamaemelum nobile, ou allemande: C. recutita)*

Diluez 1 à 2 gouttes d'essence de camomille dans 10 ml d'huile d'amande douce et faites pénétrer délicatement sur la peau douloureuse et irritée.

Carotte *(Daucus carota)*

Etrange mais vrai, ce traitement ancien contre les inflammations de la peau requiert des carottes bouillies et écrasées, que l'on applique sur la peau enflammée.

Myrtille *(Vaccinium myrtillus)*

Buvez le jus, ou mâchez des myrtilles séchées, pour favoriser la cicatrisation de la peau irritée et craquelée.

Lait de chèvre

De nombreux guérisseurs pensent que le lait de chèvre est un bon complément dans l'alimentation des personnes souffrant de problèmes de peau.

---

1 Evitez les doses importantes et n'utilisez pas l'huile essentielle pendant la grossesse

Bardane *(Arctium lappa)*

Rien ne se perd dans ce remède connu contre les irritations de la peau. Vous buvez le liquide de la décoction de racine de bardane, et utilisez le liquide restant en application locale. Ne jetez pas non plus la racine ramollie: extrayez-en le liquide après les avoir écrasées et mélangez celui-ci à de la vaseline pour faire une pommade apaisante, que vous appliquerez sur la peau irritée.

Graine de lin [1] *(Linum ustatissimum)* ou Rose

Ajoutez un de ces deux ingrédients à l'eau de votre bain. Ils sont censés adoucir la peau et apaiser l'esprit.

Soufre et crème

Dans l'ex Union Soviétique les guérisseurs appliquent du soufre et de la crème sur la peau irritée deux fois par jour.

Diabète

Cela ressemble presque à un régime de rêve. Votre docteur vous dit: « Je suis désolé, Monsieur Dupont, votre organisme n'arrive pas à assimiler le sucre et glucides.» Vous demandez: « Cela veut donc dire que je peux manger toutes les sucreries que je veux sans jamais grossir?» Non, au contraire. Le diabète est le résultat de l'impossibilité pour votre organisme d'assimiler les sucres et autres glucides, cela ne veut pas dire que vous avez le droit de vous gaver de sucreries.

Le diabète peut être causé par une carence en insuline ou par une inefficacité de l'insuline. Les glucides à moitié ou pas du tout métabolisés ne sont pas évacués de

Les remèdes désignés par (théière) se préparent en infusion. Ceux qui comportent le sigle (casserole) nécessitent une décoction. Le mode d'emploi de ces deux méthodes de préparation figure aux pages 11-13. Les variantes et autres procédures sont indiquées dans le texte même à la suite de la description du remède.

1 Utilisez modérément car l'huile de lin contient de l'acide prussique, ne prenez pas de l'huile de lin pour artistes

votre organisme, mais s'y accumulent. Et s'il ne sont pas contrôlés, ces glucides et les produits dérivés de leur métabolisme partiel peuvent atteindre des proportions mortelles.

N'utilisez jamais un remède populaire à la place du traitement prescrit par votre médecin. Avant d'essayer un remède populaire, parlez-en à votre docteur. Assurez-vous de bien prendre en compte dans votre régime tous les glucides, sucres ou graisses contenus dans les remèdes.

Son

Les peuples autochtones d'Afrique du Sud souffrent rarement de diabète. Certains chercheurs attribuent cela à leur consommation supérieure à la moyenne de blé et de son de sorgho, à savoir environ 50 grammes par jour.

Yoga

Certains exercices de yoga Hatha sont supposés favoriser l'équilibre métabolique naturel. Consultez un thérapeute qualifié dans le yoga si vous désirez introduire cette activité dans votre traitement.

Plus qu'un sport, un art de vivre

Le yoga fait partie de la culture indienne depuis 4000 ans. Le mot yoga provient d'un mot sanskrit signifiant lien ou union, et il est plus qu'une simple activité physique. Il s'agit d'un système d'exercice spirituel, mental et physique intimement lié aux principes de la médecine ayurvédique. Alors que le véritable yoga suppose un travail sur l'esprit, il n'est pas nécessaire d'adhérer à ses croyances spirituelles pour pratiquer cette technique ancienne et en retirer tous les bienfaits.

La philosophie qui sous-tend la pratique du yoga met l'accent sur l'influence de l'esprit sur le corps, et affirme qu'une évolution mentale et spirituelle est nécessaire pour pouvoir accentuer les effets bénéfiques de l'activité physique en elle-même.

Galéga officinal *(Galega officinalis, également appelé lilas d'Espagne)*

Le galéga officinal a la réputation de réduire le taux de sucre dans le sang, et c'est donc un remède naturel pour les diabétiques.

Les guérisseurs recommandent de boire de l'infusion de galéga et de surveiller attentivement sa glycémie.

Jamblon *(Syzygium cumini)*

En Inde, les médecins traditionnels conseillent aux diabétiques de boire de l'infusion de graines de Jamblon (plante de l'île de la Réunion).

Choux de Bruxelles *(Brassica oleracea)*

Les guérisseurs conseillent de boire du jus de choux de Bruxelles pour aider au contrôle du diabète. Faites le jus à l'aide d'une centrifugeuse. En raison de son goût fort, vert et probablement sulfureux, mélangez-le à du jus de carotte ou de pomme pour le rendre buvable.

Haricots verts *(Phaseolus vulgaris)*

On pense que le jus de haricots verts frais stimule la sécrétion d'insuline. Buvez-en 150 ml par jour ou essayez de l'alterner avec le jus de choux de Bruxelles.

Diarrhée

Aliments bizarres, eau douteuse, infection, viandes mal cuites, nourriture mal conservée, allergies, états nerveux... quelle qu'en soit la cause, la diarrhée lorsqu'elle survient est pour le moins incommodante. Quand vous êtes plié en deux par la douleur et obligé de rester dans un périmètre proche de vos toilettes, difficile de croire que ce qui vous arrive, c'est pour votre bien. Et pourtant.

La diarrhée est une façon pour l'organisme de se débarrasser des éléments indésirables, en général des intrus d'origine bactérienne ou virale. Malgré la douleur et la gêne qu'elle occasionne, la meilleure chose à faire est de laisser la nature suivre son cours. En quelques jours cela va cesser, et votre organisme en ressortira nettoyé. Si vous n'arrivez pas à surmonter la crise, essayez un des remèdes populaires suivants.

> *Les remèdes désignés par [théière] se préparent en infusion. Ceux qui comportent le sigle [casserole] nécessitent une décoction. Le mode d'emploi de ces deux méthodes de préparation figure aux pages 11-13. Les variantes et autres procédures sont indiquées dans le texte même à la suite de la description du remède.*

Pomme *(Malus pumila)*

Les guérisseurs ayurvédiques de l'Inde traditionnelle étaient en avance sur leur temps car ils conseillaient de manger des pommes pour soulager la diarrhée. La recherche moderne a démontré que les intestins arrivent à transformer la pectine de la pomme pour fabriquer une couche protectrice qui va soulager les parois intestinales irritées. La pectine permet également de redonner une consistance aux selles. En ralentissant le passage des selles dans l'intestin, elle aide à soulager la diarrhée.

Pour les bébés qui consomment déjà des aliments solides, essayez la pomme finement râpée, suivie d'une bouillie d'avoine. Pour les enfants plus âgés, essayez les pommes, suivies par des flocons d'avoine crus, mais veillez à ce qu'ils mâchent bien et ne leur donnez rien d'autre à manger pendant quelques heures.

Quand la diarrhée est synonyme de danger

Le risque de déshydratation est toujours présent en cas de diarrhée, mais si vous êtes en bonne santé il est facile de la prévenir et d'y remédier, il vous suffit de penser à boire, boire, boire. Lorsqu'elle survient chez les nourrissons, les enfants, les personnes âgées, les malades chroniques ou des personnes qui ne boivent pas suffisamment pour récupérer le volume de liquide perdu, la déshydratation peut être mortelle !

La déshydratation peut arriver sans prévenir, alors en cas de diarrhée chez les catégories de personnes énumérées ci-dessus, prévenez immédiatement le médecin.

Autres signes de danger :

- si la diarrhée dure plus d'un jours ou deux
- si la diarrhée est accompagnée de fièvre, de douleurs abdominales sévères, d'éruption cutanée ou d'ictère.

Consultez le médecin sans attendre, la diarrhée peut être causée par une infection plus grave.

Arbre à suif *(Myrica cerifera)*

Au 18ème siècle, les colons de la Louisiane actuelle buvaient pour faire passer la diarrhée une infusion faite à partir de la cire qu'ils obtenaient en grattant l'arbre à suif. Plus tard, au 19ème siècle, l'herboriste Samuel Thompson peaufina la recette et préconisa l'infusion de racine d'arbre à suif en poudre.

Mûrier *(Rubus ulmifolius)*

Il y a deux mille ans, les Romains buvaient une décoction de feuilles et d'écorce de mûrier pour soigner la diarrhée. Les guérisseurs actuels recommandent toujours ce remède.

Banane [1] *(Musa)*

Dans certaines régions d'Amérique centrale on fait passer la diarrhée en mangeant de la banane cuite écrasée. C'est une bonne pratique, car la banane aide à soulager l'irritation des parois intestinales. Et parce qu'elle est riche en potassium elle peut aider à retrouver l'équilibre électrolytique souvent perturbé par la déshydratation qui accompagne parfois la diarrhée.

Chaparral *(Larrea divaricata, L. tridentata)*

Les premiers colonisateurs d'Amérique ont adopté la pratique indienne qui consiste à boire de l'infusion de chaparral pour faire passer la diarrhée.

Cannelle [2] *(nom occidental: Cinnamomum zeylanicum / en Chine: C. cassia, rou gui pour l'écorce et gui zhi pour les tiges)*

Voici un autre remède né de l'histoire américaine. Des herboristes du 19ème siècle prescrivaient de la cannelle en poudre aux personnes souffrant de diarrhée. Pour suivre leurs recommandations, saupoudrez tous vos aliments d'une pincée de cannelle et buvez une infusion de cannelle, soit 2.5 grammes (1/2 cuillerée à café) de cannelle en poudre pour une tasse d'eau bouillante, et ce après chaque repas.

Kaki *(Diospyros kaki)*

Les Indiens d'Amérique de la tribu des Seminoles recommandaient de boire du jus de kaki ou une infusion à base de kakis presque mûrs afin de traiter les diarrhées chroniques.

Pour faire l'infusion:

1. Coupez en morceaux 6 kakis presque mûrs
2. Faites-les tremper dans 750 ml d'eau bouillante pendant 20 minutes
3. Egouttez, jetez les fruits

---

1 Toutes les bananes de culture sont des hybrides stériles, donc elles n'ont pas de nom de variété particulier

2 Evitez pendant la grossesse

4. Buvez 2 tasses de liquide toutes les quatre heures

Cardamome *(Elettaria cardamomum)*

Ce remède traditionnel chinois pour les enfants consiste à parsemer tous les aliments de l'enfant de cardamome moulue.

Girofle *(Sygium aromaticum)*

Cet autre remède chinois contre la diarrhée, pour les adultes cette fois, consiste à boire une infusion de fleurs de girofle.

Cataire *(Nepeta cataria)*

Au Moyen Age l'infusion de cataire était le principal remède contre la diarrhée pour les enfants [1] Ne donnez pas de remèdes aux herbes aux enfants de moins de 2 ans.

Epine-vinette *(Berberis vulgaris, également appelée berberis vulgaire)*

Toujours au Moyen Age, en Espagne, on mangeait des épines-vinettes.

Fenouil [2] *(Foeniculum officinale)*

Pendant des siècles les Africains ont soigné leur diarrhée en mâchant des graines de fenouil. Mâchez environ 5 grammes (1 cuillerée à café) de graines de fenouil 2 ou 3 fois par jour.

Miel

En Colombie les guérisseurs recommandaient de manger du miel pour faire passer la diarrhée.

Jamblon *(Sygium cumini)*

Depuis des siècles en Inde les médecins traditionnels recommandent de boire une infusion de graines de jamblon séchées pour soigner la diarrhée.

Koromiko *(Hebe salicifolia et H. stricta)*

Ces deux remèdes connus et bien documentés contre la dysenterie et la diarrhée furent une véritable aubaine pour les troupes maori pendant la deuxième guerre mondiale. De grandes quantités de koromiko, ce remède traditionnel maori contre la

---

1 Les remèdes aux herbes sont déconseillées aux enfants de moins de 2 ans. Les doses doivent être adaptées au poids et à l'âge de l'enfant. Consultez un herboriste compétent pour plus de détails

2 Evitez pendant la grossesse

diarrhée, furent envoyées aux troupes maori sur le front Nord-africain.

Kanuka *(Leptospermum ericoides)*

La décoction du fruit du kanuka était un remède traditionnel néo-zélandais contre la diarrhée.

Kanono *(Coprosma australis)*

Un autre remède maori contre les maux de ventre consistait à boire une infusion d'écorce de kanono par petites quantités.

Korokio *(Corokia buddleioidea)*

Les Maori employaient également la décoction de korokio comme tonifiant général, et c'est aussi un remède contre les maux de ventre en Nouvelle Zélande.

Grenade *(Punica granatum)*

Le jus épicé de la grenade est un vieux remède égyptien contre la diarrhée. Extrayez le jus d'une grenade et buvez–en une bonne cuillerée toutes les heures, au cours de la journée.

Gingembre [1] *(Zingiber officinalis)*

La boisson au gingembre appelée «ginger ale», encore populaire en Angleterre de nos jours, est un vieux remède contre la diarrhée.

Carragaheen *(Chondrus crispus, également appelé goémon frisé, mousse perlée)*

Le climat un peu rude de l'Islande en fait un pays très peu pourvu en plantes médicinales. Toutefois, ils n'ont pas laissé passer celle-ci. Ils utilisaient ce qu'ils pouvaient, et essayaient à peu près tout. Avec cette mousse (un lichen, en fait) ils préparèrent une décoction, qui se révéla être un remède à boire contre la diarrhée.

Rabassum *(Pelargonium reniforme)*

Les Hollandais, qui puisèrent ce remède des pratiques indigènes d'Afrique du Sud, ont appelé cette plante «rabassum». La meilleure préparation est la décoction dans du lait. Les soldats qui souffraient de diarrhée pendant la guerre du Boer se soignaient ainsi.

---

1 Consommez modérément pendant la grossesse

Rhubarbe *(Rheum rhaponticum)*

Si vous aimez la rhubarbe, peut-être que vous ne détesterez pas, dorénavant, avoir la diarrhée. Ce remède traditionnel chinois consiste à manger de la rhubarbe bouillie.

Quelques autres remèdes populaires à la rescousse….

- buvez beaucoup d'eau plate
- buvez du sirop d'orgeat avec une rondelle de citron (un grand classique)
- mangez du riz complet avec des bananes écrasées (surtout bon pour les enfants)
- un yaourt nature chassera les bactéries indésirables et reconstituera la flore intestinale
- buvez de l'alcool de prunelle (encore un vieux « truc»)
- buvez du porto ou du brandy, cela est supposé réchauffer et remettre l'estomac en état
- un massage léger de l'abdomen dans le sens des aiguilles d'une montre aide à soulager les douleurs de la diarrhée sévère. Pour faire ce massage, vous pouvez utilisez 1 à 2 gouttes d'huile essentielle de géranium, sauge, lavande, menthe poivrée ou girofle diluée dans 10ml d'huile végétale ou d'amande douce. Vous ajouterez ainsi les vertus de l'aromathérapie à celles du massage.

Emphysème

Mauvaise nouvelle, cela ne fait aucun doute. Malheureusement, l'emphysème pulmonaire est chez beaucoup de personnes auto-induit, et le fait de fumer en est la cause la plus courante. Il faut vous arrêter de fumer IMMEDIATEMENT! C'est la chose la plus importante que vous puissiez faire, pour vous-même et pour votre entourage. Fuyez la fumée des autres, toutes les substances allergènes et si possible les fumées photochimiques. Les exercices de respiration peuvent parfois aider, voyez le yoga et les autres activités pour asthmatiques.

Les remèdes désignés par 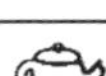 *se préparent en infusion. Ceux qui comportent le sigle* 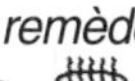 *nécessitent une décoction. Le mode d'emploi de ces deux méthodes de préparation figure aux pages 11-13. Les variantes et autres procédures sont indiquées dans le texte même à la suite de la description du remède.*

Plus vous êtes en bonne santé, moins vous serez gêné par votre emphysème. Alors prenez bien soin de vous, ayez une alimentation saine et faites de l'exercice physique modéré… en fait, toutes les bonnes résolutions que vous avez prises, il est temps de les appliquer.

Ne remplacez jamais le traitement du médecin par un remède populaire. Si vous voulez essayer un remède populaire, demandez toujours l'avis de votre médecin.

Acuponcture

Les acuponcteurs prétendent pouvoir soulager les symptômes de l'emphysème. Ils aident les patients à respirer plus facilement et favorisent la circulation sanguine dans les poumons. Consultez un praticien qualifié si vous voulez avoir recours à ce type de traitement.

Chiropracteur

Certaines difficultés respiratoires résulteraient de problèmes de colonne vertébrale, qui selon les chiropracteurs peuvent altérer l'influx nerveux dans les poumons. Les chiropracteurs prétendent pouvoir traiter l'emphysème et soulager les problèmes respiratoires.

Aunée officinale *(Inula helenium)*

En Inde, les médecins traditionnels ayurvédiques utilisent cette herbe depuis près de 2000 ans. Ils préparent une infusion froide avec la racine et font chauffer le liquide avant de le boire.

1. 1 racine, coupée en petits morceaux
2. Faites tremper (toute une nuit ou 8 à 10 heures) dans 750 ml d'eau froide
3. Filtrez, jetez la racine, faites chauffer le liquide
4. Buvez chaud, 1 tasse trois fois par jour

Eucalyptus *(Eucalyptus globus)*

Au cours de leurs 40 000 ans d'histoire, les Aborigènes d'Australie ont utilisé l'eucalyptus pour traiter un grand nombre de maux. Les colonisateurs européens prirent cette plante médicinale efficace et en firent un remède connu dans le monde entier, en particulier pour le traitement des maladies respiratoires. Le parfum frais et résineux de l'eucalyptus a un effet purifiant et revigorant sur le corps et l'esprit.

1. Une poignée de feuilles
2. Un bol d'eau bouillante
3. Couvrez la tête avec une serviette et inhalez la vapeur

Acuponcture

La corrélation entre les organes et la surface du corps est le principe fondamental de l'acuponcture. Il existe quatorze méridiens (douze principaux, un devant et un derrière). Les méridiens sont des canaux invisibles sur la surface du corps. Les points d'acuponcture se situent le long de ces méridiens. Selon la médecine traditionnelle chinoise, la force vitale du corps ou Qi (se prononce Chi) circule le long des méridiens, et c'est la rupture du Qi (Chi), la force vitale qui circule, qui constitue à la fois la cause et le symptôme de la maladie.

Les acuponcteurs traditionnels utilisent des aiguilles de diamètres différents pour stimuler les points d'acuponcture. Il existe d'autres variables telles que la quantité de mouvement, le temps de pose, la profondeur et le nombre de séances.

Malgré un scepticisme initial en Occident, de plus en plus de praticiens classiques utilisent maintenant l'acuponcture en complément des traitements conventionnels.

La clé de l'acuponcture et d'autres pratiques médicales chinoises est le Qi (Chi). Il s'agit malheureusement d'un concept difficile à saisir pour la plupart des occidentaux. Selon les croyances traditionnelles chinoises, la santé est un état d'équilibre et d'harmonie entre l'environnement interne et externe. Lorsque cet équilibre est perturbé, les maladies peuvent apparaître.

Les croyances traditionnelles concernant l'équilibre et l'harmonie, exprimées dans le système du yin et du yang, sont plus connues en Occident (mais pas forcément mieux comprises). Le yin et le yang représentent des influences conflictuelles, décrites de façon simpliste par des comparaisons telles que chaud/froid, doux/amer, mâle/femelle. Dans la philosophie chinoise, c'est l'équilibre entre ces influences qui est le plus important. Tout ce qui peut entraîner un déséquilibre peut provoquer la maladie. Le flux de Qi (Chi) sortant des organes et le long des méridiens aide à maintenir l'équilibre. Un déséquilibre ou une rupture du Qi (Chi) est un signe de maladie. Ramener le Qi à un équilibre harmonieux est la façon de restaurer la santé.

L'importance du Qi (Chi) ne se borne pas à la pratique de l'acuponcture. Elle est au centre de toute la théorie de la médecine traditionnelle chinoise. Le but ultime de toute discipline de la médecine traditionnelle chinoise est de rétablir l'équilibre et l'harmonie dans le flux de Qi (Chi).

Même les remèdes aux herbes sont basés sur le Qi (Chi). Tandis que les herboristes occidentaux recherchent les composants chimiques des plantes médicinales, des remèdes aux herbes et leur utilisation correspondante dans les préparations pharmaceutiques conventionnelles afin de valider leur croyance dans le pouvoir des plantes, les herboristes chinois, eux, cherchent l'influence de la plante sur le Qi (Chi).

Cresson de fontaine *(Nasturtium officinale et N. microphyllum x officinale)*

Ce remède chinois à base de cresson de fontaine soulage le manque de souffle. Mélangez du jus de cresson de fontaine avec du jus de carotte et de persil, vous aurez là un remède rafraîchissant. Utilisez une centrifugeuse pour le préparer.

Ylang-Ylang *(Cananga odorata, canangium odoratum)*

Un bon massage corporel avec de l'huile essentielle d' Ylang-Ylang (1 à 2 gouttes diluée dans 10 ml d'huile végétale ou d'amande douce de bonne qualité), est un traitement apaisant et délicieusement parfumé contre la détresse respiratoire.

Allez à l'essentiel

Si vous voulez tirer le meilleur des fruits, légumes et herbes qui composent les remèdes populaires, pourquoi ne pas investir dans une centrifugeuse. Vous serez étonné de la variété de jus que vous allez pouvoir préparer. Faire vos propres jus est simple et amusant. Et vous serez également surpris de voir combien les remèdes sont goûteux lorsque vous mélangez les jus.

La carotte est une base parfaite pour le jus de légume. Vous serez surpris de constater comme le jus de carotte est sucré, et comme il se marrie bien avec les autres jus de légumes.

Le gingembre, l'ail, le cresson de fontaine, le concombre et la luzerne ne sont que quelques uns des «jus» utilisés dans les remèdes populaires de ce livre. Quoi de plus facile que de prendre votre remède sous la forme d'un délicieux jus de fruit ou de légume? Une fois que vous aurez goutté au jus frais et naturel, jamais vous ne reviendrez aux jus industriels.

Si vous êtes comme tout le monde, vous deviendrez vite accro, vous expérimenterez différentes combinaisons et deviendrez insatiable de la saveur du jus de carotte, de concombre, de céleri, de tomate et de basilic, ou de la succulence sucrée du jus de pomme, d'ananas et de gingembre fraîchement pressé.

Epiaire *(Stacchys palustris)* et Bétoine *(Stachys officinalis)*

Au Moyen Age, l'infusion préparée avec ces deux plantes en parts égales servait à soulager le manque de souffle.

Entorses

Votre talon heurte une surface irrégulière, vous faites un faux pas, glissez ou perdez l'équilibre... vous voyez venir la chose mais ne pouvez rien faire pour l'empêcher. Rien de cassé, heureusement. Mais vous vous retrouvez quand même avec une foulure ou une entorse de la cheville ou du poignet, et votre ego a également pris un coup, surtout si ce malheureux incident est arrivé devant tout le monde.

Pas de panique, tout cela va guérir, même votre ego, si vous restez serein et prenez bien soin de vous. Un des remèdes populaires suivants pourra peut-être vous aider à réparer tout ça plus rapidement.

Poivre de Cayenne *(Casicum frutescens)*

A Taiwan on traite les entorses avec une pommade au poivre de Cayenne. Préparez votre propre pommade avec une mesure de poivre de Cayenne en poudre pour 5 mesures de vaseline. Ajoutez le poivre de Cayenne à la vaseline que vous avez fait fondre au bain-marie. Ensuite, mélangez bien et laissez refroidir la pommade avant l'emploi. Appliquez une fois par jour, directement sur les muscles affectés, les tendons et l'articulation douloureuse.

Sureau noir [1] *(Sambucus nigra)*

En Angleterre, on soigne les entorses avec une pommade à base de feuilles de sureau noir depuis le dix-huitième siècle. Préparez-la vous-même en mélangeant 3 mesures de feuilles fraîches pour 6 mesures de vaseline. Faites fondre la vaseline au bain-marie. Puis ajoutez les feuilles, et laissez refroidir. Appliquez la pommade après l'avoir filtrée sur la zone douloureuse 2 à 3 fois par jour.

Gingembre [1] *(Zingiber officinalis)*

L'eau de gingembre est un traitement traditionnel indien contre les foulures. Emincez finement une grosse racine de gingembre et faites-la bouillir dans 500ml d'eau pendant environ 20 minutes jusqu'à réduction de moitié du volume d'eau.

Les remèdes désignés par se préparent en infusion. Ceux qui comportent le sigle nécessitent une décoction. Le mode d'emploi de ces deux méthodes de préparation figure aux pages 11-13. Les variantes et autres procédures sont indiquées dans le texte même à la suite de la description du remède.

1 N'utilisez pas pendant la grossesse
2 Utilisez avec modération pendant la grossesse

Filtrez et utilisez le liquide en lotion ou en compresse sur la zone douloureuse.

Ail [1] *(Allium sativum)*

Ce remède traditionnel chinois contre les foulures a la réputation d'être très efficace. S'il ne soulage pas la douleur et ne favorise pas la guérison, tout au moins son odeur vous permettra d'avoir un peu de tranquillité. Ecrasez quelques gousses d'ail dans de l'huile d'olive pendant une ou deux minutes. Frottez l'articulation foulée avec cette pâte à l'ail. Bandez avec un linge de coton et laissez agir ce remède odorant pendant une heure ou deux.

Consoude *(Symphytum officinale)* et Romarin *(Rosmarinus officinalis)*

Pour préparer ce remède dans les règles de l'art vous devez ramasser des racines de consoude à la pleine lune.

1. Nettoyez les racines et coupez-les en petits morceaux. Il vous faut environ 500g de racine de consoude coupée pour préparer le remède
2. Ajoutez 750ml d'huile d'olive et une poignée de romarin frais
3. Mettez le mélange dans un bain-marie froid et faites chauffer doucement, en remuant constamment. Ne laissez pas bouillir
4. Faites chauffer environ 15 minutes
5. Laissez refroidir jusqu'à 37° et filtrez. Mettez de la gaze au fond de la passoire et essorez bien pour faire sortir tout le liquide
6. Ensuite, faites fondre une poignée de cire d'abeille au bain-marie
7. Tout en remuant la cire, ajoutez la racine de consoude essorée et l'huile au romarin en goutte à goutte
8. Utilisez cette pommade froide, sur les muscles et tendons foulés.

Moutarde *(Brassica nigra)*

Pour finir en beauté, voici un grand classique, le cataplasme à la moutarde.

1. Ecrasez des graines de moutarde dans un peu d'eau
2. Protégez la peau de la zone à traiter avec de la vaseline (afin d'éviter toute irritation ou la formation de cloques)
3. Appliquez la pâte à la moutarde sur la zone douloureuse, et maintenez-la à l'aide d'une

1 Evitez pendant la grossesse et l'allaitement

bande de gaze et d'un sparadrap. Vous pouvez garder ce cataplasme pendant plusieurs heures, et même toute la nuit pour des résultats encore meilleurs.

Erythème fessier du nourrisson

Ah, les joies d'être parents! Si vous êtes un jeune parent vous pouvez être sûr d'une chose. Tôt ou tard votre bébé aura de l'érythème fessier. Cela est dû à la peau sensible de bébé qui entre en contact avec un environnement hostile. Cet environnement est créé par la décomposition de l'urine du bébé. Cette décomposition a lieu dès que l'urine sort de l'organisme du bébé et entre en contact avec la couche et l'air.

Cela ne veut pas dire que vous ne vous êtes pas bien occupé de votre bébé. Certains nourrissons ont la peau plus sensible que d'autres. Certains ont une urine plus forte ou plus concentrée. D'autres sont sensibles à certains aliments et ont de l'érythème fessier lorsqu'ils changent d'alimentation.

La plupart du temps, en s'occupant de bébé avec encore plus d'amour que d'habitude, l'érythème fessier disparaît au bout d'un ou deux jours. Parfois il est plus persistant. Alors vous devrez le traiter plus sérieusement. Si vous utilisez des couches en tissu, faites un rinçage supplémentaire pour vous assurer d'avoir éliminé toute trace de poudre à laver. Vous pouvez même essayer un rinçage au vinaigre. C'est supposé neutraliser le PH élevé des fibres lavées et le rapprocher du PH de la peau de bébé.

Le remède de Grand-mère

Avec son sens pratique, Grand-mère se serait débarrassée de l'érythème fessier en se débarrassant tout simplement de la couche. Logique! C'est là un des meilleurs moyens d'éliminer l'érythème fessier. Un petit popotin exposé à l'air libre et à la lumière indirecte aura tôt fait de devenir, c'est le cas de le dire, aussi doux qu'une peau de bébé! Couchez un très jeune bébé sur des serviettes épaisses et absorbantes. Laissez œuvrer l'air frais et la lumière indirecte du soleil. N'exposez surtout pas le bébé au soleil direct.

Les remèdes désignés par [théière] se préparent en infusion. Ceux qui comportent le sigle [casserole] nécessitent une décoction. Le mode d'emploi de ces deux méthodes de préparation figure aux pages 11-13. Les variantes et autres procédures sont indiquées dans le texte même à la suite de la description du remède.

Lorsque votre bébé grandit, et le volume d'urine avec, cette solution n'est pas pratique, mais vous pouvez toujours tirer parti de ce remède naturel en laissant bébé sans couche pendant quelques minutes à chaque change. C'est une excellente méthode qui peut aider à prévenir l'érythème fessier, et s'il apparaît quand même, elle favorisera la guérison.

Lavez la peau irritée à l'eau froide, ou avec du vinaigre très dilué (40ml ou 2 cuillerées à soupe pour 1 litre d'eau) et utilisez des couches de coton douces pour sécher la peau. Peut-être voudrez-vous essayer un des autres remèdes préférés de Grand-mère, un peu de crème au calendula ou de la poudre d'orme de cèdre pour les cas persistants.

Quelques remèdes d'ici et d'ailleurs, et d'on ne sait où...

- Mettez du bicarbonate de soude, de la farine de maïs ou de la poudre de maranta sur la peau irritée
- Essayez une pommade à la papaye, mais seulement si l'érythème est sec, car cette pommade grasse pourrait exacerber un érythème déjà humide
- Essayez la crème à l'huile de castor
- Faites boire le bébé plus que d'habitude pour diluer l'urine et diminuer l'effet irritant
- En dernier recours, essayez le yaourt, il est censé être efficace en cas d'érythème de nature mycosique

C'est peut-être une réaction alimentaire, bien qu'elle apparaisse sur les fesses!

Si un érythème fessier semble venir de nulle part, il est peut-être dû à un changement dans l'alimentation de bébé. Essayez d'éliminer tout aliment nouveau et de voir si l'érythème disparaît. Rappelez-vous cependant que la plupart du temps l'érythème disparaît de toute façon en un jour ou deux, quoi que vous fassiez.

Curcuma *(Curcuma longa)*

A Samoa les mères soignent les fesses de leurs bébés avec du curcuma en poudre. Elles en saupoudrent sur leurs mains et l'étalent sur la peau irritée du bébé. Si l'irritation est très importante, elles mélangent le curcuma avec un peu d'huile de noix de coco pour en faciliter l'application.

Fatigue

La fatigue, c'est la rançon que vous avez à payer si vous brûlez la chandelle par les deux bouts. Malheureusement, de nos jours, faire trop de choses en peu de temps est devenu un mode de vie. Prendre soin de vous-même, et cela suppose une alimentation saine et équilibrée, vous aidera à garder de l'énergie. Mais si vous ne faites pas une pause régulière afin de vous ressourcer mentalement et physiquement, cela ne servira à rien. Un beau jour vous vous réveillerez et réaliserez que vous êtes en panne sèche.

Lorsque cela vous arrive, essayez un de ces remèdes populaires et revigorez votre corps et votre esprit.

Basilic [1] *(Ocinum basilicum)*

Pendant près de 2500 ans, le basilic a été en Inde (depuis la période védique) une plante sacrée, religieuse. Testez ses pouvoirs curatifs sur vous-même grâce à un massage avec 1 à 2 gouttes d'huile essentielle de basilic diluées dans 10 ml d'huile végétale ou d'amande douce de bonne qualité. Cela aidera à soulager la fatigue musculaire et à revigorer l'esprit.

Lorsque le basilic arriva en Grèce antique il prit le nom de « basilicum», provenant du mot basileum, qui signifie roi. Le basilic était considéré comme une herbe royale et comme une source suprême d'énergie. Basil le Grand utilisait l'herbe qui porte son nom pour rafraîchir ses soldats. Essayez de boire une infusion rafraîchissante de basilic, que votre champ de bataille soit le bureau ou la maison.

Les remèdes désignés par [théière] se préparent en infusion. Ceux qui comportent le sigle [casserole] nécessitent une décoction. Le mode d'emploi de ces deux méthodes de préparation figure aux pages 11-13. Les variantes et autres procédures sont indiquées dans le texte même à la suite de la description du remède.

1 N'utilisez pas l'huile essentielle, sous quelque forme que ce soit, pendant la grossesse

Camomille [1] *(Romaine: Chamaemelum nobile, allemande: C. recutica)*

Au temps de l'Egypte ancienne, les bains de camomille servaient à soulager la fatigue. Si vous voulez suivre l'exemple des beautés égyptiennes de l'époque, ajoutez un sachet de fleurs et de feuilles de camomille à l'eau chaude de votre bain pour soulager douleurs et fatigue.

Si vous préférez suivre l'exemple des beautés anglaises, buvez une tasse de thé à la camomille tout en prenant votre bain aromatisé.

Romarin *(Rosmarinus officinalis)*

Ce remède de l'antiquité égyptienne puise les vertus revigorantes de l'essence de romarin pour vous ramener à la vie. Avec 1 ou 2 gouttes d'essence de romarin préalablement diluées dans 10 ml d'huile végétale ou d'amande douce de bonne qualité, faites un massage de la tête et du tronc: vous redonnerez de l'énergie à votre corps et favoriserez la récupération mentale.

Kurrajong *(Brachychiton diversifolius)*

Les Aborigènes d'Australie mâchent l'intérieur de la racine de cette plante pour récupérer et apaiser la soif.

Fruits secs, chocolat, pollen et haricots blancs

Contre la fatigue chronique les guérisseurs du Vermont recommandent de dormir au moins 8 heures par nuit d'une seule traite. Bon, si vous pouviez le faire vous ne seriez pas fatigué, n'est-ce pas? Heureusement, ils suggèrent aussi de manger des fruits secs (par exemple les mélanges d'avoine, de noix et de fruits secs de type muësli), du chocolat, du pollen (jusqu'à 100 grammes par jour) et des haricots blancs au vinaigre.

Panais *(Pastinaca sativa)*

Les panais, à la vapeur ou au four, au déjeuner ou au dîner, tous les jours ou de temps en temps, sont un remède anti-fatigue du bon vieux temps.

Massages

Le massage est peut-être le traitement le plus ancien. Dans le proche et l'extrême Orient, son utilisation à des fins thérapeutiques remonte bien à 3000 avant Jésus Christ. Et c'est sans aucun doute la thérapie la plus agréable qui soit.

---

1 Evitez les doses excessives et l'huile essentielle pendant la grossesse

Si vous êtes fatigué à cause du surmenage et non pas à cause d'un état pathologique, un massage vivifiant intégral tonifie l'esprit et le corps. Pour un petit massage rapide après une dure journée, un ami pourra faire l'affaire. Mais pour de meilleurs résultats, confiez-vous à un masseur professionnel.

Acupression

Si vous êtes vraiment sur les rotules, essayez donc cette technique d'acupression à faire soi-même afin de retrouver vos esprits. Exercez une pression sur le point qui se trouve à trois largeurs de pouce de la rotule (derrière celle-ci), dans le creux situé sur le bord externe de cette partie. Pressez vers l'intérieur. Puis exercez une pression au centre de la paume sur le point ou repose le majeur lorsque la main est fermée. Pour de meilleurs résultats, consultez un spécialiste de cette pratique.

Toujours à cours d'énergie ?

Si vous vous réveillez complètement exténué après trois nuits blanches d'affilée, si vous êtes anéanti par plusieurs semaines de labeur 7 jours sur 7, ou encore abattu par votre travail à temps plein de super-maman ou de super-papa, rien d'étonnant. Si vous avez subi des tensions nerveuses et physiques, c'est normal que vous soyez fatigué, et quelques jour de repos vous feront le plus grand bien.

Mais si vous avez bien pris soin de vous, passé une bonne nuit, pris trois repas bien équilibrés, tout fait dans les règles de l'art, et que vous vous levez le matin avec l'impression d'avoir couru le marathon toute la nuit ?

Si quoi que vous fassiez, vous êtes toujours fatigué, vous souffrez certainement d'autre chose que d'une simple fatigue. Toutes les maladies chroniques peuvent affaiblir vos réserves d'énergie. Si vous êtes plus fatigué que d'habitude, cela est peut-être un signe d'aggravation de votre maladie. Une fatigue extrême et continue peut être un signe de maladies telles que la mononucléose, le syndrome de fatigue chronique, ou une forme d'affection de la thyroïde.

Alors, si malgré tous vos efforts vous êtes toujours épuisé, consultez votre médecin pour un bilan complet.

Aromathérapie

Si vous êtes physiquement épuisé, essayez d'utiliser une huile essentielle stimulante comme poivre noir, citron, ou romarin. Versez-en quelques gouttes sur un mouchoir et inhalez l'essence revigorante. Sinon, versez 10 gouttes dans l'eau chaude de votre bain en relaxez-vous pendant au moins 10 minutes.

En cas de fatigue intellectuelle, utilisez l'essence de sauge ou de romarin de la même façon.

Acuponcture

L'acuponcture doit être pratiquée par un spécialiste, mais il est aujourd'hui facile d'en trouver. Alors, si vous voulez essayer cette thérapie, vous n'aurez pas de difficulté. Dans la médecine traditionnelle chinoise, la fatigue est souvent imputée au dysfonctionnement des organes internes, et le traitement est orienté vers ces organes.

Korokio *(Corokia buddleioidea)*

Les Maori utilisaient la décoction de korokio pour ses vertus tonifiantes.

Fièvre

La fièvre n'est pas une maladie mais un signal d'alarme de votre système immunitaire. C'est une façon de vous faire savoir qu'il est en train de se défendre contre une attaque bactérienne ou l'invasion d'un virus. Chez les adultes, une petite poussée de fièvre qui ne dure pas longtemps n'a pas lieu d'inquiéter.

Si elle est supportable, laissez la fièvre suivre son cours, elle n'est que la lutte de votre organisme contre l'infection, qu'elle soit virale ou bactérienne. Certains médecins pensent que la fièvre aide en fait votre organisme à récupérer plus vite. C'est pour cela que tant de remèdes populaires contre la fièvre et les maladies fébriles courantes reposent sur une plante qui va stimuler votre organisme et lui faire produire un peu plus de chaleur. Si la fièvre est trop dure à supporter et que vous

Les remèdes désignés par se préparent en infusion. Ceux qui comportent le sigle nécessitent une décoction. Le mode d'emploi de ces deux méthodes de préparation figure aux pages 11-13. Les variantes et autres procédures sont indiquées dans le texte même à la suite de la description du remède.

n'arrivez pas à la surmonter, essayez un des remèdes populaires suivants pour faire baisser la température.

Quelle est la température normale? La plupart des gens ont une température de 36.7 à 37.2°C. De 37.2 à 37.8°C, on a une fièvre basse. Si votre température dépasse 37.8°C, on peut dire que vous avez bel et bien de la fièvre.

Quand la fièvre est synonyme de danger

- Ne négligez jamais une poussée de fièvre :
- chez les jeunes enfants, surtout en-dessous de 4 ans
- lorsqu'elle dépasse 40.6°C, quel que soit l'âge ou la personne, et n'a pas baissé après plusieurs heures de traitement classique
- au-dessus de 41.1°C quels que soient l'âge et la personne
- si elle s'accompagne d'une raideur de la nuque ou si elle dure plus de 5 jours
- chez un adulte atteint d'une maladie chronique

Dans ces situations, une fièvre peut être dangereuse, et même mortelle, vous devez donc consulter le docteur au plus vite.

Arbre à suif *(Myrica cerifera)*

Les Indiens d'Amérique de la tribu des Choctaws buvaient une décoction de cette plante pour faire tomber la fièvre.

Eupatoire perfoliée *(Eupatorium perfoliatum)*

Il y a deux mille ans, le médecin grec Dioscoride conseillait l'infusion d'eupatoire perfoliée en traitement des poussées de fièvres intermittentes, récidivantes et chroniques. Les indiens d'Amérique l'utilisaient également, en particulier ses feuilles, parce qu'elle provoque la sudation. Il s'agit donc un très vieux remède populaire contre la fièvre.

Kanono *(Coprosma australis)*

L'infusion de feuilles de kanono était un remède traditionnel maori pour faire baisser la fièvre.

Remèdes à double tranchant

De nos jours, ce n'est pas vraiment un choix, mais c'est celui auquel nos ancêtres étaient souvent confrontés.

On a tendance aujourd'hui à se méfier de la science et de la technologie, et à se fier à la nature. Pourtant, mère nature n'est pas toujours aussi bienveillante que l'on croit... elle porte parfois en son sein certains des poisons les plus violents.

Au cours de l'histoire les gens voyaient à tort les réactions violentes à certaines plantes comme la preuve de leur efficacité. En voici un exemple classique.

Ignatia *(Strychnos ignatii)*

Voilà plus de 200 ans aux Philippines, on soignait la fièvre avec des graines de plantes. La question de leur efficacité reste à débattre. Si la température diminue car le patient meurt, est-ce qu'on peut le considérer comme un remède efficace ? Le patient malchanceux répondrait sûrement que non.

Si le nom scientifique de cette plante vous dit vaguement quelque chose, sachez que tous les membres de cette famille (Strychnos) contiennent un poison. Et voilà pourquoi son nom vous est si familier, le poison en question s'appelle la strychnine!

Anis *(Pimpinella anisum)*

Pendant au moins 3500 ans, les guérisseurs égyptiens ont utilisé une décoction de racines d'anis pour faire baisser la fièvre. Les guérisseurs américains du 19ème siècle recommandaient aussi de boire une décoction de racine d'anis.

Camomille [1] *(Romaine: Chamaemelum nobile, allemande C. recutica)*

Ce remède nous vient de Nicholas Culpeper, un des plus grands herboristes anglais. Il conseillait de boire une infusion de feuilles de camomille. Si la fièvre s'accompagnait de courbatures il recommandait de se frotter la plante des pieds pour activer la transpiration et faire baisser la fièvre.

Voici d'autres remèdes de Nicholas Culpeper, médecin et herboriste anglais:

---

1 Evitez les doses excessives et n'utilisez pas l'huile essentielle, sous quelque forme que ce soit, pendant la grossesse

Vipérine commune *(Echium vulgare)*

Si vous n'aimez pas l'infusion de camomille, peut-être préférerez-vous cette recommandation de Culpeper, l'infusion de vipérine.

Pétasite officinale *(Petasites hybridus)*

Ni la camomille, ni la vipérine commune ne sont à votre goût? Qu'à cela ne tienne, la décoction de pétasite officinale est un autre remède conseillé par Nicholas Culpeper pour faire baisser la fièvre.

Tussilage-pas-d'âne *(Tussilago farfara)*

Que dites-vous du tussilage-pas-d'âne? L'infusion de cette plante est un autre remède contre la fièvre préconisé par Culpeper.

Saule [1] *(Salix alba)*

Depuis des milliers d'années, herboristes et guérisseurs conseillent de boire une infusion d'écorce de saule pour calmer la fièvre, les inflammations et les douleurs. Les herboristes modernes recommandent l'infusion d'écorce de saule en poudre. Même les médecins occidentaux conseillent le saule, du moins de façon indirecte. Mais ils recommandent d'utiliser sa forme synthétique, l'acide salicylique. Et au lieu de vous faire boire une infusion d'écorce de saule, ils vous feront prendre des comprimés, des gélules ou des sachets, qu'ils appellent aspirine.

Bergamote *(Monarda didyma, M. fistulosa, M. citriodora et M. punctata)*

Depuis des siècles les guérisseurs des pays d'Afrique occidentale utilisent le jus extrait de la pelure de bergamote dans leurs remèdes contre la fièvre. Ils frottent le front, la poitrine et les membres avec le jus pour faire tomber la fièvre.

Gypse *(Sulfate de calcium cristallin hydraté CaSO4 2H20)*

Les guérisseurs lamaïstes du Tibet utilisent un système de diagnostic complexe pour déterminer la nature d'une maladie. Le système traditionnel provient de Pien-Chueh, un médecin du 5ème siècle avant JC. Il est si complexe que la formation d'un praticien traditionnel dure près de 20 ans. Heureusement, vous n'avez pas besoin de faire 20 années d'études pour bénéficier de leur science. Tout ce que vous devez savoir, c'est qu'ils recommandent de prendre 2.5 grammes (1/2 cuillerée à café) de poudre de gypse pour faire baisser la fièvre.

---

1 Comme pour l'aspirine, ne prenez pas de saule si vous êtes enceinte, et n'en donnez pas à un enfant de moins de 2 ans ou à un enfant souffrant de rhume, grippe, ou varicelle

Prenez deux décoctions d'écorce de saule et rappelez-moi demain matin

La prochaine fois que vous croisez quelqu'un qui ne croit pas à l'efficacité des plantes médicinales, demandez-lui s'il a déjà pris un médicament qui provient de la sagesse populaire et de la médecine par les plantes. S'il dit non, demandez-lui ce qu'il prend à la place de l'aspirine! L'écorce du saule appartient à une longue tradition médicinale. Les médecins chinois ont commencé à l'utiliser pour soulager la douleur environ 500 ans avant JC. Au premier siècle en Grèce antique, Dioscoride utilisait l'écorce de saule contre la douleur et l'inflammation.

Nicholas Culpeper préconisait l'écorce, les feuilles et les graines de saule pour presque tous les problèmes, y compris la suppression du désir sexuel. Lorsque les colonisateurs européens allèrent en Amérique du Nord, ils emportèrent avec eux des saules, et continuèrent à en utiliser l'écorce en décoction à des fins curatives. Alors, les guérisseurs observateurs constatèrent certainement que les tribus autochtones utilisaient l'écorce des variétés locales aux mêmes fins.

Dans les années 1820, les chimistes européens commencèrent à faire des expériences avec l'écorce de saule. Au bout du compte, le principe actif, la salicine, fut identifié. Les chercheurs commencèrent à explorer le règne végétal à la recherche d'autres plantes contenant de la salicine, et au milieu des années 1900 il fut accepté universellement que la salicine et son précurseur, l'acide salicylique, calmaient effectivement la fièvre et les inflammations, mais le mode d'action lui-même de ces substances demeurait un mystère.

La salicine et l'acide salicylique sont efficaces, mais à l'état purifié et concentré ils sont trop forts pour être utilisés sans danger. Alors les chercheurs ont mis au point une forme synthétique de l'acide salicylique: l'acide acétylsalicylique, plus communément appelé aspirine.

Cannelle [1] *(Cinnamomum zeylanicum, ou C. cassia ; en Chine, C Cassia de l'écorce: rou gui, ou des brindilles: gui zhi)*

Les anciens guérisseurs chinois et indiens recommandaient de boire de la poudre de cannelle diluée dans un peu d'eau pour faire baisser la fièvre.

Les guérisseurs français utilisent également la cannelle dans leur remède contre la fièvre, mais ont amélioré celui des anciens. Pas seulement une décoction de cannelle et de girofle, ce remède semble parfait pour faire passer la fièvre, mais n'est pas conseillé aux automobilistes. Si vous devez passer la soirée à la maison, essayez-le, le whisky vous réchauffera des pieds à la tête.

1. Un petit bâton de cannelle et quelques clous de girofle dans une casserole
2. Ajoutez 2 tasses d'eau et portez à ébullition pas trop forte
3. Faites frémir 3 minutes
4. Retirez du feu
5. Ajoutez 10 ml (2 cuillerées à café) de jus de citron, 30 ml de miel brun, 30 ml de whisky de bonne qualité
6. Mélangez bien, couvrez et laissez reposer 20 minutes
7. Buvez progressivement pendant 3 ou 4 heures, 125 ml à la fois

Callitris glaucophylla *(Callitris glaucophylla)*

Les Aborigènes d'Australie utilisaient souvent la fumée dans leurs pratiques médicinales. Ce remède traditionnel contre la fièvre consiste d'abord à brûler des branches de cette variété de cyprès originaire d'Australie dans un petit trou creusé dans le sol et de faire un grand feu, avec plein de fumée. Lorsque vous aviez de la fièvre, vous restiez devant le feu aux vertus curatives et inhaliez la fumée aromatique. Ensuite vous sautiez dans votre lit pour un bon et gros dodo.

Eucalyptus *(Eucalyptus globus)*

Les guérisseurs aborigènes d'Australie recommandaient également de boire une infusion de feuilles d'eucalyptus pour faire tomber la fièvre.

Coupez quelques feuilles et plongez-les dans 250 ml d'eau pendant 10 minutes

Buvez selon vos besoins.

---

1 Evitez pendant la grossesse

Cataire *(Nepeta cataria)*

Les guérisseurs de l'état de Pennsylvanie recommandent de boire une infusion de cataire pour soulager la fièvre.

Cacao *(Theobroma cacao)*

Depuis des siècles les Mexicains traitent la fièvre avec le cacao. Ils préparent un breuvage un peu de la même façon que nous préparons le café, mais en utilisant des grains de cacao séchés et moulus au lieu des grains de café grillés.

10 grammes (2 cuillerées à café) de poudre de cacao séché

250 ml d'eau chaude ou de lait chaud

Buvez selon vos besoins

Le cacao préparé de cette façon peut être amer, alors si vous voulez vraiment l'apprécier, ajoutez un peu de miel à ce remède.

Café *(Coffea arabica, C. liberica, C. robusta)*

Tandis que leurs cousins du Sud les Mexicains traitent la fièvre avec du cacao, les guérisseurs d'Amérique du Nord recommandent aux fiévreux de prendre une infusion de grains de café.

20 grammes (1 cuillerée à soupe) de café moulu

1 tasse d'eau bouillante

Buvez 3 tasses par jour

Pissenlit *(Taraxacum officinale)*

La réputation de mauvaise herbe aujourd'hui associée au pissenlit aurait choqué nos ancêtres. Pour eux, le pissenlit était une plante médicinale d'une grande valeur. Ce breuvage, qui associe une décoction de racine et une infusion de feuilles de pissenlit, vient d'Amérique du Nord où il est encore utilisé comme remède contre la fièvre.

Décoction:

1 litre d'eau

50 grammes (2 cuillerées à soupe et demie) de racine de pissenlit séchée, coupée en petits morceaux

1. Faites bouillir 12 minutes

2. Retirez du feu

3. Ajoutez à cette décoction:

4. 15 grammes (3 cuillerées à café) de feuilles de pissenlit séchées finement hachées
5. Laissez infuser 20 minutes
6. Filtrez et sucrez avec une cuillerée à café de sirop d'érable
7. Buvez 1 tasse toutes les 5 heures jusqu'à ce que la fièvre tombe

Sels biochimiques

Si vous êtes adepte des sels biochimiques prenez du Phosphate de fer, si la fièvre s'accompagne d'un pouls rapide, de rougeur du visage, de frissons et d'indigestion avec vomissements. Utilisez Kali Phos dans le cas où la fièvre est associée à un état nerveux et une faiblesse générale.

Gingembre [1] *(Zingiber officinalis)*

Bien avant l'arrivée des Européens sur le sol d'Amérique du Nord, les guérisseurs de la tribu des Rappahannock préparaient une infusion de feuilles de gingembre sauvage pour faire baisser la fièvre.

Les médecins chinois utilisent également le gingembre dans leur remède contre la fièvre, mais ils préfèrent en prendre la racine. Lorsque vous avez de la fièvre, le médecin traditionnel chinois vous dira d'ajouter un peu de racine de gingembre séchée et moulue dans votre nourriture et vos boissons.

Bourrache *(Borrago officinalis)*

La bourrache, qui sent comme le concombre, a l'apparence et le goût de la consoude. L'infusion de feuilles, de fleurs et de tiges de bourrache est un remède célèbre contre la fièvre. Les fièvres fortes ou persistantes peuvent entraîner une déshydratation. Les feuilles de bourrache contiennent du potassium, du calcium et des sels minéraux, et cette infusion peut donc aider à corriger le déséquilibre électrolytique causé par la fièvre.

Raifort *(Amoracia rusticana)*

Le raifort est un vieux remède de bonne femme contre la fièvre. Dans le Sud-est de l'Europe, on ramasse des racines de raifort et on les conserve dans du sable pour en avoir sous la main toute l'année. Vous pouvez utiliser la racine de raifort séchée ou fraîche pour faire cette infusion forte.

---

1 Utilisez modérément pendant la grossesse

Massage des pieds

Les guérisseurs de l'Egypte antique recommandaient de frotter la plante des pieds d'un pharaon fiévreux avec du lotus.

Tamarin *(Tamarindus indica)*

Au Moyen Orient on boit une infusion de tamarin pour soigner la fièvre. Laissez tirer plusieurs heures, diluez l'infusion concentrée avec un volume égal d'eau avant de la boire.

Lavage à l'éponge

Se laver avec une éponge tiède, en insistant sur les mains, la tête et les pieds, est un remède ancien et très simple contre la fièvre.

Chou *(Brassica oleracea)*

Au cas où vous ne l'auriez pas remarqué, le chou est une nécessité dans le jardin d'un guérisseur. Une feuille de chou placée sur le front a un effet apaisant et aide à faire baisser la température. Si vos enfants rechignent à porter un bandeau en feuille de chou, ou se moquent de vous lorsque vous en arborez une sur votre front brûlant, essayez la version moderne de cet ancien remède, appliquez un linge humide sur le front.

Sirop de pêche *(Prunus persica)*

Ce remède, très apprécié de certaines tribus Nord-américaines, est un sirop à base de décoction de noyaux et d'écorce de pêcher. Il sert à soigner toute sorte de maux, par exemple les rhumes, bronchites, et tout ce qui peut provoquer de la fièvre.

1. Pesez: 170 grammes d'écorce de pêcher
2. Prenez: des noyaux de pêches (170 grammes)
3. Ajoutez: 500 ml de vinaigre de cidre de pomme et d'eau distillée en égales quantités
4. Laissez infuser: 5 jours dans un endroit chaud, et secouez plusieurs fois par jour
5. Faites frémir: doucement, jusqu'à réduction de moitié du liquide
6. Ajoutez: 125 ml de whisky ou de brandy comme conservateur
7. Prenez: 20 ml (1 cuillerée à soupe) toutes les 3-4 heures
8. Conservation: après refroidissement du liquide, conservez-le dans une bouteille ou un bocal hermétiquement fermé, et jetez au bout d'un mois

Gentiane *(Gentiana marcrophylla) également connue sous le nom de gin jiao*

Les médecins traditionnels indiens ayurvédiques traitent la fièvre avec une décoction de racine de gentiane.

5 grammes (1 cuillerée à café) de racine de gentiane séchée et moulue

3 tasses d'eau

Faites bouillir 30 minutes

Buvez 5 ml (1 cuillerée à café) 3 ou 4 fois par jour avant les repas

Fromage blanc

Voici un bon moyen de finir le petit reste de fromage blanc qui traîne dans le réfrigérateur, faites-en une compresse rafraîchissante!

1. Mélangez du fromage blanc, du lait et quelques gouttes de vinaigre, mélangez jusqu'à ce que le mélange épaississe
2. Badigeonnez sur un linge de coton ou de lin que vous appliquez sur le front
3. Enroulez le tout d'une serviette et laissez agir pendant environ 1/2 heure
4. Répétez l'opération si nécessaire

Pour terminer sur une note amère

L'angostura est l'ingrédient principal de l'Angostura Bitters, un produit aromatique. Son amertume provient de l'angostura. Cette préparation, une infusion alcoolique, contient également de la cannelle, du girofle, du macis, de la muscade, etc., qui la rendent plus agréable au goût.

L'angostura n'est pas la seule infusion alcoolique de plante, mais c'est une des plus familières. Le Campari, la Bénédictine et la Chartreuse sont également des infusions d'herbes à base d'alcool. Moins connues, vous avez également les liqueurs que l'on boit en digestif en Italie, en Allemagne et en Hongrie. Les principales plantes médicinales utilisées pour aromatiser tous ces digestifs sont la gentiane, le quinquina et l'angélique.

Angostura *(Galiepa officinalis)*

Baptisée du nom d'une vieille ville vénézuélienne, mais originaire de l'île de Trinidad, cette herbe fut introduite dans le reste du monde en 1788 par le docteur

Ewer qui recommandait de boire une décoction de ses racines pour soigner la fièvre.

30 grammes d'écorce

1 tasse d'eau

1. Portez à ébullition
2. Filtrez, jetez la racine
3. Laissez refroidir, puis prenez par doses de 20 ml (1 cuillerée à soupe)

Flatulences

Les flatulences, c'est un joli mot pour désigner un problème dont la politesse nous défend de parler. On ne devrait pas en parler, mais on en parle. Les flatulences, ou pour employer un mot courant les gaz, sont la fonction de l'organisme qui engendre le plus de plaisanteries. Il semble que rien n'est plus drôle que quelqu'un qui a des gaz, sauf bien sûr si ce quelqu'un, c'est vous.

Les gaz sont le plus couramment causés par ce que vous mangez. Certaines personnes souffrent d'une intolérance au lactose. Le lait et le fromage leur donnent énormément de flatulences. Boissons gazeuses et nourritures épicées sont aussi terribles pour certaines personnes. Quant aux choux, brocolis, choux de Bruxelles et autres choux-fleurs, fibres, haricots secs et légumineuses, ce sont des producteurs de gaz bien connus. Et certaines personnes ont des gaz du simple fait de respirer!

Comment faire pour ne pas être la proie de toutes les plaisanteries sur les gaz? Quoi que vous fassiez, ne supprimez pas un aliment bénéfique pour la santé uniquement pour cette raison. Plutôt, habituez votre organisme aux fruits, fibres et légumes en question, leurs bienfaits sur l'organisme valent la peine d'un effort. Une fois votre tube digestif habitué à assimiler ces aliments, les choses iront mieux. Et chaque fois que vous sentirez menacer les gaz, essayez un des remèdes suivants.

Quatre-épices *(Pimenta diocia), également appelé piment de la Jamaïque*

Au Costa Rica depuis des siècles, l'infusion de quatre-épices sert à traiter les flatulences.

Les remèdes désignés par se préparent en infusion. Ceux qui comportent le sigle nécessitent une décoction. Le mode d'emploi de ces deux méthodes de préparation figure aux pages 11-13. Les variantes et autres procédures sont indiquées dans le texte même à la suite de la description du remède.

Anis *(Pimpinella anisum)*

Les anciens médecins de Chine, d'Egypte et de Grèce recommandaient unanimement l'anis en cas de flatulences. Essayez de mâcher une pincée de graines d'anis pour atténuer les gaz et rafraîchir votre haleine.

Cardamome *(Elettaria cardamomum)*

Depuis des siècles en Inde, l'infusion de graines de cardamome écrasées est le remède contre les gaz.

Bergamote *(Monarda didyma, M. fistulosa, M. citriodora, M. punctata)*

Dès le jour où Christophe Colon ramena un bergamotier des îles Canaries, les Italiens se mirent à boire le jus extrait de la pelure et du zeste de bergamote pour traiter les gaz.

Férule persique *(Ferula assa-foetida) également appelée ase fétide*

Cette plante pousse dans la vallée de l'Indus et dans les montagnes de Hindu Kush. Les guérisseurs locaux l'utilisaient il y a près de 2000 ans pour traiter les gaz. La résine gommeuse de cette plante se prend à très petites doses mélangée à de l'eau tiède ou sous forme de poudre saupoudrée sur la nourriture. Ne l'utilisez qu'à très petites doses.

Cannelle [1] *(Cinnamomum zeylanicum, ou C. cassia ; en Chine, C Cassia de l'écorce: rou gui, ou des brindilles: gui zhi)*

Les herboristes américains du 19ème siècle conseillaient de boire une infusion de cannelle pour apaiser les gaz.

Cataire *(Nepeta cataria)*

En Europe au Moyen Age les guérisseurs prenaient cette herbe comme remède contre les gaz. Il s'agissait de boire une infusion de cataire.

---

1 Evitez pendant la grossesse

Fenouil [1] *(Foeniculum officinale)*

Il y a près de 2000 ans, le médecin grec Dioscoride recommandait l'infusion de graines de fenouil écrasées pour soulager les gaz.

Romarin *(Rosmarinus officinalis)*

Les Romains de l'antiquité utilisaient l'essence de romarin pour soulager les gaz. Un bon massage sur le bas de la poitrine, l'abdomen et la région pelvienne avec 1 à 2 gouttes d'essence de romarin (diluée dans 10 ml d'huile végétale ou d'amande douce de bonne qualité) était le mode d'emploi de ce remède apaisant et parfumé.

Aneth *(Anethum graveolens)*

Nicholas Culpeper, herboriste anglais du 17ème siècle, a écrit que l'aneth était le «vaillant chasseur de gaz». Il recommandait de mâcher des graines d'aneth, environ 2.5 grammes (soit 1/2 cuillerée à café) deux fois par jour pour soulager les gaz.

Galanga *(Alpinia officinarum)*

Depuis des siècles les médecins traditionnels chinois recommandent à leurs patients de boire une infusion de racines de galanga pour traiter les gaz.

Ces remèdes anciens contre les gaz sont si courants dans de nombreuses cultures que l'on peut dire qu'ils sont universels.

Boissons gazeuses

Buvez de la bonne vieille limonade blanche ou de l'eau gazeuse chaude pour soulager les gaz.

Sirop d'orgeat

Si vous voulez essayer ce vieux remède contre les gaz, cherchez dans le livre de recettes de votre grand-mère comment préparer le sirop d'orgeat, fait à partir d'orge et de jus de fruit.

Lait de chèvre

Ou bien essayez de boire du lait de chèvre, qui a la réputation de soulager les gaz récalcitrants.

---

1 Evitez pendant la grossesse

Massage (surtout efficace pour les nourrissons)

D'abord, détendez les muscles de l'enfant en lui passant une bouillotte tiède sur le bas du dos et l'abdomen.

Couchez l'enfant devant vous, sur le dos. Levez-lui les jambes, repliez-les au niveau des genoux, puis relâchez.

Massez doucement l'abdomen en faisant des mouvements descendants de la cage thoracique vers le pelvis, avec les mains l'une sur l'autre. Répétez l'opération six fois.

Continuez à masser l'abdomen, dans le sens des aiguilles d'une montre.

Prenez les chevilles de l'enfant, jambes tendues, tirez-les vers vous puis pliez-les doucement au niveau des genoux en poussant les jambes vers l'abdomen, jusqu'à ce que les genoux touchent la poitrine. Maintenez 10 à 30 secondes tandis que l'enfant respire doucement. Faites cela cinq fois, tournez l'enfant sur le côté gauche et appliquez une bouillotte tiède contre son ventre.

Aromathérapie

Pour traiter les problèmes de gaz, diluez 1 à 2 gouttes d'essence de basilic, sauge, menthe poivrée et myrrhe dans 40 ml d'huile végétale ou d'amande douce de bonne qualité. Massez l'abdomen en faisant pénétrer l'huile, en tournant toujours dans le sens des aiguilles d'une montre. Si vous voulez un massage dans les règles de l'art, adressez-vous à un professionnel de l'aromathérapie.

Naturopathie

Si vous souffrez de flatulences chroniques, consultez un naturopathe agréé qui vous prescrira un programme complet avec régime, compresses, massages et exercices.

Furoncles

Ils sont hideux et douloureux, et ce n'est pas le pire. Sans traitement approprié, les furoncles peuvent aussi être dangereux.

Les remèdes désignés par  se préparent en infusion. Ceux qui comportent le sigle 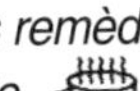 nécessitent une décoction. Le mode d'emploi de ces deux méthodes de préparation figure aux pages 11-13. Les variantes et autres procédures sont indiquées dans le texte même à la suite de la description du remède.

L'objectif lorsque vous traitez un furoncle est de faire sortir la « bête» de sa tanière, au sens littéral. Il s'agit de ramener les bactéries (et les déchets qu'elles produisent en se multipliant) à la surface, pour leur permettre ainsi d'être évacuées de l'organisme. Sinon, tout ce poison risque de s'enfoncer et finira par passer dans le sang.

C'est la raison pour laquelle il ne faut jamais presser un furoncle. En pressant, vous risquez de diriger le poison vers l'intérieur au lieu de le faire sortir. Appliquez plutôt une compresse ou un cataplasme pour ramener la substance hideuse vers la surface et lui permettre de s'évacuer naturellement.

Si vous remarquez des lignes rouges sur la peau, si ces lignes semblent partir du furoncle, ou si vous vous sentez mal ou avez de la fièvre, cela peut signifier que le poison est déjà passé dans le sang, consultez donc votre docteur sans plus attendre.

Enfin, chez l'enfant ou la personne âgée, il faut toujours en cas de furoncle consulter le médecin. Le système immunitaire n'est peut-être pas capable de faire face à une infection comme chez l'adulte. Alors prudence!

Luzerne *(Medicago sativa)*

Ce sont les conquistadores espagnols qui ont introduit la luzerne dans le Nouveau Monde, car ils l'avaient rapportée pour nourrir leurs chevaux. Il y a environ 200 ans, les guérisseurs sud-américains commencèrent à utiliser la luzerne à des fins médicinales. Ils recommandent d'en consommer les pousses pour favoriser la guérison des furoncles. Mettez-en dans votre sandwich et ça devrait suffire.

Moutarde *(Brassica hirta)*

Ce cataplasme utilise les propriétés chauffantes de la moutarde pour ramener le poison vers la surface. Formez une pâte en écrasant quelques graines de moutarde avec un peu d'eau. Protégez la peau avec de la vaseline avant d'appliquer la pâte tout autour du furoncle. Maintenez le cataplasme en place avec une bande de gaze et laissez agir pendant plusieurs heures, si possible 24 heures.

Pukatea *(Laurelia novae-zelandiae)*

Une infusion d'écorce de pukatea (une plante de Nouvelle Zélande) est un remède traditionnel maori à badigeonner sur les furoncles.

Graines de lin [1] *(Linum ustatissimum)*

Ce cataplasme est fait à partir d'une décoction de graines de lin moulues. Appliquez le cataplasme chaud sur le furoncle, maintenez à l'aide d'une bande de gaze.

Lorsqu'il a refroidi, renouvelez l'opération autant de fois que nécessaire, jusqu'à ce que le furoncle se rompe en surface.

Fénugrec [2] *(Trigonella foenum-graecum)*

Ou encore, essayez ce cataplasme à base de graines de fénugrec. Faites une décoction et utilisez comme le cataplasme aux graines de lin ci-dessus.

Pomme de terre *(Solanum tuberosum)*

Voici un nouveau moyen d'utiliser les restes. Faites un cataplasme avec de la purée de pommes de terre chaude. Appliquez sur le furoncle et renouvelez autant de fois que nécessaire, jusqu'à disparition du furoncle

Souci *(Calendula officinalis)*

L'essence de calendula est un remède ayurvédique contre les furoncles. Diluez 1 à 2 gouttes d'huile essentielle de souci dans 10 ml d'huile végétale ou d'huile d'amande douce de bonne qualité et massez doucement le furoncle en débordant tout autour.

Palétuvier blanc *(Avicennia marina)*

Au Zaïre (l'ancien Congo), on brûle le bois de palétuvier blanc et on mélange les cendres qui en résultent avec de l'eau douce ou salée pour faire un cataplasme qu'on applique sur les furoncles.

Echinacée *(Echinacea augustifolia)*

Les indiens d'Amérique utilisaient l'échinacée dans de nombreux remèdes. Cette lotion pour furoncle est faite à base d'une décoction de racines d'échinacée. Renouvelez jusqu'à disparition du furoncle.

Lavande [1] *(Lavandula angustifolia)*

Diluez 1 à 2 gouttes d'essence de lavande dans 10 ml d'huile végétale ou d'huile d'amande douce de bonne qualité et massez doucement le furoncle en débordant bien autour.

Bardane *(Arctium lappa)*

Depuis des siècles les Gitans utilisent cette décoction à froid de racine de bardane en cataplasme sur les furoncles.

---

1 Utilisez avec modération en raison de l'acide prussique contenu dans l'huile de lin. N'utilisez pas l'huile de lin pour artistes

2 Evitez pendant la grossesse

30 grammes de racine de bardane

1. Faites tremper la racine dans 750 ml d'eau froide pendant une nuit.
2. Le matin, portez le liquide à ébullition
3. Laissez frémir pendant 15 minutes
4. Laissez refroidir
5. Filtrez, jetez les racines
6. Mélangez le liquide à de la terre à foulon (que vous trouverez en pharmacie ou dans un magasin de produits naturels) pour obtenir une pâte
7. Appliquez la pâte sur le furoncle, retirez à l'eau froide et au vinaigre de pomme au bout d'une heure
8. Renouvelez si nécessaire

Sassafras *(Sassafras albidum)*

Les Gitans de Hongrie utilisent la membrane interne de l'œuf pour faire partir les furoncles. Ils recommandent également de boire une infusion de sassafras.

Pissenlit *(Taraxacum officinale) aussi connu sous le nom de gong ying*

Il s'agit d'un traitement traditionnel chinois à base d'une décoction de feuilles de pissenlit appliquées en cataplasme. Appliquez le cataplasme encore chaud et maintenez à l'aide d'une bande de tissu ou de gaze.

Ecorce d'orme *(Ulmus fulva)*

Les tribus Ménoïminee et Potawatomi d'Amérique du Nord utilisaient une pâte à base d'écorce d'orme en poudre et d'eau pour traiter les furoncles. Appliquez autant que nécessaire.

Pied-de-chèvre *(Ipomocea pes-caprae)*

Au Brésil et à la Jamaïque, les feuilles de pied-de-chèvre s'utilisent en cataplasme pour faire sortir le pus des furoncles.

Feuilles de pied-de-chèvre fraîchement cueillies, lavées et finement hachées.

1. Moudre avec 60 ml (3 cuillères à café) d'eau glacée
2. Appliquez sur le furoncle
3. Enveloppez de gaze ou de tissu
4. Changez le cataplasme toutes les 45 minutes, 3 à 4 fois de suite

---

1 Utilisez à petites doses pendant la grossesse

5. Répétez quotidiennement jusqu'à ce que le furoncle s'ouvre en surface

Gingivite

Lorsque votre dentiste vous dit que vos dents se déchaussent, n'allez pas croire qu'il est victime d'hallucinations. Si vous croyez qu'après les quelques plombages de votre enfance, vous en avez terminé avec les soins dentaires, vous vous trompez. Toutes vos dents peuvent être saines, dénuées de plombages, cela ne vous empêche pas de courir le risque de les perdre à cause d'une gingivite. La gingivite est un terme fourre-tout qu'on utilise généralement pour décrire les premières étapes de cette maladie: les gencives sont rouges, gonflées, et saignent facilement. La gingivite est la première cause de problèmes dentaires chez l'adulte.

La bouche, comme le reste du corps, n'est pas votre territoire exclusif. Elle héberge toute sorte de bactéries, bonnes et mauvaises. Les bactéries responsables de la plaque dentaire sont des habitants usuels de votre bouche. Surveillez la plaque, vous n'aurez pas d'ennuis. Mais lorsque ça devient trop confortable le long de la gencive, les bactéries responsables de la plaque dentaire s'emballent et se multiplient à volonté, et au cours de ce processus elles provoquent une irritation des gencives. Les gencives irritées n'arrivent plus à adhérer normalement aux dents. Elles se rétractent et dénudent la dent. Au bout du compte, votre dentiste vous annonce que vos dents se déchaussent.

Cela ne doit pas arriver, prenez bien soin de vos gencives et elles resteront bien accrochées à vos dents.

Les remèdes désignés par 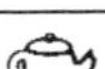 *se préparent en infusion. Ceux qui comportent le sigle* 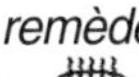 *nécessitent une décoction. Le mode d'emploi de ces deux méthodes de préparation figure aux pages 11-13. Les variantes et autres procédures sont indiquées dans le texte même à la suite de la description du remède.*

Quelques trucs à retenir

A votre prochaine visite chez le dentiste, prenez une petite leçon. Après votre détartrage, demandez au dentiste de vous montrer comment bien se brosser les dents et utiliser le fil dentaire. Les techniques ont sûrement bien changé depuis votre première leçon.

Ensuite, une fois que vous aurez appris les techniques dernier cri, appliquez-les! Deux fois par jour, au minimum, et tous les jours! Trois fois par jour c'est encore mieux, de préférence après chaque repas ou goûter. Mais soyez réaliste : n'abandonnez pas si vous ne pouvez le faire que deux fois par jour, c'est toujours mieux que rien.

Achetez une deuxième brosse à dents, que vous utiliserez à tour de rôle, une le matin, l'autre le soir. Cela leur permettra de sécher entre deux utilisations.

Echinacée *(Echinacea augustifolia)*

Pour les problèmes de gencives, les indiens des plaines d'Amérique du Nord préparaient une solution dentaire à partir d'une décoction de racine d'échinacée.

Bananier *(Musa paradisiaca)*

Frottez les gencives avec le jus extrait des feuilles de bananier, il est recommandé par les guérisseurs depuis 1588 pour soulager les gencives douloureuses.

Remèdes anciens

Teinture de myrrhe

Mettez quelques gouttes de teinture de myrrhe un peu d'eau chaude, puis faites un bain de bouche. Cela est supposé apaiser les gencive et les fortifier.

Mélasse noire, miel, ail

Frottez les gencives avec l'un de ces trois ingrédients, ils sont censés soigner et fortifier les gencives.

Sel de mer et Peroxyde d'hygrogène *(H202)*

Mélangez 5 grammes (1 cuillerée à café) de sel de mer avec 10 ml (2 cuillerées à café) de peroxyde d'hydrogène et diluez dans 20ml (1 cuillerée à soupe) d'eau pour faire un bain de bouche soulageant pour les gencives douloureuses.

Ratanhia *(Krameria triandra)*

Les guérisseurs péruviens recommandent de boire une décoction de cette racine locale pour les problèmes de dents et de gencives.

Si vous préférez acheter votre solution dentaire péruvienne plutôt que de la préparer, vous trouverez cet ingrédient dans certaines poudres ou dentifrices aux plantes (vendus en magasins de santé naturelle).

Bicarbonate de soude, Sel et Peroxyde d'hydrogène

Les guérisseurs des états de la Nouvelle Angleterre vous disent de jeter votre dentifrice et votre solution dentaire à la poubelle. Brossez-vous plutôt les dents avec une pâte à base de bicarbonate de soude et de sel dilués dans un peu d'eau, conseillent-ils. Puis rincez-vous la bouche avec une solution diluée de peroxyde d'hydrogène (5ml pour 20ml d'eau chaude).

Et pendant qu'ils y sont, les guérisseurs de la Nouvelle Angleterre vous conseillent de changer votre alimentation :

Mangez: foie, saumon, poisson, poulet, céleri, carottes, brocolis, asperges, haricots, navets, myrtilles, framboises, pommes, oranges, yaourt, lait écrémé, fromage naturel, farines complètes, avoine et cacahuètes.

Bannissez: sucre, bonbons, pâtisseries (gâteaux, biscuits...), raisins secs, dates, abricots secs, boissons gazeuses, bière et vin.

Indigotier *(Indigofera tinctoria)*

L'indigotier est utilisé à des fins médicinales depuis le Moyen Age. La décoction de racine d'indigotier était réputée pour ses vertus apaisantes et curatives en cas d'irritation des gencives. Si vous essayez ce remède, faites-le plutôt le week-end, car vous risquez d'avoir la bouche bleu foncé.

Goutte

La goutte? Vous rigolez! A d'autres! C'est pour les personnages de dessins animés. Faux! La goutte n'est pas une plaisanterie. Il s'agit d'une forme vraiment très douloureuse d'arthrite. La goutte est causée par un excès de cristaux d'acide urique qui se déposent au niveau des articulations. Dans les dessins animés, c'est toujours le gros orteil qui trinque, mais dans la réalité la goutte peut affecter n'importe quelle articulation.

La présence d'acide urique dans le sang est un fait normal. L'acide urique est un produit dérivé naturel du métabolisme de nombreux aliments. Lorsque vous avez trop d'acide urique dans le sang, soit parce que vous consommez beaucoup d'aliments riches en purine ou parce que votre organisme ne parvient pas à éliminer l'acide urique assez rapidement, ce dernier se cristallise, les cristaux se déposent dans les articulations et provoquent l'atroce douleur.

Aliments riches en purine, à éviter

- Poisson (en particulier les sardines, anchois, mollusques, maquereaux)
- Viandes et volailles (en particulier les abats)
- Certains légumes et grains (lentilles, champignons, flocons d'avoine, pois secs, asperges, choux fleur)
- Alcool (d'accord, ce n'est pas un aliment, mais ça aggrave la goutte)

Si vous évitez ou réduisez votre consommation d'aliments riches en purine, et augmentez la quantité d'eau que vous buvez, vous devriez réduire, sinon éliminer, les crises de goutte.

Céleri *(Apium graveolens)*

Dans l'Antiquité les Grecs utilisaient le céleri à des fins médicinales, et les médecins traditionnels ayurvédiques, en Inde, l'emploient encore de nos jours. Hildegard de Bingen, abbesse et herboriste allemande, pensait que les graines de céleri étaient le meilleur remède contre la goutte. Elle recommandait d'en boire une

Les remèdes désignés par se préparent en infusion. Ceux qui comportent le sigle nécessitent une décoction. Le mode d'emploi de ces deux méthodes de préparation figure aux pages 11-13. Les variantes et autres procédures sont indiquées dans le texte même à la suite de la description du remède.

infusion pour soulager la douleur.

Girofle *(Syzgium aromaticum)*

Si l'infusion aux graines de céleri ne fait pas d'effet, Hildegard a prévu un autre de ses remèdes favoris contre la goutte, une infusion de girofle.

Ronce *(Rubus ulmifolius)*

Les guérisseurs recommandent de boire une infusion d'écorce, de feuilles, de racine ou de fruits de cette plante. Utilisez les restes de liquide en lotion ou en compresse sur les articulations douloureuses, appliquez avec un linge de coton propre.

Aigremoine *(Agrimonia eupatoria)*

Les médecins et herboristes anglais disent aux patients souffrant de goutte de boire une infusion d'aigremoine séchée, ce depuis les années 1700.

Sels biochimiques

Nat Phos (phosphate de sodium) est la recommandation pour la goutte, avec Nat Sul (sulfate de sodium) une fois par jour pour favoriser l'élimination des toxines.

Haricots verts *(Phaseolus vulgaris)*

Faites un jus de haricots verts à l'aide d'une centrifugeuse, c'est un remède populaire français. Buvez-en 150 ml par jour. Mélangez-le à du jus de carottes ou de pomme pour faire passer le goût fort et désagréable du jus de haricots verts.

Aunée officinale *(Inula helenium)*

Le médecin grec Galien (130-200 après JC), parfois considéré comme le fondateur de la médecine expérimentale, recommandait de boire une décoction de racine d'aunée officinale pour soulager les articulations douloureuses.

Germandrée [1] *(Teucrium chamaedrys)*

Au Moyen Age la germandrée servait à la préparation d'un remède populaire contre la goutte. On cassait l'herbe au niveau de la racine, on broyait la tige, les feuilles et les fleurs et on appliquait l'herbe écrasée sur l'articulation douloureuse.

Muguet *(Convallaria maialis)*

Gerard, herboriste anglais, a mis au point une façon unique de soigner la goutte avec du muguet. Il remplissait une bouteille en verre de fleurs de muguet et la mettait dans un nid de fourmis. Il laissait la bouteille dans le nid pendant deux ou trois jours. Puis il l'en retirait, enlevait les fleurs et appliquait celles-ci directement sur les articulations douloureuses. Les fleurs s'étaient certainement empreintes de l'acide formique des fourmis et cela aidait peut-être à chauffer l'articulation et à soulager ainsi la douleur.

Cassis *(Rubes nigra)*

Aux dix-huit et dix-neuvième siècles les feuilles de cassis servaient à faire un cataplasme pour soulager les articulations douloureuses atteintes de goutte.

1. Prenez une poignée de feuilles de cassis fraîches
2. Plongez-les dans de l'eau bouillante jusqu'à ce qu'elles se ramollissent
3. Broyez les feuilles et appliquez-les encore tièdes sur l'articulation douloureuse
4. Maintenez le cataplasme en place à l'aide d'un linge ou d'un bandage, recommencez l'opération si nécessaire

Ortie blanche *(Laminum album) ou lamier blanc*

Pendant des siècles, les jeunes feuilles fraîches d'ortie blanche ont servi à faire un cataplasme pour soulager les articulations atteintes de goutte.

1. Une poignée de feuilles d'ortie blanche
2. Plongez dans l'eau bouillante jusqu'à ramollissement des feuilles
3. Broyez les feuilles et appliquez la pâte sur l'articulation douloureuse
4. Maintenez à l'aide d'un linge ou d'un bandage, recommencez aussi souvent que nécessaire

Houx *(Ilex aquifolium)*

Au Paraguay, on extrait le jus des feuilles de houx et on l'applique sur les articulations douloureuses et affectées par la goutte. Faites très attention avec le houx, les baies sont extrêmement toxiques et ne doivent surtout pas servir dans des applications médicinales.

Ail [1] *(Allium sativum)*
et Cerise *(Prunus avium)*

Pas en même temps! Les guérisseurs de l'ancienne Union Soviétique disent aux patients souffrant de goutte d'éviter l'alcool, le foie et les ris de veau, de manger une gousse d'ail cru deux fois par jour et de boire un verre de jus de cerise matin et soir.

---

1 Utilisez avec modération

Uniquement pour les audacieux (ou les célibataires)

Si vous êtes joueur, essayez ce remède tibétain... mélangez du lait rance, du beurre et de la bouse de vache, appliquez la mixture sur l'articulation douloureuse atteinte de goutte. Vous feriez mieux d'éviter les lieux publics pendant le temps de pose!

Nombril-de-Vénus *(Umbilicus rupestris)*

Au Moyen Age, les guérisseurs français recommandaient d'appliquer de petites feuilles juteuses de nombril-de-Vénus sur les articulations douloureuses.

Egopode aux goutteux *(Aegopodium podagraria)*

Au 17ème siècle un cataplasme à base des feuilles et de la racine de cette plante est devenu un traitement très prisé contre la goutte, comme son nom l'indique.

1. Faites bouillir les feuilles, la racine et les tiges d'un plant entier d'égopode dans un litre d'eau
2. Faites bouillir 20 à 30 minutes
3. Filtrez, jetez l'eau
4. Appliquez la plante tiède sur l'articulation douloureuse

Vous pouvez également boire une infusion de feuilles d'égopode aux goutteux..

Moutarde *(Brassica nigra)*

La goutte a un autre remède qui pourrait bien être le favori de nos grand-mères, le cataplasme à la moutarde.

1. Moudre des graines de moutarde dans un peu d'eau
2. Recouvrir la peau de la zone à traiter avec de la vaseline (afin d'empêcher la moutarde de provoquer des cloques ou une irritation)
3. Appliquez la pâte sur la zone à traiter, et la maintenir à l'aide de gaze et de sparadrap. Ce cataplasme peut se garder plusieurs heures, et pour de meilleurs résultats laissez-le toute la nuit.

---

1 Evitez pendant la grossesse et l'allaitement

Grippe

La grippe, une maladie virale infectieuse qui se propage comme l'éclair, existe depuis très longtemps et n'est pas prête de disparaître. Comme la plupart des virus, celui de la grippe est en mutation permanente. Si vous attrapez la grippe cette année, vous pouvez passer au travers l'année prochaine et peut-être celle d'après. Mais d'ici la troisième ou quatrième année le virus aura tellement changé que vous serez susceptible de l'attraper à nouveau.

Ne confondez pas la grippe avec un mauvais rhume. Bien que tous deux causés par un virus, ce sont des maladies différentes. Avec un rhume, même fort, vous ne vous sentez pas très en forme, mais vous n'êtes pas totalement diminué. Avec la grippe, vous avez très mal à la tête, des courbatures, une poussée de fièvre vertigineuse, et plus du tout d'énergie. Et pour compléter ce tableau épouvantable, la toux, le nez qui coule et les maux de gorge sont souvent au rendez-vous. Avec un rhume, vous commencez à vous sentir mieux presque avant de réaliser que vous êtes malade, et vous retrouvez la forme en quelques jours à peine. Avec la grippe vous n'êtes pas convaincu que vous guérirez un jour et n'en avez même pas la volonté. Pour récupérer totalement, il faut parfois des semaines.

Ne jouez pas les martyrs lorsque frappe la grippe, restez à la maison et au lit. Laissez votre organisme puiser dans toutes ses ressources pour combattre la maladie. Buvez beaucoup et prenez les anti-douleur qui vous font du bien. Mais surtout, ne donnez pas d'aspirine aux enfants de moins de 2 ans.

Ne sous-estimez pas la grippe, elle peut tuer encore de nos jours. Les personnes atteintes de maladies chroniques (en particulier les maladies respiratoires ou cardio-vasculaires) et celles de plus de 65 ans doivent se faire vacciner contre la grippe chaque année. Même si le vaccin n'empêche pas d'attraper le virus, il atténue la gravité de la maladie. Une fois que vous avez commencé à vous faire vacciner, n'arrêtez plus, car vous ne développez pas d'immunité naturelle contre le virus en mutation. Si vous attrapiez le virus suivant, il vous terrasserait. Si vous êtes allergique aux œufs, ne vous faites pas vacciner, car le vaccin est élaboré dans des œufs et que vous pourriez, en cas d'allergie, faire un choc.

Les remèdes désignés par 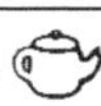 *se préparent en infusion. Ceux qui comportent le sigle* 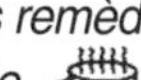 *nécessitent une décoction. Le mode d'emploi de ces deux méthodes de préparation figure aux pages 11-13. Les variantes et autres procédures sont indiquées dans le texte même à la suite de la description du remède.*

Arbre à suif *(Myrica cerifera)*

Au début du 19ème siècle, Samuel Thomson, herboriste américain de la Nouvelle Angleterre, a rendu populaire l'infusion d'arbre à suif dont il vantait les propriétés chauffantes sur l'organisme.

Céleri *(Apium graveolens)*

Ce remède remonte presque aussi loin que la grippe elle-même. Il nous vient des médecins ayurvédiques de l'Inde ancienne. Ils recommandaient de boire une infusion de graines de céleri fraîchement écrasées pour traiter les symptômes de la grippe.

Cannelle [1] *(Cinnamomum zeylanicum, ou C. cassia ; en Chine, C Cassia de l'écorce: rou gui, ou des brindilles: gui zhi)*

Au douzième siècle Hildegard de Bingen, abbesse et herboriste allemande, recommandait de traiter la grippe avec une infusion de cannelle.

Cannelle [1] *(Cinnamomum zeylanicum, ou C. cassia ; en Chine, C Cassia de l'écorce: rou gui, ou des brindilles: gui zhi)*
Girofle *(Syzgium aromaticum)*
et Citron *(Citrus limon ou C. medica, var. limonum)*

Ce vieux remède populaire français est encore plus délicieux que celui de Hildegard de Bingen mais n'est pas indiqué pour les personnes sobres. Avec leur style caractéristique, les guérisseurs français recommandent de boire une infusion de cannelle et de girofle à laquelle on ajoute un jus de citron, du miel, et un ingrédient secret, du whisky, pour asséner un coup fatal à la maladie.

1. Prenez un petit bâton de cannelle et quelques clous de girofle
2. Versez sur ces ingrédients 500 ml d'eau
3. Portez à ébullition et laissez frémir 3 minutes
4. Retirez du feu
5. Ajoutez 10 ml (2 cuillerées à café) de jus de citron
6. 45 ml (1 cuillerée à soupe et demie) de miel brun
7. 60 ml (2 cuillerées à soupe) de whisky
8. Mélangez bien, couvrez et laissez reposer 20 minutes

---

1 Evitez pendant la grossesse

2. Evitez pendant la grossesse

9. Buvez une demie tasse toutes les 3 ou 4 heures

Café *(Coffea arabica, C. liberica, C. robusta)*

Les guérisseurs américains devaient avoir un certain sens pratique. Ils indiquent un remède contre la grippe qui n'est ni plus ni moins que de boire une tasse de café, quelque chose qu'on est sûr de trouver dans toutes les cuisines. Si vous en avez besoin, voici une recette:

30 grammes (1 cuillerée à soupe) de café moulu

250 ml d'eau bouillante

1. Faites infuser 10 minutes puis filtrez

2. Buvez 3 tasses par jour

Cataire *(Nepeta cataria)*

Ce remède contre la grippe, une simple infusion de cataire, était une boisson populaire dans toute l'Europe au Moyen Age.

Eucalyptus *(Eucalyptus camaldulensis)*

Plus de quarante mille ans de tradition aborigène ont donné à ce remède une place prépondérante parmi les remèdes aux plantes de tous les temps. Quelques feuilles écrasées dans de l'eau bouillante produisent une vapeur curative qui aide à mieux respirer. L'essence d'eucalyptus que l'on frotte sur la poitrine produit le même effet, et sur les articulations elle aide à soulager les douleurs. Le must, ce sont les feuilles fraîches d'eucalyptus, qui apaisent et revigorent.

Eucalyptus tetrodonta *(Eucalyptus tetrodonta)*

Pendant des siècles, cette variété d'eucalyptus était le plus prisé des traitements contre la grippe en Papouasie Nouvelle Guinée. Ils tiraient un double bénéfice de ce remède, en mâchant les feuilles d'une part et en buvant d'autre part une décoction de jeunes feuilles fraîches.

Tussilage-pas-d'âne *(Tussilago farfara)*

Le tussilage-pas-d'âne entre dans la composition de tous les remèdes chinois depuis 200 ans. L'infusion de cette plante est l'indication courante lorsque vous avez la grippe.

Ail[1] *(Allium sativum)*

L'ail est utilisé depuis très longtemps à des fins médicinales. La science moderne a démontré son pouvoir antioxydant et ses propriétés antiseptiques et antivirales. Il aide à surmonter la grippe et il est bon pour la santé. Mangez une gousse d'ail trois fois par jour.

Baume de benjoin

Le mal de tête lancinant qui accompagne la grippe est presque aussi fort que les courbatures. En respirant du baume de benjoin on peut soulager la tête. Appliquez-en quelques gouttes sur votre mouchoir et inhalez les vapeurs.

Raifort *(Amoracia rusticana)*

Ce remède qui soulage les maux de tête (l'infusion de raifort) vient du Sud-est de l'Europe. Au bon vieux temps, on ramassait des racines de raifort et on les conservait dans du sable afin d'en avoir toujours sous la main. Vous pouvez cultiver le raifort ou l'acheter à l'état frais ou séché dans les magasins de diététique ou d'alimentation générale. 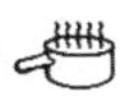

Pukatea *(Laurelia novae-zelandiae)*

L'infusion d'écorce de pukatea est un remède traditionnel maori contre les maux de gorge liés à la grippe et aux rhumes.

Régime spécial

Les guérisseurs israéliens prescrivent: repos strict au lit, soupe au poulet faite maison, soda au citron, aspirine, jus de fruit à profusion, et bouillon de bœuf. Suivez la recette ci-dessous pour faire votre propre bouillon de bœuf. Demandez à votre maman sa recette de soupe au poulet. Encore mieux, appelez-la et demandez-lui de vous en préparer, car vous savez que rien ne vaut sa recette spéciale.

Bouillon de bœuf:

1. Dégraissez entièrement un morceau de rôti
2. Plongez-le dans 600 ml d'eau froide
3. Laissez tremper 2 heures
4. Faites frémir 3 heures, sans laisser bouillir
5. Ajoutez de l'eau froide de temps en temps pour garder le volume
6. Mettez le rôti dans une passoire, et à l'aide d'un bocal lourd pressez pour faire sortir le jus de la viande
7. Ajoutez ce jus au liquide de cuisson

---

1 Evitez en cas de grossesse ou d'allaitement

8. Filtrez et buvez selon vos besoins au cours de la journée

Confiture de Framboise *(Rubus idaeus)* et Thé

Une tasse de thé sucré bien chaud est un remède miracle. Il vous suffit de regarder un vieux film pour constater l'effet miraculeux d'une tasse de thé sur une personne en détresse. Les guérisseurs de Guadalcanal, la plus grande des îles Salomon, ont dû être les premiers à déterminer les vertus curatives d'une tasse de thé sucré bien fort. Ils conseillent aux victimes de la grippe de boire une tasse de thé chaud, avec une cuillerée à café de confiture de framboise, au moins six fois par jour.

Gueule de bois

Si seulement vous pouviez vous rappeler comme vous étiez mal en point lors de votre dernière cuite. C'est ça le problème. Lorsque vous vous réveillez avec les genoux qui se dérobent, mal aux cheveux et le cœur au bord des lèvres, vous jurez qu'on ne vous y reprendra plus. Mais si vous êtes comme la plupart des gens, les souvenirs de gueule de bois s'estompent avec le temps… et les verres d'alcool que vous ingurgitez. A moins d'avoir une volonté de fer, tôt ou tard vous allez finir par vous cacher du soleil, insulter les oiseaux qui piaillent et fouiller la maison à la recherche de quelque chose qui vous rappelle que vous êtes bien un être humain.

Si vous voulez éviter la gueule de bois, il n'y a qu'un seul remède populaire. Ne buvez pas trop. Buvez lentement et ayez quelque chose dans l'estomac lorsque vous buvez, et tout au long de la soirée. La présence de nourriture aide à ralentir l'absorption d'alcool par le tube digestif.

Si vous voulez vous débarrasser de votre gueule de bois il n'existe qu'une seule méthode sûre, éprouvée et garantie. Le temps. La seule évidence, c'est que votre organisme a besoin de temps, pour évacuer l'alcool et les substances sécrétées lors de la digestion de cet alcool.

Les remèdes désignés par 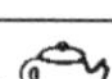 *se préparent en infusion. Ceux qui comportent le sigle* 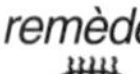 *nécessitent une décoction. Le mode d'emploi de ces deux méthodes de préparation figure aux pages 11-13. Les variantes et autres procédures sont indiquées dans le texte même à la suite de la description du remède.*

«Mais y a-t-il quelque chose à faire TOUT DE SUITE?», c'est ce que vous hurlez pour couvrir le bruit du marteau piqueur dans votre tête.

Il existe de nombreux remèdes de bonne femme contre la gueule de bois. S'il y en a un qui vous tente, essayez-le. Pour la plupart, ils n'empireront pas votre état. Et peut-être l'un d'entre eux vous aidera-t-il à soulager la douleur vive que vous avez dans les yeux, les nausées ou les tremblements. Si vous prononcez la formule magique tout en récupérant de votre cuite vous aurez peut-être de la chance, celle de ne plus jamais passer une journée dans le monde des morts vivants.

Attention, répétez après moi:

«Je n'abuserai plus de l'alcool. J'apprendrai à dire non, je n'abuserai plus de l'alcool, etc.»

Si vous n'avez pas de remède favori, essayez un de ceux-ci:

Œuf cru assaisonné

Nombreux sont ceux qui pensent que manger un œuf cru assaisonné de sauce « Worcestershire» vous rendra tout aussi malade.

Miel

Avalez une bonne cuillerée à soupe de miel. Pour des lendemains vraiment durs, diluez 60 ml (12 cuillerées à soupe) de miel dans de l'eau chaude et buvez.

Si vous avez mal aux cheveux…

Kawakawa *(Macropiper excelsum)*

Les Maori mâchaient des feuilles de kawakawa pour soulager le mal de tête. Que vous l'ayez cherché ou non, un mal de tête est un mal de tête.

Traitez le mal par le mal

Probablement le plus connu des remèdes populaires, «traiter le mal par le mal» est le fait reprendre le même poison que celui qui vous a mis dans cet état. C'est un grand classique, mais attention, c'est un remède très dangereux. Pour qu'il soit efficace, ne vous avisez pas de reprendre la même quantité du poison en question!

Les trois remèdes suivants appartiennent à la théorie ci-dessus, et en tant que tels ils ont probablement causé autant de cuites qu'ils en ont guéri.

Bloody Mary

Du jus de tomate avec une larme de sauce «Worcestershire», un trait de vodka (ou de gin) et de la glace.

Screwdriver (Tournevis)

Du jus d'orange, une mesure de vodka (ou de gin) et de la glace.

Bière

Un grand classique des chaudes journées d'été, le verre de bière bien glacée.

Les deux prochains sont censés aider à remettre l'estomac à neuf

Aliments lourds

Mangez du yaourt, du porridge ou buvez un milk-shake à la vanille ou de la glace liquide.

Sirop de menthe poivrée

Pour vous rafraîchir l'estomac, essayez quelques gouttes de sirop de menthe poivrée.

Certaines personnes ont très soif après une soirée bien arrosée

Eau froide

Ce remède favori des guérisseurs français a fait le tour de tous les campus universitaires. Il est simple, pas cher, et bon pour la santé, que vous ayez ou non abusé de l'alcool. Le plus difficile, c'est d'avoir encore vos esprits pour pouvoir profiter de ce remède lorsque vous allez vous coucher. Là, vous êtes censé passer

quelques minutes à boire plusieurs verres d'eau froide, juste avant de sauter dans votre lit. L'eau est supposée empêcher la gueule de bois, mais en réalité il se peut qu'elle l'atténue tout au plus.

Jus de légumes

Un bon jus de légumes frais vous fera le plus grand bien. Mais le jus de céleri, avec un trait d'eau gazeuse et une goutte de tabasco est soit-disant le parfait remède des picoleurs titubants.

Enfin, Les Gitans, qui ont la réputation d'être de bons vivants, recommandent les remèdes suivants:

- Mâchez du choux cru trempé dans du vinaigre
- Buvez un bol de bouillon avec du riz
- Buvez du jus de citron et du bicarbonate de soude dilués dans un demi verre d'eau

Héméralopie (troubles de la vision nocturne)

Il ne s'agit pas du problème de vision que vous avez en sortant d'une boîte de nuit à 5 heures du matin. Ce problème-là est assez facile à régler, il suffit pour cela d'un peu de maîtrise de soi.

Le mot héméralopie désigne en réalité une diminution significative de notre faculté de vision dans des conditions d'éclairage médiocres. On en souffre tous, dans une certaine mesure. Tout le monde voit mieux quand la scène est bien éclairée. Nos yeux sont faits pour s'adapter à une lumière faible, et c'est ce qui arrive lorsque nous passons d'un endroit très éclairé à une pièce sombre. L'iris s'ouvre et la rétine s'adapte aux conditions d'éclairage. Au début la vision est moins bonne, puis au bout de quelques minutes les yeux s'adaptent et tout va bien.

La vitesse à laquelle les yeux s'accoutument aux conditions d'éclairage et l'étendue

Les remèdes désignés par 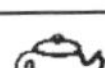 *se préparent en infusion. Ceux qui comportent le sigle* 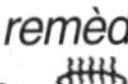 *nécessitent une décoction. Le mode d'emploi de ces deux méthodes de préparation figure aux pages 11-13. Les variantes et autres procédures sont indiquées dans le texte même à la suite de la description du remède.*

de leurs facultés d'adaptation sont deux variables qui affectent la vision de nuit. Ces deux variables évoluent en fonction de l'âge et comme tant de choses, elles s'altèrent dans le temps.

Si vous avez remarqué une baisse de votre vision de nuit, vous devriez en parler à votre médecin. Il vous fera certainement des examens et vous verrez peut-être que votre vision de nuit se situe dans la moyenne par rapport à votre âge et à votre vue en général. L'examen est important, car il existe certaines maladies graves des yeux qui peuvent provoquer la détérioration progressive de la vision.

Après avoir tiré les choses au clair avec votre médecin, vous aurez peut-être envie de jeter un coup d'œil à ces remèdes populaires.

Pissenlit *(Taraxacum officinale)*

Ce vieux remède populaire américain contre les troubles de la vision de nuit consiste à boire une infusion de fleurs de pissenlit fraîchement cueillies.

Fenouil [1] *(Foeniculum officinale)*

Les Grecs de l'antiquité pensaient que le fenouil donnait du courage. Ils mettaient également des graines de fenouil dans les serrures pour éloigner les esprits malins et les sorcières. Ils en faisaient une utilisation plus terre à terre dans ce remède contre les troubles de la vision de nuit. Il fallait boire un peu de jus de fenouil, parfois mélangé à du jus de carottes.

Hémorroïdes

Demandez à votre meilleur ami pourquoi les hémorroïdes sont un problème embarrassant, il vous répondra certainement d'une voix stridente: « ne me demande pas, je n'en ai pas!». Il est difficile de dire si les publicités humoristiques pour les traitement anti-hémorroïdaires sont bonnes ou pas pour l'image que se font les gens de cette maladie courante. Et pourtant si vous êtes sujet aux hémorroïdes vous savez

Les remèdes désignés par [théière] se préparent en infusion. Ceux qui comportent le sigle [casserole] nécessitent une décoction. Le mode d'emploi de ces deux méthodes de préparation figure aux pages 11-13. Les variantes et autres procédures sont indiquées dans le texte même à la suite de la description du remède.

1 Evitez pendant la grossesse

qu'il n'y a pas de quoi rire. L'humour certes peut aider les gens à parler en toute tranquillité de ce problème courant. Certaines études montrent que près de 80% des adultes auront au moins une fois dans leur vie des hémorroïdes.

Alors, qu'est-ce qu'une hémorroïde? Rien de plus exotique qu'une veine gonflée au niveau de l'anus. Vous avez plus de chances d'être sujet aux hémorroïdes si vos parents l'ont été, mais l'hérédité ne fait pas tout. Les habitudes alimentaires et l'hygiène contribuent également au risque de développer cette maladie.

Une alimentation saine (beaucoup de fibres et beaucoup d'eau) est ce qu'il y a de meilleur pour vous. Ce type de régime facilite la digestion et l'évacuation des selles en douceur. Cela signifie que le passage des selles se fait plus facilement pour les hémorroïdes et que vos intestins se porteront bien mieux.

Promenez vos hémorroïdes

Un remède ancien qui est encore valable de nos jours consiste à marcher. Marchez souvent, si possible tous les jours. C'est un moyen formidable de faire votre exercice physique quotidien. Marcher est bon pour l'organisme en général. Chacun peut le faire, et en tout lieu. En ce qui concerne les hémorroïdes, le fait de marcher aide la progression des aliments dans les intestins, ce qui favorise l'évacuation des selles, et leur passage au niveau des hémorroïdes, etc.

Tous les remèdes anciens ne sont pas aussi censés que celui-là, toutefois. Comme si les hémorroïdes n'étaient pas déjà un problème de taille, certains guérisseurs recommandent d'utiliser une gousse d'ail cru en suppositoire. Maintenant vous avez de quoi faire rire les copains.

Aloès [1] *(Aloe vera)*

Il y a 2000 ans Dioscoride, le médecin grec, a écrit au sujet de l'utilisation du gel d'aloès pour apaiser et favoriser la cicatrisation dans les problèmes douloureux de peau. Les hémorroïdes entrent incontestablement dans la catégorie des problèmes douloureux. Faites pousser votre propre pied d'aloès et appliquez le gel qui sort de la feuille fraîchement coupée directement sur l'hémorroïde.

1 Utilisé en grande quantité, peut causer des vomissements: évitez pendant la grossesse

Souci officinal *(Calendula officinalis)*

Au dix-neuvième siècle en Angleterre, boire une infusion de souci était un remède populaire pour les saignements dûs aux hémorroïdes.

Cyprès *(Cupressur sempervirens)*

Diluez 1 à 2 gouttes d'essence de cyprès dans 10 ml d'huile végétale ou d'amande douce de bonne qualité et appliquez sur les hémorroïdes.

Le geste fraîcheur du matin...

C'est simple et indolore. Certains guérisseurs disent que ça aide à prévenir les hémorroïdes. Et si ça ne les prévient pas, au moins ça vous rafraîchira les idées!

Aspergez de l'eau froide sur l'anus tous les matins.

Scrofulaire noueuse *(Scrphularia nodosa)*

Depuis le Moyen Age cette décoction de scrofulaire est un remède populaire à double emploi contre les hémorroïdes. Filtrez la décoction, gardez tous les ingrédients, solides et liquide. Buvez le liquide à raison d'une tasse trois fois par jour, et appliquez les solides ramollis sur l'hémorroïde enflammée.

Coriandre *(Coriandrum sativum)*

Si vous souffrez d'hémorroïdes, le médecin traditionnel chinois vous recommanderait d'augmenter la quantité de coriandre dans votre alimentation. Saupoudrez-en votre nourriture et vous prendrez votre traitement tout en ajoutant un peu de «piment» à votre vie quotidienne.

Marronnier d'Inde *(Aesculus hippocastanum, également appelé châtaignier-de-cheval)*

En Inde les médecins traditionnels conseillent aux patients souffrant d'hémorroïdes de boire une infusion de marronnier d'Inde. Gardez un peu de liquide pour faire une lotion apaisante en applications locales.

Ne vous y piquez pas!

Si vous n'appréciez pas le goût de l'infusion au marronnier d'Inde, essayez ce remède ancien, qui ne peut pas vous faire de mal (à moins de vous asseoir dessus).

Gardez un marron d'Inde dans la poche, les guérisseurs pensent qu'à mesure que celui-ci durcira votre hémorroïde rétrécira.

Ficaire[1] *(Ranunculus ficaria, également appelé herbe aux hémorroïdes)*

La décoction de ficaire est un remède populaire très ancien. Le liquide s'utilise en compresse chaude pour apaiser et faire dégonfler les hémorroïdes enflammées et douloureuses.

Alun *(Sulfate double de potassium et d'aluminium hydraté)* et Saindoux

Certains guérisseurs recommandent d'appliquer cette pommade sur les hémorroïdes.

5 grammes d'alun (1 cuillerée à café)

Mélanger à 40 grammes (2 cuillerées à soupe) de saindoux pur

Appliquer à volonté

Nombril-de-Vénus *(Umbilicus rupestris)*

Au Moyen Age les Français utilisaient les feuilles de nombril-de-Vénus pour soulager les douleurs hémorroïdaires. Leur recommandation? Appliquez les feuilles humides directement sur la zone à traiter.

Lamier blanc *(Lamium album), également appelé ortie blanche*

En Allemagne et en France le jus de lamier blanc est un remède très apprécié pour traiter les douleurs hémorroïdaires. Prenez 20 ml (1 cuillerée à soupe) trois fois par jour.

Mucunu Urens *(Mucunu urens)*

Depuis plus de 200 ans les habitants du Venezuela font infuser les haricots de cette plante dans de l'alcool pour faire une pommade avec laquelle ils soignent les hémorroïdes.

1. Faites sécher et moudre une poignée de haricots
2. Mettez la poudre dans de l'alcool (1 part de poudre pour 5 parts d'alcool, en poids)
3. Laissez tremper 24 heures puis filtrez avec une passoire très fine
4. Appliquez directement sur les hémorroïdes

---

1 *Attention, ne pas avaler*

Herpès génital

Même si le virus responsable de l'herpès génital est différent de celui de l'herpès labial (vulgairement appelé bouton de fièvre), la différence est mince. La véritable différence entre les deux virus est que l'un est associé à la transmission sexuelle. Mais personne ne pense différemment de quelqu'un qui a un herpès sur la lèvre. Alors que l'herpès génital n'est en pratique ni plus ni moins qu'un bouton de fièvre qui pousse dans la région génitale, il paraît alors logique de le traiter de la même façon. La honte qui est parfois associée à l'herpès génital est plus liée à l'idée d'un comportement sexuel qu'à la gravité réelle de cette infection.

Comme un bouton de fièvre, l'herpès génital est causé par un virus qui reste la plupart du temps caché, mais ne quitte jamais vraiment l'organisme une fois qu'il y est entré. Le bouton en forme de cloque de l'herpès génital ressemble à celui du bouton de fièvre. La différence n'est perceptible que par des examens génétiques du virus.

L'herpès génital se propage par contact avec un bouton actif. Il se transmet du bouton actif à la peau, et tout comme le bouton de fièvre, une fois qu'il a élu domicile c'est pour la vie. Cela signifie qu'une fois que vous l'avez, c'est pour de bon. Ça, c'est le mauvais côté des choses, mais la réalité n'est pas si terrible. Alors que la première poussée peut-être assez grave pour provoquer de la fièvre, des lésions très douloureuses et parfois des symptômes semblables à ceux de la grippe, il se peut que vous n'en ayez jamais plus. C'est le cas de nombreuses personnes. Ou alors, vous pouvez avoir des poussées très occasionnelles, lorsque vous êtes malade, stressé ou surmené. Par contre, certaines personnes ont régulièrement des poussées. Si tel est votre cas, vous pourriez vous faire prescrire de l'acyclovir, un médicament antiviral qui peut aider à espacer les poussées.

Prenez bien soin de vous, mangez bien et gardez un esprit positif, et l'herpès génital ne sera dans votre vie rien de plus qu'un trouble-fête comme toute autre maladie chronique. Les femmes atteintes d'herpès génital doivent en aviser leur gynécologue. Ces femmes ont plus de risques de développer un cancer du col, donc le gynécologue voudra peut-être modifier la fréquence des frottis vaginaux. Les femmes enceintes doivent à tout prix signaler un herpès génital à leur obstétricien, sage-femme ou autre personnel médical. Si une poussée survient au moment de

Les remèdes désignés par 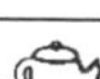 *se préparent en infusion. Ceux qui comportent le sigle* 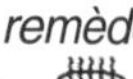 *nécessitent une décoction. Le mode d'emploi de ces deux méthodes de préparation figure aux pages 11-13. Les variantes et autres procédures sont indiquées dans le texte même à la suite de la description du remède.*

l'accouchement, le bébé peut être infecté. Cela ne signifie pas que l'herpès génital vous empêche de mettre votre enfant au monde de façon normale et saine. Cela implique juste une surveillance particulière de votre état pendant toute la grossesse et des précautions au cours de l'accouchement pour prévenir tout risque d'infection du bébé.

Que faut-il savoir de plus concernant l'herpès génital?

Apprenez à détecter l'arrivée d'une poussée et à reconnaître une lésion active

Ce n'est pas si bête que ça en a l'air. A la différence d'un herpès labial qui est immanquable, l'herpès génital peut se loger dans un endroit très discret. De même, les symptômes physiques peuvent être très légers.

N'ayez pas de rapports sexuels pendant une poussée

La transmission se fait lorsqu'un herpès sort de sa cachette. L'abstinence sexuelle est alors la plus responsable des attitudes. La prudence voudrait que vous utilisiez des préservatifs même en l'absence de lésions actives, surtout si vous n'avez pas toujours le même partenaire, au cas où des traces du virus subsisteraient. De toute façon, il est toujours conseillé de porter un préservatif lorsqu'on a différents partenaires, alors ce n'est pas un problème.

Mûrier *(Rubus ulmifolius)*

Voilà plus de trois siècles le médecin et herboriste anglais Nicholas Culpeper recommandait l'utilisation de feuilles et de branches de mûrier fraîches ou séchées dans la préparation d'une pommade apaisante pour les herpès génitaux.

30 grammes de feuilles coupées en petits morceaux ou 10 grammes (2 cuillerées à café d'herbe séchée en poudre

1. Mélangez à 500 grammes de saindoux
2. Faites chauffer le saindoux jusqu'à ce qu'il devienne liquide et mélangez bien avec l'herbe
3. Filtrez à l'état encore liquide afin de bien enlever les particules
4. Versez dans un bocal en verre et laissez refroidir complètement avant de refermer le bocal

Echinacée *(Echinacea augustifolia)*

La décoction de racine d'échinacée est un remède traditionnel des indiens d'Amérique contre les problèmes dermatologiques en général.

Pied-de-chèvre *(Ipomoea pes-caprae)*

Les guérisseurs locaux des Bahamas recommandent d'utiliser une infusion de fleurs et de feuilles de pied-de-chèvre pour apaiser et favoriser la cicatrisation des boutons d'herpès. Appliquez l'infusion sur la lésion deux fois par jour durant une semaine ou jusqu'à cicatrisation complète.

Tapioca *(Manihot esculenta)*

Les guérisseurs vénézuéliens traitent les lésions d'herpès avec du tapioca. Ils recommandent d'appliquer une pâte de tapioca froid sur les lésions actives. Le tapioca provient de la racine longue, épaisse et tubéreuse du manioc.

Curcuma *(Curcuma longa)* et Citron vert *(Citrus aurantifolia)*

En Inde, on prépare un remède traditionnel contre les lésions d'herpès avec du curcuma en poudre mélangé à du jus de citron vert et un peu d'eau. Mélangez la poudre de curcuma avec le jus d'un demi citron vert et de l'eau de façon à former une pâte onctueuse. Appliquez sur les boutons.

Prenez la vie du bon côté, c'est bon pour la santé

Selon des chercheurs américains, le fait de s'amuser aide à combattre les maladies. Et même mieux, les expériences agréables ont plus d'effet sur le système immunitaire que les mauvaises.

Cela est une nouvelle particulièrement bonne pour les personnes souffrant d'herpès, de maladies chroniques ou de longue durée qui s'exacerbent avec le stress.

Il semble que lorsque quelque chose de bien vous arrive, cela regonfle votre système immunitaire pour quelques jours. Lorsque quelque chose de mauvais arrive, l'effet sur le système immunitaire est néfaste, mais ne dure qu'un jour.

Alors, faire des choses qui vous sont agréables et vous amusent est aussi bon pour la santé qu'éviter le stress.

Alors qu'attendez-vous pour vous éclater, allez-y, c'est bon pour ce que vous avez!

Hoquet

Lorsqu'un comédien hoquette au mauvais moment ou qu'un personnage de dessin animé est pris d'un hoquet incontrôlable, tout le monde rit. Lorsque vous commencez à hoqueter à midi et que vous y êtes encore à minuit, c'est déjà beaucoup moins drôle. A un moment vous pensez l'avoir enfin maîtrisé, et puis Hips!... c'est reparti pour un tour. Le problème du hoquet, c'est qu'il est involontaire. Alors essayer de se retenir est peine perdue. Le hoquet est provoqué par des spasmes incontrôlables au niveau du diaphragme, un muscle puissant qui sépare la poitrine de l'abdomen, suivis par la fermeture tout aussi incontrôlable de la partie supérieure du larynx.

La plupart du temps le hoquet ne dure que quelques secondes, parfois quelques minutes, mais quelquefois ça dure des heures, à croire que vous êtes maudit. En Amérique, une pauvre âme a eu le hoquet pendant SOIXANTE CINQ ANS! C'est vraiment ce qu'on appelle une malédiction! De toute façon, avoir le hoquet pendant plus de deux minutes c'est embarrassant, irritant, exaspérant, épuisant, et puis ça fait mal.

Dans la plupart des cas le hoquet s'arrête avant que vous ayez le temps de réaliser que vous l'avez. Mais...hips... si vous... hips... avez... hips... un... hips... mauvais... hips... hoquet... hips... peut-être... hips... voudrez-...hips... vous... hips ... essayer...hips... un... hips... de ces... hips... remèdes...hips...

Anis *(Pimpinella anisum)*

John Gerard était un homme très occupé, il était herboriste et chirurgien, directeur des jardins de Lord Burghley, et Secrétaire d'état à la Couronne d'Angleterre sous Elizabeth I. Croyez-vous que lorsqu'il s'entretenait d'affaires d'état avec Sa Majesté il aurait été assez fou pour partager son remède contre le hoquet, qui consistait à mâcher une pincée de graines d'anis?

Cohosh bleu *(Caulophyllum thalictrodes)*

Pour faire passer le hoquet, les indiens d'Amérique buvaient une décoction de racine de cohosh bleu.

Les remèdes désignés par [théière] se préparent en infusion. Ceux qui comportent le sigle [casserole] nécessitent une décoction. Le mode d'emploi de ces deux méthodes de préparation figure aux pages 11-13. Les variantes et autres procédures sont indiquées dans le texte même à la suite de la description du remède.

Aneth *(Anethum graveolens)*

Pour bannir le hoquet, Nicholas Culpeper, herboriste anglais du dix-septième siècle, recommandait de mâcher une pincée de graines d'aneth séchées et de boire un verre d'eau dans la foulée.

Valériane *(Valerian officinalis)*
Ronce *(Rubus ulmifolius)*
Camomille [1] *(Romaine: Chamaemelum nobile, ou allemande: C. recutica)*
et Fenouil [2] *(Foeniculum officinale)*

Depuis des siècles, les Gitans soignent le hoquet avec cette potion élaborée, qui est une décoction douce de racine de valériane, de ronce et de feuilles de menthe poivrée, de fleurs de camomille et de graines de fenouil.

1. Une poignée de chacune des plantes suivantes: racine de valériane, feuilles de ronce et de menthe poivrée, fleurs de camomille et graines de fenouil
2. Coupez la racine de valériane en petits morceaux
3. Ecrasez les feuilles de ronces et de menthe poivrée
4. Ajoutez 600ml d'eau et portez à ébullition
5. Laissez infuser 15 minutes, filtrez avec soin
6. Buvez une tasse tiède 3 fois par jour

Sucre

Ce remède vient également des Gitans, de Hongrie cette fois. Leur guérisseurs disent à ceux qui veulent faire passer le hoquet de manger 20 grammes (1 cuillerée à soupe) de sucre.

Basilic [3] *(Ocinum basilicum)*

En Inde le basilic s'appelle «tulsi» et a la réputation d'être un antispasmodique. Un massage à l'essence de basilic est recommandé pour faire passer le hoquet. Veillez à diluer l'essence de basilic à raison de 1 à 2 gouttes pour 10 ml d'huile végétale ou d'amande douce de bonne qualité. Laissez alors se propager son parfum rafraîchissant et délicieusement parfumé.

---

1 Evitez les doses excessives et l'huile essentielle pendant la grossesse
2 Evitez pendant la grossesse
3 Ne pas utiliser l'huile essentielle sous quelque forme que ce soit pendant la grossesse

Eau

Un marabout sénégalais vous dirait de boire dix gorgées d'eau en vous bouchant le nez. Puis, au moment où vous vous y attendez le moins le guérisseur vous flanquerait une grosse frousse, généralement en poussant un cri de guerre.

Vous connaissez certainement au moins une personne qui ne jure que par un des remèdes anciens suivants. Pour certains, vous pouvez vous débrouiller tout seul, pour les autres il vous faut un coup de main de la part d'un ami de toute confiance.

- Inspirez profondément et retenez votre respiration en comptant lentement jusqu'à dix
- Prenez une courte inspiration, retenez votre souffle 4 secondes, prenez une nouvelle inspiration et bloquez encore 4 secondes. Recommencez si vous le pouvez avant de relâcher et de respirer à nouveau normalement
- Faites un gargarisme de quelques minutes avec de l'eau chaude ou froide
- Buvez un verre d'eau lentement, en posant les lèvres sur le bord du verre opposé à vous (attention à l'inondation.)
- Demandez à quelqu'un de vous donner une grande tape dans le dos
- Demandez à quelqu'un de vous passer quelque chose de froid le long de la nuque, les clefs ou les glaçons feront très bien l'affaire.

Impuissance

D'accord, c'est arrivé, et puis après réflexion non, ce n'est pas arrivé. Vous ne voulez pas en parler. Mais est-ce que c'est de cette manière qu'on règle un problème en adulte? Il ne semble pas. Et l'impuissance est avant tout un problème d'adulte. C'est aussi une chose à laquelle on ne pense jamais, jusqu'à ce que ça vous arrive. Ne pas en parler ne va pas vous aider, car vous ne pourrez pas vous l'ôter de la tête tant que vous n'aurez pas décidé de prendre les choses en main.

Contrairement au mythe populaire les hommes ne sont pas des machines sexuelles,

Les remèdes désignés par  *se préparent en infusion. Ceux qui comportent le sigle* 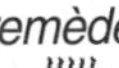 *nécessitent une décoction. Le mode d'emploi de ces deux méthodes de préparation figure aux pages 11-13. Les variantes et autres procédures sont indiquées dans le texte même à la suite de la description du remède.*

toujours prêts. Dans la réalité les hommes sont confrontés à cette situation au moins une fois dans leur vie. Alors accordez-vous (ainsi qu'à votre partenaire) une petite chance. Vous n'êtes pas qu'un objet sexuel. Une panne occasionnelle ne remet pas plus en question votre virilité qu'un swing raté au golf. Cela veut seulement dire que vous êtes un être humain. Une expérience malheureuse est très probablement due au stress, à la fatigue, à un abus d'alcool (ou d'une autre drogue).

Il n'en va pas de même des problèmes chroniques. Voilà des années la médecine pensait que l'impuissance avait presque dans tous les cas des causes psychologiques. Aujourd'hui on sait que la moitié des hommes atteints d'impuissance chronique ont un problème structurel ou physique. Cela veut dire que l'on y peut quelque chose. Mais pour cela, il faut en parler, ne serait-ce qu'à votre médecin.

Les huîtres, le champagne et le chocolat sont réputés pour leurs vertus aphrodisiaques, mais que conseillent les guérisseurs?

Mélisse *(Mélissa officinalis) également appelée citronnelle*

L'histoire raconte que Bombastus Paracelsus, médecin et alchimiste suisse du 16ème siècle, a découvert la mélisse alors qu'il travaillait comme chimiste dans les mines minérales du Tyrol. Il la surnomma «l'élixir de la vie» et recommandait souvent d'en boire une infusion à ses patients atteints de problèmes de déficience sexuelle. La rumeur dit même qu'il soignait les rois et princes d'Europe, dont les abus de la vie quotidienne entravaient leurs ambitions amoureuses. Quel dommage (ou quelle chance) de ne disposer d'aucun vestige de la presse à scandale de l'époque pour confirmer ces rumeurs! 

Ronce *(Rubus ulmifolius)*

Dans la Chine ancienne les guérisseurs disaient aux hommes souffrant d'impuissance de manger des baies de ronces vertes.

Fénugrec [1] *(Trigonella foenum-graecum)*

Un autre conseil des anciens guérisseurs chinois: boire une décoction de fénugrec.

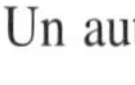

1 Evitez pendant la grossesse

Gingko *(Gingko bilobe)*

En Inde, les médecins traditionnels ayurvédiques soignaient l'impuissance avec une dose spécifique de gingko.

Ylang-Ylang *(Cananga odorata)*

Cette huile essentielle parfumée est très appréciée des parfumeurs pour sa note exotique et sensuelle. Rien de surprenant à ce qu'elle soit réputée pour ses vertus aphrodisiaques. On dit qu'elle est plus efficace lorsque la frigidité ou l'impuissance a une origine émotionnelle.

Incontinence

L'incontinence est un problème gênant, et sous plusieurs aspects. Cela veut dire que de nombreux hommes et de nombreuses femmes souffrent pour rien. C'est normal de se sentir gêné la première fois qu'on a une perte d'urine involontaire. Mais ce sentiment de gêne ne doit pas vous empêcher de demander de l'aide. Ce n'est pas la fin du monde. Votre médecin pourra certainement vous aider à atténuer, voire à éliminer ces accidents à l'avenir. Chez la femme, un déplacement de l'utérus (souvent dû à un accouchement) peut entraîner une incontinence. Chez l'homme, une prostate volumineuse ou enflammée peut en être la cause. Dans de tels cas, il convient de consulter le médecin.

Que faire pour vous aider? Evitez les diurétiques tels que l'alcool, la caféine, le jus de pamplemousse et le melon. N'abusez pas des liquides. Veillez à boire assez d'eau pendant la journée, mais en vous modérant. Si vous avez plus de difficultés à retenir votre urine pendant la nuit, décidez de ne plus boire à partir d'une certaine heure, par exemple 17 heures.

Acceptez le fait que votre vessie vieillit en même temps que vous. Vous ne courez certainement pas aussi vite qu'à l'époque de vos vingt ans. Pourquoi votre vessie échapperait-elle aux effets du temps? Résoudre le problème d'incontinence n'est peut-être pas plus compliqué que régler votre emploi du temps. Un délai de 3 à 6 heures entre deux passages aux toilettes est tout à fait normal.

Les remèdes désignés par se préparent en infusion. Ceux qui comportent le sigle nécessitent une décoction. Le mode d'emploi de ces deux méthodes de préparation figure aux pages 11-13. Les variantes et autres procédures sont indiquées dans le texte même à la suite de la description du remède.

Si vous devez y aller toutes les heures environ, peut-être avez-vous simplement pris une mauvaise habitude. Essayez d'amener ce temps progressivement à 3 heures entre deux mictions. Ou alors, il se trouve peut-être que vous attendez trop longtemps, si bien que vos muscles ne peuvent plus retenir la vessie trop pleine.

Les exercices de Kegel: parlez-en à votre médecin.

Mis au point par le Dr. Arnold Kegel à la fin des années 40, ces exercices étaient destinés à aider les femmes à combattre l'incontinence souvent observée pendant et après la grossesse. Mais ces exercices se sont révélés utiles chez l'homme comme chez la femme pour prévenir, réduire ou éliminer certaines formes d'incontinence.

Ces exercices procurent un avantage supplémentaire aux femmes et à leurs partenaires dans les rapports sexuels, de par l'effet tonifiant et fortifiant exercé sur les muscles uro-génitaux.

Demandez à votre médecin de vous parler des exercices de Kegel.

Ronce *(Rubus ulmifolius)*

Les guérisseurs de la Chine ancienne conseillaient aux personnes incontinentes de manger des baies de ronces vertes.

Persil *(Petroselinum crispum)*

Dans l'antiquité romaine, les guérisseurs faisaient manger des feuilles de persil et boire une décoction de graines de persil écrasées et de tiges de persil hachées à leurs patients souffrant d'incontinence. 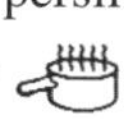

Myrtille *(Vaccinium macrocarpon)*

Au début du 19ème siècle, le jus de myrtille est devenu populaire pour tous les problèmes urinaires. La myrtille est acide et son jus renforce la vessie et la protège des maladies bactériennes courantes.

Digiponcture

Cette pratique thérapeutique sous forme de massages est utilisée au Japon et en Chine depuis plus de 3000 ans. Comme de nombreuses pratiques orientales, la digiponcture repose sur l'amélioration des vertus curatives propres de l'organisme, et la prévention des maladies plutôt que leur traitement. Consultez un praticien agréé.

Infection de l'oreille

Les mêmes canaux qui lorsqu'ils sont bouchés provoquent une douleur à l'oreille, peuvent également s'infecter. Dans ce cas, la douleur est encore plus vive. On peut même avoir une perte d'ouïe temporaire et des nausées. Le médecin peut traiter rapidement une infection de l'oreille. Si elle n'est pas soignée, elle peut entraîner une surdité permanente, alors mieux vaut prendre le problème au sérieux.

En attendant votre rendez-vous chez le médecin, vous pouvez essayer un de ces remèdes populaires, ils peuvent aider à soulager la douleur pendant ce temps.

Citron *(Citrus limon ou C. medica, limonum)*
ou Oignon *(Allium cepa)*

Un tampon de coton trempé dans un jus de citron ou d'oignon et utilisé pour boucher l'oreille douloureuse est un traitement ancien contre les infections douloureuses des oreilles.

Millepertuis *(Hypericum perforatum)*

Voici un autre remède ancien très apprécié: essayez d'appliquer quelques gouttes d'huile essentielle de millepertuis chaude dans l'oreille qui vous fait souffrir.

Oignon *(Allium cepa)*
ou Moutarde *(Sinapis arvensis)*

Ce remède populaire des 17ème et 18ème siècles consiste à appliquer une pâte d'oignon écrasé derrière l'oreille douloureuse. Si cette solution odorante ne marche pas, l'étape suivante consiste à appliquer au même endroit un cataplasme de moutarde.

1. Ecrasez quelques graines de moutarde avec un peu d'eau
2. Protégez la zone affectée avec de la vaseline (cela empêche la moutarde de provoquer une irritation ou des cloques)
3. Appliquez la pâte à l'endroit douloureux, en la maintenant avec de la gaze et du sparadrap. 4. Laissez agir une heure ou deux.

Les remèdes désignés par  *se préparent en infusion. Ceux qui comportent le sigle* 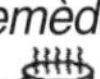 *nécessitent une décoction. Le mode d'emploi de ces deux méthodes de préparation figure aux pages 11-13. Les variantes et autres procédures sont indiquées dans le texte même à la suite de la description du remède.*

Lierre *(Glechoma hederacea)*

Diluez 1 à 2 gouttes d'huile essentielle de lierre dans 10 ml d'huile végétale ou de noix de bonne qualité, et faites couler quelques gouttes de ce mélange dans l'oreille douloureuse. Bouchez l'oreille avec un tampon de coton.

Acétate d'aluminium *Al(CHOOH)3* dans du Vinaigre

Les praticiens de médecine populaire de la Nouvelle Angleterre diluent de l'acétate d'aluminium dans du vinaigre et en appliquent quelques gouttes dans l'oreille douloureuse.

Curcuma *(Curcuma longa)* et Bicarbonate de soude *(NaHCo3)*

En Inde, les médecins traditionnels ayurvédiques mélangent du curcuma avec une quantité égale de bicarbonate de soude et appliquent un tout petit peu de ce mélange à l'extérieur de l'oreille pour aider à absorber les écoulements de liquide.

Intéressant, mais sûrement peine perdue

Fumée

Les guérisseurs turques soufflent de la fumée de cigarette dans l'oreille du patient pour un soulagement ponctuel.

Wied-il-ghajn

Dès la fin du 19ème siècle et jusqu'à nos jours, les mères de famille maltaises conduisaient leur enfant souffrant d'une infection à l'oreille à Wied-il-ghajn. En ce lieu, elles emmenaient avec elles d'autres mères pour se faire aider.

D'abord, la mère enterrait l'enfant dans le sable jusqu'au menton. Puis elle se cachait derrière un rocher et appelait les autres mères restées près de l'enfant, «donnez-moi mon enfant».

Les autres mères répondaient «ce n'est pas ton enfant». Elles répétaient ces mots trois fois puis on sortait l'enfant du sable et on enterrait sa chemise à cet endroit. Cela était supposé guérir les infections et autres problèmes d'oreilles.

Basilic [1] *(Ocimum basilicum)*

Les herboristes du Salvador pensent que les fleurs de basilic placées dans l'oreille peuvent traiter la surdité.

Infection urinaire

Une infection urinaire, également appelée cystite, vous donne l'impression d'un véritable cycle infernal, douloureux et interminable. Vous avez une envie permanente et irrésistible d'uriner. Puis, au moment crucial, vous êtes pris d'une sensation de brûlure douloureuse. Puis le cycle recommence et ça n'en finit plus.

Si vous êtes une femme, vous ne pouvez pas vous empêcher de penser que les infections urinaires sont une maladie exclusivement féminine, car les hommes sont très rarement touchés, tandis que toutes les femmes en ont au moins une fois dans leur vie. Certaines ont la malchance de faire des infections à répétition, les plus malheureuses en font plusieurs par an. Qu'est-ce qui cause les infections urinaires? Voyons... les bactéries, les accouchements, certaines activités physiques (dont le sexe, il est vrai), et aussi selon des recherches la consommation d'eau trop riche en chlore.

Si vous êtes sujette à des crises récurrentes de cystite, vous voudrez peut-être suivre certaines de ces stratégies préventives. Portez des sous-vêtement en fibres naturelles, évitez les aliments très acides ou qui deviennent acides (sucres raffinés, farine blanche, alcool, thé, café, produits laitiers), et buvez au moins deux litres d'eau par jour.

Ne restez pas sans rien faire si vous suspectez une infection urinaire. Consultez le médecin, puis essayez l'un des remèdes populaires suivants en complément du traitement conventionnel qu'il vous aura prescrit.

Sels biochimiques

Essayez Nat Sulph (sulfate de sodium) lorsque vous avez du mal à vous retenir d'uriner, Calc Phos (phosphate de calcium) en cas de miction fréquente, et Mag Phos (phosphate de magnésium) lorsque l'envie d'uriner est permanente lorsque vous marchez ou quand vous êtes debout.

Les remèdes désignés par  *se préparent en infusion. Ceux qui comportent le sigle* 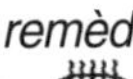 *nécessitent une décoction. Le mode d'emploi de ces deux méthodes de préparation figure aux pages 11-13. Les variantes et autres procédures sont indiquées dans le texte même à la suite de la description du remède.*

1 N'utilisez pas l'huile essentielle de basilic pendant la grossesse

Camomille *(Romaine: Chamaemelum nobile, ou allemande: C. recultita)*

Dans la médecine traditionnelle indienne on conseillait de boire une infusion de camomille en cas d'infection urinaire.

Buchu *(Barosma betulina)*

Selon la médecine traditionnelle chinoise il faudrait boire une infusion de buchu en cas d'infection urinaire.

Kanono *(Coprosma australis)*

Les Maori buvaient une infusion aux feuilles de Kanono ou aux jeunes pousses fraîches pour atténuer les douleurs urinaires (calculs rénaux, etc.)

Insomnie

Marie et Bernard sont tous les deux épuisés. Marie n'arrive pas à s'endormir. Bernard sombre dès que sa tête effleure l'oreiller mais se réveille une heure après et n'arrive plus à se rendormir. Tous deux souffrent d'insomnie. Comme la plupart des insomniaques leurs problèmes de sommeil sont aggravés par la pensée que les autres dorment comme des bébés tandis qu'eux-mêmes passent des nuits entières à compter les moutons. En fait, l'insomnie est un phénomène très courant, et selon des chercheurs, 1 personne sur 3 souffre d'insomnie occasionnelle. Les statistiques ne vous consolent pas pour autant lorsque vous faites partie de ceux qui tournent et se retournent dans leur lit toute la nuit. La seule chose qui puisse réconforter un insomniaque, à vrai dire, serait une bonne nuit de sommeil.

Avant de commencer à vous inquiéter il faut vous assurer que vous souffrez réellement d'insomnie. Certaines personnes s'inquiètent pour rien. Elles ne sont pas insomniaques du tout, mais ont juste besoin de moins de sommeil que les 8 heures soit disant normales. La seule chose que l'on doit considérer comme normale, c'est le nombre d'heures de sommeil dont VOUS avez besoin pour être opérationnel.

Les remèdes désignés par se préparent en infusion. Ceux qui comportent le sigle nécessitent une décoction. Le mode d'emploi de ces deux méthodes de préparation figure aux pages 11-13. Les variantes et autres procédures sont indiquées dans le texte même à la suite de la description du remède.

Cinq heures de sommeil suffisent à certains, d'autres ont besoin de dormir 10 heures par nuit, et les hommes ont en général besoin de moins de sommeil que les femmes.

Mélisse officinale *(Melissa officinalis), également appelée citronnelle*

En 1020 Avicenne, le docteur perse, a écrit: «La citronnelle chasse tous les soucis et pensées pénibles engendrés par la mélancolie». Au Moyen Age dans toute l'Europe, les herboristes prescrivaient la mélisse officinale pour l'insomnie, et elle devint si populaire qu'aux 16ème et 17ème siècles elle avait la réputation de soulager tous les maux.

Houblon *(Humulus lupulus)*

Un ancien remède contre l'insomnie consiste à remplir votre oreiller de houblon séché, ce qui est encore recommandé de nos jours par aromathérapeutes et guérisseurs.

Cataire *(Nepeta cataria)*

Les premiers guérisseurs de Pennsylvanie disaient aux insomniaques de boire une infusion calmante de cataire.

Piscidia *(Piscidia erythrina)*

L'écorce de cette plante contient un narcotique puissant, la piscidine, et doit être utilisée sous la surveillance stricte d'un herboriste confirmé. Elle sert à traiter l'insomnie, mais elle est notamment utilisée par les pêcheurs des Antilles. Ils s'en servent pour engourdir le poisson, qui devient alors plus facile à attraper.

Céleri *(Apium graveolens)*

Les Grecs de l'Antiquité traitaient l'insomnie avec une infusion de graines de céleri. Ils buvaient également du vin de céleri pour se relaxer après l'effort.

Lavande *(Lavandula angustifolia)*

La lavande est très appréciée des aromathérapeuthes depuis l'antiquité égyptienne. Un massage à l'essence de lavande (1 à 2 gouttes préalablement diluées dans 10 ml d'une huile végétale de bonne qualité, l'huile d'amande douce par exemple) apaise l'esprit et le corps et vous met en condition pour une bonne nuit de sommeil.

Miel

Ce remède doux-amer nous vient des croyances populaires slaves. Selon la tradition, plus le miel est de couleur foncée, plus vite vous tomberez dans les bras de Morphée.

1. Mélangez 40 ml (2 cuillerées à soupe) de miel avec 60 ml de jus de citron et 60 ml de jus d'orange
2. Ajoutez 100ml d'eau chaude, remuez et buvez

Massage

Quoi de plus apaisant qu'un massage avant le coucher? Vous obtiendrez de meilleurs résultats avec un masseur professionnel. Mais à moins de partager votre vie avec un masseur ou une masseuse, vous aurez du mal à appliquer ce remède à la lettre. Toutefois, avec quelques conseils un partenaire bienveillant pourrait faire des merveilles.

Les remèdes anciens et croyances qui suivent existent depuis toujours. Si l'un d'eux fonctionne pour vous, alors foncez!

- Essayez un bain froid ou chaud avant le coucher
- Un bain de pieds chaud a un effet calmant et est censé favoriser le sommeil en faisant passer le sang de la tête aux pieds
- Après votre bain de pieds, pratiquez un massage avec une huile végétale légère
- Tournez votre lit en mettant la tête vers le Nord, et surélevez légèrement les pieds

Vous préférez être insomniaque ou sentir des pieds?

Dans certaines régions d'Italie, les villageois dorment avec des gousses d'ail entre les orteils ou se frottent les pieds avec de l'essence d'ail avant d'aller se coucher. Il paraît que cela garantit une bonne nuit de sommeil. Ce remède sera particulièrement efficace si votre insomnie est due à un partenaire un peu trop amoureux.

Intoxication alimentaire

Il faut être vraiment très malade pour essayer un de ces remèdes. Ils sont l'exemple parfait de la fameuse expression «traitez le mal par le mal». Comme si l'intoxication alimentaire, avec ses vomissements, ses diarrhées, ses crampes et sa fièvre n'était pas assez pénible comme ça, vous verrez que la plupart du temps les guérisseurs préconisent des remèdes qui rendront encore plus insupportables les pires symptômes de l'intoxication.

Selon la théorie de nombreux guérisseurs, la seule chose à faire est d'évacuer l'aliment mauvais de l'organisme. Les médecins occidentaux sont d'accord là-dessus… ou presque.

Votre médecin vous dirait certainement qu'il vaut mieux évacuer le mal que de le dompter par des médicaments. Votre organisme a réellement besoin de se débarrasser des substances toxiques afin de récupérer complètement. Donc l'éviction vaut mieux que la suppression. C'est pourquoi il vous conseillera de prendre des médicaments contre la diarrhée en dernier recours.

Quoi que vous fassiez en cas d'intoxication alimentaire, tâchez de boire le plus possible. Vous devez absolument remplacer tous les liquides que vous perdez (dans les deux sens). Jus de pomme, eau, bouillon, sont les boissons les meilleures pour vous réhydrater sans faire de mal à votre organisme.

L'intoxication alimentaire est presque toujours auto-provoquée, et souvent vous le savez dès la première bouchée. Il suffit parfois d'une bouchée, même pas. La plupart des substances qui provoquent les intoxications sont assez puissantes pour agir à des doses microscopiques.

La prévention est encore la meilleure solution. Apprenez à conserver les aliments convenablement: quels sont ceux qui doivent rester au frais, comment conserver les aliments au chaud (ou au frais) en toute sécurité, comment garder les aliments de longue conservation, etc. Lorsque vous allez en pique-nique, à la plage ou au stade, emportez la nourriture dans des boîtes thermo-isolantes en séparant le chaud du froid. Enfin, sachez que l'odeur d'un aliment qui a tourné est souvent révélatrice!

Les remèdes désignés par 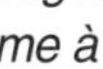 *se préparent en infusion. Ceux qui comportent le sigle*  *nécessitent une décoction. Le mode d'emploi de ces deux méthodes de préparation figure aux pages 11-13. Les variantes et autres procédures sont indiquées dans le texte même à la suite de la description du remède.*

Moutarde *(Brassica nigia)*
et Sel *(Chlorure de sodium)*

Peu de personnes pourraient supporter ce remède, car tout bien réfléchi, vomir est peut-être la pire des choses dans une intoxication alimentaire. Mais si vous devez faire sortir ce que vous avez dans l'estomac, et vite, une solution concentrée de sel ou de moutarde fera l'affaire. Un petit coup d'huile de ricin permettra ensuite de vous adoucir la gorge et de tapisser l'estomac après avoir vomi.

Intoxication alimentaire et intoxication chimique

Bien que les médecins conventionnels recommandent souvent de laisser une crise d'intoxication suivre son cours, ils préconisent rarement le vomissement comme traitement. Les seuls cas où un docteur vous conseillera de vous forcer à vomir sont certains cas d'intoxication chimique. L'intoxication chimique et l'intoxication alimentaire sont deux choses différentes. L'utilisation d'un émétique (un produit vomitif) n'est recommandé que dans certaines circonstances, selon le produit ingéré.

Pour certaines substances, le fait d'exposer à nouveau la trachée et la bouche au produit toxique est plus dangereux que de le laisser digérer par l'organisme. Pour d'autres, c'est la digestion du produit qui sera plus nocive.

Avec tous les produits que l'on trouve dans les maisons modernes (produits d'entretien, de mécanique ou de jardinage), il est impossible pour un novice de savoir réagir face à tous les cas d'intoxication. Tenez tous les produits chimiques hors de portée des enfants fureteurs. Surestimez toujours leur intérêt pour les endroits et les choses interdites. Gardez à portée de main le numéro de téléphone du centre antipoison, ainsi que tous les numéros d'urgence. Si possible, mémorisez ces numéros sur votre appareil téléphonique, vous éviterez ainsi d'avoir à les rechercher.

Fenouil *(Foeniculum officinale)*
Raifort *(Amoricacia rusticana)*
et Cidre de pomme

Si l'eau à la moutarde ou l'eau salée n'est pas votre truc, essayez le fenouil, les feuilles de raifort et du cidre de pomme que vous faites mijoter ensemble pendant environ 10 minutes. Cette horrible préparation destinée à nettoyer l'estomac existe depuis des siècles.

Olive *(Olea europaea)*

Deux cuillerées à soupe d'huile d'olive sont un remède de première nécessité des plus courants et très ancien.

Purgatif

Voilà un joli mot pour dire vomitif. Que vous le croyiez ou non, alors qu'on associe souvent le fait de vomir au fait d'être malade, c'est parfois recommandé pour vite vous rétablir. Vomir était souvent le seul moyen pour nos ancêtres de faire sortir une substance nocive de leur organisme.

«Kôwhai» *(Sophora tetraptera)*

Les Maori prenaient une décoction d'écorce de cette plante pour se purger et pour soigner la gale, cette maladie contagieuse de la peau. Mais l'écorce devait provenir d'un arbre poussant sur une colline et d'une racine tournée vers le soleil.

Miel et Vinaigre

Les guérisseurs de la Nouvelle Angleterre recommandent de boire un mélange de miel et de vinaigre pour les cas d'intoxication légère.

Moutarde séchée et Blanc d'œuf

En Ouganda, les guérisseurs traditionnels font avaler de la moutarde séchée, des blancs d'œufs et de l'eau au malade tout en chantant «Katui Nui Bomba».

Que faire si...

Une intoxication alimentaire, avec ses crampes, ses nausées, ses vomissements et diarrhées ne doit pas s'éterniser. Mais les tous petits, les personnes âgées et les personnes atteintes de maladies chroniques sont plus exposés au risque de fièvre, de vomissements et de diarrhée, quelle qu'en soit la cause. Alors ne perdez pas de temps et emmenez-les chez le docteur.

Trois jours de vomissements et de diarrhée après avoir consommé du poulet mal conservé, c'est assez grave, mais certains microbes responsables d'intoxications alimentaires sont connus pour leur ténacité. Le Clostridium botulinum, responsable du botulisme, produit une des toxines les plus puissantes qui soient. Les champignons et les fruits de mer toxiques sont également des tueurs impitoyables. Tous les symptômes suivants sont potentiellement mortels pour les personnes de tous âges, alors soyez vigilant et consultez d'urgence en cas d'apparition de l'un d'eux:

En cas d'intoxication alimentaire, l'apparition des symptômes suivants est synonyme de danger:

- Diarrhée sévère ou sang dans les selles
- Difficulté à avaler, à respirer, picotements ou engourdissement, ou paralysie en particulier après avoir mangé des champignons sauvages ou des fruits de mer suspects
- Forte fièvre
- Douleur abdominale
- Vomissements sévère avec incapacité de garder les liquides quels qu'ils soient

Mal aux Oreilles

Le mal aux oreilles est plus courant chez l'enfant que chez l'adulte, et certains enfants en souffrent plus que d'autres. On a mal aux oreilles lorsque les canaux qui relient l'arrière de la gorge à l'oreille moyenne se bouchent. Les rhumes, les allergies, les problèmes de sinus, les variations soudaines de la pression atmosphérique, et les infections auriculaires en sont des causes courantes. Si vous avez mal aux oreilles pendant plus de 24 heures, il faut consulter le médecin.

Pendant ce temps, que faire? Essayez donc un de ces remèdes populaires pour soulager la douleur et faire passer le temps plus vite.

Morgeline *(Stellaria media) ou mouron des oiseaux*

Nicholas Culpeper, médecin et herboriste anglais du 17ème siècle, conseillait de traiter le mal aux oreilles avec des feuilles de morgeline. Il disait à ses patients

Les remèdes désignés par  se préparent en infusion. Ceux qui comportent le sigle 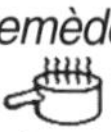 nécessitent une décoction. Le mode d'emploi de ces deux méthodes de préparation figure aux pages 11-13. Les variantes et autres procédures sont indiquées dans le texte même à la suite de la description du remède.

d'appliquer dans l'oreille quelques gouttes de jus extrait des feuilles fraîches.

Molène *(Verbascum thapsus, également appelée bouillon-blanc)*

Autrement, vous pouvez essayer de mettre 6 à 10 gouttes d'huile essentielle de molène dans l'oreille douloureuse, trois à quatre fois par jour. Protégez l'oreille en la bouchant avec un morceau de coton. (Diluez 1 à 2 gouttes d'huile essentielle de molène dans 10 ml d'huile végétale ou de noix de bonne qualité avant l'application.)

Le parfait goutte-à-goutte

La technique de la cuillère chaude

Comment faire parvenir le remède au cœur de l'action? Un compte-gouttes propre est l'instrument idéal, mais si vous n'en avez pas, rien n'est perdu.

Un moyen simple de verser quelques gouttes de liquide dans l'oreille est d'utiliser une cuiller. Oui, mais ce n'est pas ce que vous croyez. Pour mettre juste quelques gouttes dans l'oreille, trempez la cuiller dans le liquide puis utilisez-la pour faire passer dans l'oreille les gouttes qui adhèrent à sa surface. Si vous devez chauffer le liquide, chauffez la cuiller avant de la tremper.

Avec du coton c'est à peu près la même technique. Un petit morceau de tissu ou de coton peut servir à maintenir le liquide dans l'oreille. Cela permet également de garder l'intérieur de l'oreille au chaud et de la protéger du vent. L'otalgie est en effet toujours plus douloureuse lorsqu'il fait froid et que le vent souffle. Tournez le morceau de tissu ou de coton pour former une petite mèche que vous mettrez dans l'oreille sans trop serrer ni l'enfoncer.

Hamamélis *(Hammamelis virginiana)*

Essayez quelques gouttes d'hamamélis dans l'oreille douloureuse.

Oignon *(Allium cepa)*

Pelez et râpez un oignon, recueillez-en le jus. Appliquez 2 ou 3 gouttes de jus d'oignon chaud dans l'oreille douloureuse. Utilisez la technique de la cuillère chaude de la page précédente pour chauffer et appliquer le jus d'oignon.

Sel *(Chlorure de sodium)*

Faites chauffer 125 grammes de sel de table dans le four. Lorsqu'il est chaud, mettez-le dans une chaussette en coton et maintenez-le contre l'oreille douloureuse. Si le sel est trop chaud, couvrez l'oreille d'une serviette puis appliquez.

Olive *(Olea europaea)*

Mettez 2 gouttes d'huile d'olive tiédie (pas chaude) dans l'oreille douloureuse. Utilisez la technique de la cuillère chaude de la page précédente pour chauffer et introduire l'huile d'olive.

Amande douce *(Prunus dulcis)*

L'huile d'amande douce est l'huile la plus couramment conseillée pour soulager le mal aux oreilles. Faites chauffer l'huile et appliquez-la dans l'oreille à l'aide de la technique de la cuillère chaude décrite précédemment. Puis bouchez l'oreille avec du coton pour empêcher l'huile de couler vers l'extérieur. Massez ensuite doucement la base de l'oreille, à l'endroit où elle rejoint la joue.

Persil *(Petroselium crispum)*

L'huile essentielle et le jus de persil sont des remèdes populaires anciens contre le mal aux oreilles. Diluez l'essence (1 à 2 gouttes dans de l'huile végétale ou d'amande douce de bonne qualité) ou utilisez le jus pur. Mettez l'essence diluée ou le jus pur sur un morceau de coton, et bouchez l'oreille douloureuse à l'aide d'un morceau de coton.

Hydraste du Canada *(hydrastis canadensis)*

Les Indiens d'Amérique utilisaient l'huile essentielle d'hydraste du Canada pour soulager le mal aux oreilles. Diluez 1 à 2 gouttes de cette huile essentielle dans 10 ml d'huile végétale ou d'amande douce de bonne qualité et versez quelques gouttes dans l'oreille douloureuse.

Acide borique et vodka

Dans l'ex-Union Soviétique, les guérisseurs traitent le mal d'oreille avec un mélange d'acide borique et de vodka. Ils conseillent de mettre 3 gouttes du mélange suivant dans l'oreille douloureuse 3 fois par jour.

640 milligrammes (10 graines) d'acide borique

30 ml de vodka

Bien sûr, la vodka utilisée seule peut également calmer la douleur. Portez 30 ml de vodka à vos lèvres et avalez d'un coup en criant Na zdorovye!… cela peut éventuellement vous aider.

Mal de dos

Si vous pensez que passer deux jours alité avec un mal de dos a tout de la bonne planque, c'est que vous n'avez jamais eu mal au dos. Le mal de dos, ce n'est pas une partie de plaisir. Vous ne pouvez ignorer la douleur. Impossible de trouver une position confortable. Que la douleur soit sourde et lancinante, aiguë comme un coup de poignard ou une crampe ou plutôt diffuse, elle vous prive de votre mobilité, de votre sens de l'humour et de vos facultés de concentration.

Les maux de dos sont courants, mais ils sont rarement des symptômes de maladies graves. Ils peuvent cependant signifier que les disques dont le rôle est d'absorber les chocs dans la colonne vertébrale sont endommagés.

Il est plus facile de les attraper que de s'en débarrasser, alors méfiez-vous de tout ce qui peut les provoquer. Mauvaise posture, obésité, mauvaise technique pour soulever des objets, et la grossesse, dont l'une des «joies» est la pression qu'elle peut exercer sur le dos. Veillez donc particulièrement à ce que vous faites – et à ce que vous ne faites pas- pendant la grossesse.

Le mal de dos est un phénomène de plus en plus répandu, peut-être à cause de notre mode de vie occidental de plus en plus sédentaire. Cependant consolez-vous, le nombre et la grande variété de remèdes populaires contre le mal de dos montrent bien que nos vigoureux ancêtres eux aussi en souffraient.

Massage

Un bon massage est l'un des meilleurs traitements qui puissent exister contre le mal de dos. Le massage agit de plusieurs façons, il aide à détendre les muscles, à soulager la fatigue musculaire, et à réparer les effets d'une mauvaise posture. Un massage peut également aider à vous soulager du stress et de la tension nerveuse, qui sont des causes ou des effets possibles du mal de dos. Cela signifie qu'un massage peut servir à la fois de prévention et de traitement!

La qualité d'un massage est toujours améliorée s'il est réalisé avec une huile. En choisissant une huile parfumée aux vertus curatives, vous obtiendrez en plus les bénéfices de l'aromathérapie.

Les remèdes désignés par  *se préparent en infusion. Ceux qui comportent le sigle* 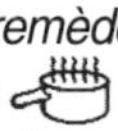 *nécessitent une décoction. Le mode d'emploi de ces deux méthodes de préparation figure aux pages 11-13. Les variantes et autres procédures sont indiquées dans le texte même à la suite de la description du remède.*

Camomille *(Romaine: Chamaemelum nobile, ou allemande: C. recultita)*

Vous pouvez préparer votre propre huile de massage à la camomille, mais pour cette infusion froide à l'huile il vous faut des fleurs de camomille, et non pas des feuilles.

1. Remplissez une petite bouteille de fleurs de camomille, sans les tasser
2. Ajoutez de l'huile d'olive de bonne qualité et recouvrez-en les fleurs
3. Fermez hermétiquement la bouteille
4. Laisser infuser en posant la bouteille au soleil pendant 2 semaines
5. Rangez au réfrigérateur
6. Chauffez légèrement l'huile avant emploi (faites un essai sur l'intérieur de votre avant-bras pour vérifier la température).

Faites part à votre grand-mère des deux remèdes qui suivent, à coup sûr elle ne jure que par eux!

Chou *(Brassica oleracea)*

Ce vieux remède de bonne femme, qui consiste en une application de feuilles de chou, est toujours très populaire chez les guérisseurs des montagnes du Kentucky aux Etats-Unis.

1. Enlevez les parties centrales dures de plusieurs grandes feuilles de chou vert
2. Repassez les feuilles avec un fer à vapeur pour les ramollir (dans le temps bien sûr, on ne disposait pas de fer à vapeur, alors on improvisait)
3. Frottez les feuilles de chou tièdes sur une face avec un peu d'huile d'olive
4. Appliquez les feuilles sur la zone à traiter (face huilée contre la peau)
5. Recouvrez d'une serviette lourde
6. Laissez agir toute la nuit

Moutarde *(Brassica hirta, également appelée Sinapsis alba)*

Si votre grand-mère ne vous l'a pas mentionné, vous en avez certainement entendu parler dans les vieux westerns. Dans «l'ancien temps» il s'agissait d'un remède courant, qui servait pour guérir le mal de dos, mais aussi d'autres troubles.

1. Ecrasez des graines de moutarde avec un peu d'eau
2. Passez de la vaseline sur la peau à l'endroit douloureux (pour éviter les éventuelles irritations dues à la moutarde)
3. Appliquez les graines de moutarde écrasées et maintenez avec de la gaze et de l'adhésif. Vous pouvez garder ce pansement plusieurs heures, voire toute une nuit

pour de meilleurs résultats.

Vive la moutarde!

Les pansements et cataplasmes à la moutarde sont un type de traitement appelé rubéfiant.

Les rubéfiants stimulent le flux sanguin et provoquent une rougeur localisée de la peau. Soyez prudent avec les rubéfiants, ne laissez pas la peau former des cloques, car le remède pourrait alors vous faire plus de mal que le mal qu'il est censé traiter...

Il est bon de savoir que l'ingrédient qui donne à la moutarde son caractère piquant tant dans sa saveur que dans ses propriétés thérapeutiques, n'est pas contenu dans la plante ni dans les graines. Cet ingrédient résulte du contact avec l'eau de certains constituants présents dans les graines de moutarde noire ou brune. Quant aux graines de moutarde blanche, elles en contiennent la saveur mais n'en ont pas le caractère piquant, ni le pouvoir chauffant.

Saule *(Salix alba)*
Bouleau *(Betula verrucosa)*
et Ortie *(Laminum album)*

Suivez l'exemple des gitans. Ils savent qu'à la fin d'une journée de voyage, la dernière chose dont ils ont envie de souffrir c'est bien du mal de dos.

Les guérisseurs gitans utilisent cette recette à double emploi depuis 500 ans. Ils préparent une infusion qu'ils boivent et gardent un peu de liquide pour l'appliquer en compresse apaisante sur la zone douloureuse. Faites votre infusion avec des parts égales d'écorce de saule, de bouleau et d'ortie, sucrez avec un peu de miel si c'est trop amer. Gardez un peu d'infusion pour faire la compresse. Une fois la compresse en place, reposez-vous pendant 2 ou 3 heures.

Aunée officinale *(Inula helenium, au Japon on utilise Inula japonica)*

Galien, médecin grec et fondateur de la médecine expérimentale, conseillait de boire une infusion d'aunée officinale pour soigner les maux de dos. Préparez l'infusion avec de l'aunée fraîche, ou utilisez des racines séchées pour faire un cataplasme apaisant que vous pouvez appliquer sur la zone douloureuse.

Gentiane (*Gentiana lutea*)

Les indiens d'Amérique se rinçaient le dos avec une décoction de racine de gentiane. 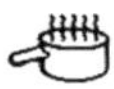

Manipulation

Les kinésithérapeutes recommandent souvent l'hydrothérapie en traitement du mal de dos. Les praticiens de la manipulation, chiropracteurs, ostéopathes, réflexologues, acupuncteurs et digipuncteurs, peuvent soulager les douleurs de dos. Consultez un professionnel agréé si vous voulez avoir recours à ces types de traitements.

Si vous n'êtes pas sensible aux odeurs fortes, essayez ce vieux remède.

Une embrocation est un remède à l'odeur très forte, habituellement employé comme liniment. Celui-ci en est un bon exemple: si vous voulez vous jeter à l'eau, n'oubliez pas de vous boucher le nez!

1. Battez 250 ml d'un mélange de vinaigre et d'essence de térébenthine en parts égales auquel vous aurez ajouté 20 grammes (1 cuillère à soupe) de camphre en poudre et un œuf
2. Massez doucement la zone douloureuse avec ce mélange

Un drôle de remède

Si vous croyez au Père Noël vous pourrez peut-être essayer ce remède. Trouvez un enfant qui est né par les pieds (enfin, renseignez-vous auprès de la mère car la plupart des enfants ne se souviennent pas dans quel sens ils sont venus au monde.), et mettez le debout sur votre dos. N'oubliez pas: il vous faut un enfant, petit de préférence, sinon le remède risque de ne pas avoir l'effet escompté.

Mal de tête

Il peut être lancinant, battant, brûlant, aveuglant, piquant, perçant… dû à la tension, aux sinus, migraineux, névralgique, ou encore «pas ce soir chéri, j'ai mal à la tête». Si vous êtes un être humain normal, vous avez eu au moins une fois mal à la tête dans les douze derniers mois. Si vous avez moins de chance, vous en avez eu plus d'un. Et si vous avez vraiment la poisse, vous souffrez peut-être de céphalées chroniques.

Pour la plupart d'entre nous, le mal de tête est un dérangement occasionnel. Vous savez en général à quoi il est dû et comment éviter d'en avoir un autre la prochaine fois. Si vous avez un mal de tête chronique, on vous pardonnera de penser que la seule chose sûre et certaine c'est quc tôt ou tard vous en aurez un autre.

Les maux de tête chroniques dus à la tension sont pénibles, mais les deux plus terribles sont la migraine et le névralgisme facial, de véritables tortures. Plus de femmes que d'hommes souffrent de migraine, vice versa pour le névralgisme facial. Les symptômes de ces deux états peuvent être très handicapants. Attendez, vous ne savez pas le pire. Rares sont ceux qui n'en souffrent qu'une fois. Ces douleurs diaboliques reviennent encore et toujours.

Votre mal de tête est-il plus qu'une banale douleur?

D'accord, reconnaissez-le: lorsque vous étiez adolescent vous pensiez que vos maux de tête étaient dus à quelque maladie exotique, tragique et un rien fascinante. Lorsque vous avez réalisé que c'était uniquement parce que vous portiez des bandeaux trop serrés, vous avez laissé tomber cette coquetterie pour vous consacrer plus sérieusement à vos diplômes. Mais quelque part au fond de vous-même subsiste un doute. Vous savez bien que l'histoire de votre vie aurait pu faire l'objet d'un roman-feuilleton palpitant.

Quand faut-il vous inquiéter d'un mal de tête?

- Si vous avez brusquement des maux de tête chroniques
- Si les caractéristiques de vos maux de têtes changent (zone, fréquence, durée ou intensité)
- Si vos maux de tête s'accompagnent de vertiges, nausées, pertes de mémoire ou troubles de la vision

Si vous avez l'un de ces symptômes vous devez consulter votre médecin afin d'écarter toute pathologie sérieuse.

Les remèdes désignés par  *se préparent en infusion. Ceux qui comportent le sigle* 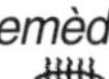 *nécessitent une décoction. Le mode d'emploi de ces deux méthodes de préparation figure aux pages 11-13. Les variantes et autres procédures sont indiquées dans le texte même à la suite de la description du remède.*

Banane [1] *(Musa)*

Ce remède contre la migraine, originaire des îles antillaises de Trinidad et Tobago, est assez bizarre. Mais les migraineux seraient prêts à faire n'importe quoi pour se débarrasser de la douleur. Les guérisseurs trinidadiens confectionnent une pommade à partir de la peau de banane mûre, avec du vinaigre et de la farine de blé complet. Ils étalent le mélange sur un linge humide, replient et roulent le linge, puis l'appliquent sur le front et la nuque.

Thé *(Camellia sinensis var. sinensis, thé de Chine. C. sinensis var. assanica, thé Assam)*

Ce remède traditionnel chinois est beaucoup plus simple que le précédent, et paraît-il aussi efficace contre les maux de tête de toute sorte: buvez une tasse de thé très fort.

Café *(Coffea arabica, C. liberica, C. robusta)*

Si vous préférez le café au thé, suivez l'exemple des guérisseurs américains et buvez une tasse de café très fort lorsque vous sentez venir un mal de tête.

Douches chaudes

Une douche chaude est toujours un plaisir. Certains guérisseurs recommandent de diriger le jet de la douche sur la colonne vertébrale et la nuque, cela est supposé soulager la douleur.

Camomille [2] *(Romaine: Chamaemelum nobile, allemande: C. recutica)*

Il y a très longtemps, le médecin grec Dioscoride et le naturaliste romain Pline conseillaient à ceux qui souffraient de maux de tête de boire une infusion de camomille.

Citron *(Citrus limon ou C. medica, var. limonum)*

Si aucun des remèdes précédents ne vous chantent, que pensez-vous du zeste de citron? Selon les guérisseurs américains, il suffit d'un morceau de pelure de citron et d'un mouchoir pour faire un remède très efficace contre les maux de tête. Vous devez placer la pelure d'un citron dans un mouchoir (face blanche contre le mouchoir) et poser celui-ci sur votre front. Laissez-le en place jusqu'à ce que:

- vous sentiez une sensation de brûlure

---

1 Les bananes de culture étant des hybrides stériles, elles n'ont pas de noms de variétés exacts

2 Evitez les doses importantes et l'huile essentielle pendant la grossesse

- votre mal de tête disparaisse
- quelqu'un vous demande ce que vous fabriquez avec un mouchoir sur la tête, ce qui se produit généralement en premier
- ou, si vous préférez, essayez de mettre du jus de citron salé ou des morceaux de citron salé sur les tempes.

Eupatoire perfoliée *(Eupatorium perfoliatum)*

Aux seizième et dix-septième siècles, l'eupatoire était un remède connu contre les maux de tête. Il fallait en mâcher une ou deux feuilles et en boire l'infusion.

Fenouil [1] *(Foeniculum officinale)*

Les guérisseurs français recommandent de boire du jus de fenouil à ceux qui souffrent de migraines ou de vertiges.

Remèdes pour les femmes

Selon une croyance indonésienne, ce qu'une femme souffrant de migraine a de mieux à faire c'est de s'occuper! Faire la vaisselle ou la lessive, à la main bien sûr, est soit disant un remède miracle contre le mal de tête. Vous vous douterez sûrement que ce sont des guérisseurs mariés et de sexe masculin qui ont trouvé ça.

Selon une croyance traditionnelle, on ajoute un peu de jus de citron à de l'eau et l'association de l'eau chaude et du jus de citron fait passer le sang de la tête de la femme à ses mains et soulage ainsi la douleur. Bien sûr, on ne veut pas qu'il y ait trop de sang dans la tête de la femme, des fois qu'elle se mette à penser...

Maintenant, les filles, soyons honnêtes. Ne croyez –vous pas que si votre partenaire faisait la vaisselle et la lessive pendant que vous faites tremper vos mains dans l'eau chaude et recevez un massage d'essence de citron ou d'une autre huile bienfaisante, votre mal de tête disparaîtrait bien plus vite?

Tussilage-pas-d'âne *(Tussilago farfara)*

Les médecins traditionnels ayurvédiques disent d'inhaler du tussilage-pas-d'âne en poudre lorsque vous souffrez de maux de tête.

---

1 Evitez pendant la grossesse

Basilic (1) (Ocinum basilicum)

Si vous ne vous sentez pas de sniffer du tussilage-pas-d'âne, essayez un massage à l'huile essentielle de basilic pour vous sentir mieux. C'est ce que recommandent les médecins traditionnels ayurvédiques pour soulager les maux de tête. Utilisez l'essence de basilic pour vous masser le front et derrière des oreilles, en n'oubliant pas de la diluer d'abord à raison de 1 à 2 gouttes pour 10 ml d'huile végétale ou d'amande douce de bonne qualité. Si vous voulez un remède agréable au goût, mâchez des feuilles de basilic.

A ne pas tester si vous avez des enfants... sous peine de moqueries!

Si vous avez mal à la tête dans le Vermont, les guérisseurs vous diront de mouiller un sac en papier kraft avec du vinaigre, de le saupoudrer généreusement de poivre noir et de l'appliquer sur votre tête.

Romarin (Rosmarinus officinalis)

Vous rappelez-vous votre dernière crise de travaux dans la maison? Multipliez le mal de tête que vous aviez alors par un million pour imaginer les maux de têtes de ceux qui ont construit les pyramides. Le remède égyptien contre les maux de tête a dû être efficace, car la construction des pyramides s'est faite, n'est-ce pas? Contre le mal de tête, les guérisseurs de l'Egypte ancienne recommandaient le massage à l'huile essentielle de romarin. Si vous voulez essayer ce remède, vous devez concentrer le massage sur les zones douloureuses. Et n'oubliez pas de diluer 1 à 2 gouttes d'essence de romarin dans 10 ml d'huile végétale ou d'amande douce de bonne qualité avant de l'appliquer sur la peau.

Vous sentez-vous comme un mérou groggy?

Piscidia *(Piscidia erythrina)*

L'écorce de cette plante contient un narcotique puissant, la piscidine, et ne doit s'employer que sur les conseils avisés d'un herboriste confirmé. Elle peut servir à traiter la migraine, mais les pêcheurs antillais l'utilisent pour engourdir le poisson, qui devient ainsi plus facile à attraper.

---

1 N'utilisez pas l'huile essentielle, sous quelque forme que ce soit, pendant la grossesse

Kawa-kawa *(Macropiper excelsum)*

Les Maori mâchaient des feuilles de kawakawa pour soulager les maux de tête.

Métrosideros *(Metrosideros albiflora)*

L'infusion d'écorce de métrosidéros est un remède néo-zélandais contre la douleur.

Remèdes anciens d'ici et de là-bas

Aromathérapie

Les feuilles parfumées peuvent aider à démêler les nœuds que vous avez dans le cerveau. Cueillez quelques feuilles parfumées sur vos plantes aromatiques préférées. Ecrasez les feuilles avec les doigts et inhalez profondément leur parfum riche et naturel.

Rose *(Rosa canina)*

Ajoutez quelques gouttes d'huile essentielle de rose, apaisante et romantique, dans l'eau chaude de votre bain, et savourez ce moment de béatitude.

Lavande [1] *(Lavandula angustifolia)*

Mettez 3 gouttes d'essence de lavande sur un morceau de sucre et laissez fondre dans la bouche.

Les enfants n'ont pas mal à la tête... ils le donnent!

Mais comment papa et maman peuvent-ils laisser un enfant souffrir? Voici quelques remèdes spéciaux pour les maux de tête des enfants.

Pour une douleur localisée sur les côtés de la tête, appliquez une serviette mouillée froide sur le front ou les côtés de la tête. Recommencez lorsque la serviette s'est réchauffée.

Pour les maux de tête qui tiraillent vers l'arrière et en profondeur, essayez une serviette chaude appliquée sur la nuque et l'arrière de la tête. Recommencez lorsque la serviette a refroidi.

---

1 Evitez les doses importantes pendant la grossesse

Pomme de terre *(Solanum tuberosum)*

Faites cuire une pomme de terre au four ou à la vapeur et mangez-la nature, sans sel, sans beurre... on a dit nature.

Souci *(Calendula officinalis)*

Versez une tasse d'eau bouillante sur une poignée de fleurs et de feuilles de souci. Lorsque le liquide a refroidi, faites-en une compresse que vous appliquerez sur les yeux et le front.

Mal des transports

Sans vouloir vous faire de peine, si vous avez le mal des transports personne ne vous proposera une promenade en voiture à la découverte des magnifiques paysages alpins.

Vous sentez toujours quand ça vient, mais voilà une bien piètre consolation. Certes il est bon de savoir que vous allez vomir avant que ça n'arrive, mais comme vous ne pouvez rien y faire, le simple fait d'y penser ne fait qu'empirer les choses. Parmi tous les problèmes humains, celui du mal des transports n'est qu'un souci mineur, un inconvénient plus qu'un problème. Mais c'est un inconvénient majeur. A moins d'être complètement asocial, un jour viendra où vous devrez monter en voiture, sauter dans un avion, prendre un train ou embarquer sur un bateau. Alors soyez prêt.

Avant de vous embarquer pour un long voyage, testez un des remèdes populaires suivants lors d'un court trajet.

Bon voyage!

Quelques bons vieux trucs...

- Sucez une tranche de citron ou un morceau de gingembre
- Voyagez allongé, la tête en bas dans une position confortable

Les remèdes désignés par [théière] se préparent en infusion. Ceux qui comportent le sigle [casserole] nécessitent une décoction. Le mode d'emploi de ces deux méthodes de préparation figure aux pages 11-13. Les variantes et autres procédures sont indiquées dans le texte même à la suite de la description du remède.

Nicotinium

Ceci est un remède homéopathique. Vous pouvez le trouver chez les homéopathes. Une dose de 30c toutes les 2 ou 3 heures est la recommandation pour le mal de mer.

Gingembre [1] *(Zingiber officinalis)*

Les guérisseurs hawaïens recommandent de boire une infusion de racine de gingembre: au préalable, tranchez et écrasez la racine. Les guérisseurs traditionnels chinois recommandent de mâcher du gingembre pour éviter le mal de mer.

Autrefois en Inde, le gingembre servait à soigner de nombreux maux. Un massage à l'huile essentielle de gingembre était le remède indiqué contre le mal des transports. Diluez 1 à 2 gouttes d'huile essentielle dans 10ml d'huile végétale de bonne qualité (de l'huile d'amande douce par exemple) avant utilisation.

Galanga *(Alpinia officinarum)*

Autrefois en Chine les médecins utilisaient le galanga pour soigner les voyageurs qui étaient malades en bateau. Boire une infusion de racine de galanga en poudre était le traitement conseillé.

Menthe [1] *(Mentha piperita)*

Un massage à l'huile essentielle de menthe est le remède traditionnel français contre le mal des transports. Pensez à diluer l'huile essentielle (1 à 2 gouttes pour 10ml d'huile végétale de bonne qualité) avant de l'appliquer sur la peau.

Essayez un de ces massages curatifs pour les enfants souffrant de mal des transports:

- Appuyez sur la base du deuxième, du troisième et du quatrième orteil, tour à tour. Puis faites la même chose à l'autre pied. Maintenez la pression sur la face interne de l'orteil pendant 3 secondes à une minute.
- Placez votre index au fond de l'oreille de l'enfant et votre pouce derrière son oreille. Puis tirez simultanément de façon à amener le creux de l'oreille vers l'extérieur. Faites cela pendant une ou deux minutes jusqu'à soulagement.
- Appuyez sous le pied gauche de l'enfant, en partant du milieu vers l'articulation du pied. Appuyez sur tous les points sensibles et maintenez la pression de 10 à 20 secondes.

---

1 Utilisez modérément pendant la grossesse

2 A éviter pendant la grossesse et l'allaitement, et à ne donner sous aucune forme aux nourrissons

Biscuits au bicarbonate de soude, Citron et une pièce jaune

Les guérisseurs hawaïens conseillent de manger des biscuits au bicarbonate de soude, de sucer du citron et d'appliquer une pièce jaune sur le nombril. Alors gardez votre petite monnaie!

Acupression

Exercez une pression sur le point qui se trouve à trois doigts de votre poignet et dans le prolongement de votre majeur. Pressez en direction du centre du poignet. Procurez-vous des bracelets spéciaux en pharmacie, dans les magasins de santé naturelle, ou également dans certains aéroports. Ils sont censés avoir une action équivalente.

Mauvaise haleine

Si vous pensez avoir mauvaise haleine c'est sûrement vrai, et vous en débarrasser est plus important que trouver la cause du problème. Alors si vous êtes à la recherche d'un moyen rapide de vous débarrasser de votre mauvaise haleine, passez directement à la suite de ce chapitre suivant et vous trouverez certainement votre bonheur parmi les nombreux remèdes populaires des quatre coins du monde. Vos amis, collègues et proches vous en remercieront.

Mais si c'est juste la curiosité qui vous amène, l'envie de trouver des moyens de prévenir ce problème, ou encore de suggérer un remède à un ami, vous pouvez aussi lire ce qui suit.

Comme le dit la publicité «ce qu'[il] fait à l'intérieur se voit à l'extérieur». Ce qu'on mange peut laisser des traces, parfois même pendant longtemps. Autrement dit, si vous devez travailler dans une pièce confinée, mieux vaut vous méfier des oignons, de l'ail, des plats fortement épicés et des fromages forts. La seule exception à la règle, c'est lorsque vous commandez une énorme pizza au chorizo, fromage de chèvre et anchois relevée d'oignons, d'ail et de Chili et que

Les remèdes désignés par  se préparent en infusion. Ceux qui comportent le sigle  nécessitent une décoction. Le mode d'emploi de ces deux méthodes de préparation figure aux pages 11-13. Les variantes et autres procédures sont indiquées dans le texte même à la suite de la description du remède.

tout le monde prend part au festin. Dans ce cas, vous pouvez y aller. Curieusement, lorsque tout le monde a la même haleine fétide, ça ne dérange personne.

Les effets de ces aliments très forts en goût sur votre haleine peuvent durer jusqu'à 24 heures. Alors, vérifiez sur votre agenda les rendez-vous de l'après-midi et du lendemain avant de commander du pain à l'ail pour midi.

L'alcool également marque l'haleine. Pourquoi croyez-vous que les policiers vérifient votre alcoolémie en vous faisant souffler dans le ballon? Sauf que dans ce cas ils ne s'intéressent qu'à la présence d'alcool dans votre organisme, pas à votre haleine.

L'autre grand ennemi de votre haleine est le tabac. Quoi que vous fassiez, si vous fumez, jamais vous n'aurez l'haleine fraîche. Au mieux, vous obtiendrez un mélange cigarette/dentifrice pas très heureux.

Si vous avez une mauvaise haleine persistante qui flotte dans l'air

Une mauvaise santé dentaire, certaines maladies ou traitements peuvent être à l'origine de la mauvaise haleine.

Si vous avez mauvaise haleine, rien n'y fera quoi que vous mangiez (ou ne mangiez pas), consultez alors votre dentiste ou votre médecin. Il y a peut-être une autre cause.

Certaines graines peuvent combattre la mauvaise haleine. De même que certains aliments peuvent la provoquer, certaines graines et plantes peuvent contrecarrer les effets de ces repas pleins d'ail, d'oignons et de fromage. Les dentifrices courants sont aromatisés avec des plantes, herbes, épices et graines généralement présents dans les remèdes populaires contre la mauvaise haleine: menthe verte, menthe poivrée, anis, carvi et eucalyptus.

Anis, fénugrec, girofle, aneth, cardamome, fenouil et carvi sont des ingrédients de la médecine populaire employés pour lutter contre la mauvaise haleine. La plupart de ces «rafraîchisseurs» d'haleine naturels ont aussi la faculté de restaurer les ventres tourmentés par des aliments trop riches ou trop épicés. Avant l'apparition des brosses à dents, on utilisait ces graines et plantes naturellement parfumées pour rafraîchir l'haleine.

Avec sa saveur, son parfum agréable et ses nombreuses variétés, l'anis est l'ingrédient favori de la médecine populaire en cas de mauvaise haleine et d'indigestion. Conservez quelques graines d'anis dans une jolie petite boîte, et vous aurez toujours un remède rapide à portée de main.

Anis *(Pimpinella anisum)*

Déjà en 60 aprèsJésus Christ, le célèbre naturaliste romain Pline l'Ancien recommandait de mâcher des graines d'anis frais pour rafraîchir l'haleine.

Anis étoilé chinois *(Illicium verum)*

Les médecins de la Chine antique recommandaient également de mâcher des graines d'anis frais pour rafraîchir l'haleine. Aujourd'hui encore, en Chine, l'anis est employé en guise de rafraîchissement après le dîner.

Anis étoilé japonais *(Illicium antsatum)*

Cette variété d'anis est utilisée en Inde depuis plus de mille ans, et reste populaire de nos jours tant pour parfumer les currys que pour rafraîchir l'haleine. Après le repas, on mâche un petit peu d'anis étoilé.

Fénugrec [1] *(Trigonella foenum-graecum)*

Les graines moulues de fénugrec séché se retrouvent souvent dans les poudres de curry. Au Pakistan, où l'on passe son temps à mâcher des noix d'arec, il est d'usage de mâcher ensuite des graines de fénugrec pour faire passer le goût de l'arec.

Clou de girofle *(Syzgium aromaticum)*

Si vous vous êtes déjà retrouvé dans un espace confiné en compagnie de quelqu'un qui a mauvaise haleine, vous avez certainement décrété que cela devrait être interdit par la loi. Saviez-vous qu'en Chine, sous la dynastie Han, de 207 avant JC à 220 après JC, la mauvaise haleine était bannie par la loi? Lorsqu'on venait faire ses doléances à l'empereur, la loi exigeait que l'on se présente avec des clous de girofle dans la bouche.

Aneth *(Anethum graveolens)*

En Hongrie, mâcher des petites graines d'aneth est un remède populaire contre la mauvaise haleine. Mais ne prenez pas les graines dans un bocal de concombre à l'aneth, car l'ail qu'il contient annihilerait alors l'effet «haleine fraîche» de l'aneth.

Cardamome *(Elettaria cardamomum)*

Les guérisseurs italiens recommandent de mâcher des graines de cardamome et de

---

1 Evitez pendant la grossesse

suivre un régime spécial à base de viande, poisson, lait, farines complètes, légumes, luzerne, persil, thé et café noir. Evitez ail, oignon, bière et bourbon.

Café *(Coffea arabica, C. liberica, C. robusta)* et cardamome *(Elettaria cardamomum)*

Essayez de boire un café préparé à base de grains fraîchement moulus auxquels vous aurez ajouté quelques graines de cardamome. En le buvant dès le matin, cela vous changera du cappuccino habituel et vous donnera bonne haleine.

Fenouil [1] *(Foeniculum officinale)*

Les graines de fenouil parfument de nombreux mets méditerranéens. La saveur du fenouil est proche de celle de l'anis et de l'aneth. De même, on peut mâcher les graines de fenouil pour avoir bonne haleine et soulager un estomac dérangé.

Gargarismes

Les gargarismes sont une autre méthode pour rafraîchir l'haleine, et les remèdes proposés ci-après offrent une alternative intéressante aux produits du commerce.

Miel et essence de girofle ou miel et citron

Ces deux associations en gargarisme rafraîchissent l'haleine et soulagent les maux de gorge.

1. Mélangez 5 ml (1 cuillère à café) de miel et quelques gouttes d'essence de girofle ou 150 ml de jus de citron.
2. Utilisez en gargarisme matin et soir

Coriandre, zeste d'orange, persil, menthe et une datte coupée en morceaux

Tous ces ingrédients entrent dans la composition de ce remède chinois contre la mauvaise haleine.

70 grammes de graines de coriandre

2 litres d'eau

1. Portez à ébullition
2. Faites bouillir 90 minutes, ou jusqu'à réduction de moitié de l'eau

---

1 Evitez pendant la grossesse

3. Ajoutez 10 grammes (2 cuillères à café) de zeste d'orange finement râpé et 1 date dénoyautée et émincée
4. Faites bouillir encore 15 minutes
5. Retirez du feu
6. Ajoutez 5 grammes (1 cuillère à café) de feuilles de coriandre séchée, du persil finement haché et une à deux gouttes d'essence de menthe poivrée
7. Laissez tremper pendant 30 minutes en remuant de temps en temps
8. Filtrez à l'aide d'une passoire fine
9. Mettez en bocal ou en bouteille avec un couvercle hermétique
10. Faites des gargarismes et des bains de bouche avec 150 ml de cette solution deux fois par jour, matin et soir.

Sauge [1] *(Salvia officinalis)*

Sur la côte adriatique, la sauge est utilisée pour aromatiser les viandes fortes, et on prend l'infusion de sauge en gargarisme pour rafraîchir l'haleine. 

Carotte *(Daucus carota)*

Au début du 20ème siècle, l'herboriste français Maurice Messègne conseillait à ses patients de se rafraîchir l'haleine avec des fanes de carottes.

Selon Monsieur Messègne, l'astuce de la parfaite femme d'intérieur consistait à ne pas jeter les fanes de carottes afin d'en faire une décoction et de l'utiliser en bain de bouche.

Fanes de carottes (un bouquet)

750 ml d'eau

1. Portez à ébullition
2. Faites bouillir 20 minutes puis laissez reposer encore 20 minutes
3. Filtrez, jetez les fanes
4. Mettez en bouteille

Mâcher des feuilles fraîches peut également vous aider à avoir une haleine fraîche. La chlorophylle qui donne aux feuilles leur couleur verte a des propriétés rafraîchissantes naturelles. Certaines feuilles sont naturellement parfumées, ce qui accentue cette action.

---

1 Evitez les doses thérapeutiques pendant la grossesse. Toléré en petites quantités dans la nourriture

Menthe *(poivrée [1], mentha piperita, ou menthe verte [2], mentha spicata)*

Mâcher des feuilles de menthe verte ou poivrée peut permettre de masquer les odeurs de bouche et de soulager l'estomac. Quelques gouttes d'huile essentielle dans un verre d'eau peuvent aussi faire un excellent bain de bouche. De plus, c'est un procédé simple et bon marché, que vous pouvez réaliser chaque fois que vous en avez besoin.

Persil *(Petroselinum crispum)*

Si vous ouvrez bien les yeux vous trouverez le poison et l'antidote dans la même assiette. Le persil est utilisé par les fermiers belges, hongrois et allemands, et aussi dans les dîners chics un peu partout dans le monde, pour combattre les «effluves» provoquées par certains aliments. Quoi de plus simple, il vous suffit de manger la garniture après avoir savouré le plat.

Réglisse *(Glycyrrhiza glabra)*

Au Moyen Orient, une astuce pour se rafraîchir l'haleine consiste à boire un verre d'eau à la réglisse le soir au coucher. Dissolvez un petit morceau de réglisse (5 grammes) dans 250 ml d'eau bouillante. Buvez avant de vous coucher. Attention, employez pour cela de la vraie réglisse, et non pas les bonbons sucrés et aromatisés artificiellement qu'on trouve dans le commerce.

Ce goût me rappelle vaguement quelque chose...

Nombreux sont ceux qui comparent le goût de la réglisse à celui de l'anis ou du fenouil. Et pourtant, la réglisse provient d'une tout autre plante.

Les vrais bonbons à la réglisse sont faits à partir de la racine de Glycyrrhiza glabra. On pile la racine pour en extraire le jus, qui se solidifie pour former l'espèce de bonbon noir et brillant que l'on consomme dans le monde entier.

La réglisse est naturellement sucrée, grâce à sa substance principale, la glycyrrhizine, qui est 50 fois plus sucrée que le saccharose. D'abord vendue en tant que bonbon naturel, la réglisse est aujourd'hui difficile à trouver telle quelle, si ce n'est dans les magasins de diététique et les pharmacies.

---

1 Evitez pendant la grossesse et l'allaitement, ne donnez sous aucune forme aux nourrissons

2 Evitez pendant la grossesse et l'allaitement, ne donnez sous aucune forme aux nourrissons

Ménopause

Là, pas de surprise! Les remèdes populaires contre les symptômes de la ménopause se basent sur l'idée fausse que ceux-ci sont d'origine psychologique. Bien sûr, la science moderne a démontré que les symptômes sont dus au bouleversement hormonal qui s'opère lorsque les ovaires prennent la retraite. Tous ces symptômes, allant des bouffées de chaleur aux frissons, des troubles du sommeil aux états de nervosité et de stress, eh oui, sont dus aux fluctuations des taux d'hormones. Mais cette information n'a pas fait son chemin dans la tête de tous les membres de la société. Pas encore du moins, mais les choses sont en train de changer, et pour de vrai.

Alors quand des personnes mal informées commencent à vous donner des conseils du genre «calme-toi», ou «fais comme si de rien n'était», ou encore «c'est dans la tête», il y a de quoi vous rendre folle. Lorsque vous y repensez, tous ceux qui vous donnent ces conseils sont des hommes. Mais comment font-ils pour être des experts en la matière?

C'est lorsque vous êtes bombardée par ces bons conseils que les remèdes ci-après peuvent vous venir en aide. Vous avez peut-être besoin d'un petit interlude apaisant, ou de vous libérer du stress dû à cet état ou aux conseils de ces experts qui ne savent pas de quoi ils parlent.

Un dernier avertissement. De nombreuses femmes ont hâte d'être ménopausées et enfin libérées du souci de la contraception. Attention les filles: tant que ce n'est pas terminé, ce n'est pas terminé. Si vous ne voulez pas avoir plus de 60 ans le jour du bac de votre petit dernier, veillez bien à utiliser une méthode de contraception jusqu'à la ménopause complète. N'arrêtez pas la contraception tant que votre médecin ne vous aura pas confirmé que vous n'avez plus du tout d'ovulation. D'un autre côté, les femmes qui ont des enfants après 40 ans disent que cela leur donne une nouvelle jeunesse!

Viorne *(Viburnum prunifolium)*

Bien avant que Colon n'arrive dans le nouveau monde, les femmes des peuples originaires d'Amérique buvaient une décoction de viorne pour soulager les

Les remèdes désignés par  *se préparent en infusion. Ceux qui comportent le sigle* 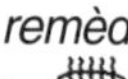 *nécessitent une décoction. Le mode d'emploi de ces deux méthodes de préparation figure aux pages 11-13. Les variantes et autres procédures sont indiquées dans le texte même à la suite de la description du remède.*

symptômes de la ménopause. Plus tard, les guérisseurs américains du mouvement éclectique adoptèrent cette pratique.

Cyprès *(Cupressur sempervirens)*

Un doux massage à l'huile essentielle de cyprès est censé tranquilliser l'esprit. Diluez 1 à 2 gouttes d'essence de cyprès dans 10 ml d'huile végétale de bonne qualité (de l'huile d'amande douce par exemple).

Epine-vinette *(Berberis vulgaris)*

Les guérisseurs français vous recommandent de boire une infusion d'épine-vinette lorsque vous souffrez de symptômes de la ménopause.

Quinine [1] *(Cinchona spp.)* et Gin

En Inde, les gourous conseillent de boire du gin chaud avec de la quinine. Un autre moyen de prendre votre gin à la quinine est de boire un grand verre de gin-tonic glacé! Les gourous indiens n'approuveraient peut-être pas la chose, mais l'effet apaisant est le même. Notez: ce remède ne convient pas aux femmes enceintes dont la ménopause a commencé mais n'est pas terminée.

Alchemille des près [2] *(Alchemilla vulgaris)*

Buvez une infusion d'alchemille des près. C'est le remède conseillé par les guérisseurs européens pour combattre les effets de la ménopause.

Quelques remèdes d'antan:

Sauge [3] *(Salvia officinalis)*

L'infusion alcoolique de sauge est un remède ancien utilisé par de nombreux guérisseurs, mais dont l'origine remonte à la nuit des temps. Il est simple à préparer mais le produit fini est long à obtenir.

100 grammes de feuilles de sauge

1 bouteille de vin organique

1. Mettez les feuilles de sauge dans le vin et laissez infuser pendant 2 semaines
2. Au bout de deux semaines ajoutez un peu de miel, remuez bien et laissez tirer encore 24 heures
3. Filtrez soigneusement, buvez 150ml avant le déjeuner et avant le dîner

---

1 L'écorce de nombreuses espèces de quinquina contiennent de la quinine ainsi que d'autres alcaloïdes importants

2 Evitez pendant la grossesse

3 Evitez les doses thérapeutiques pendant la grossesse. Toléré dans la nourriture en quantité modérée

Mélisse *(Melissa officinalis), également appelée citronnelle*

La mélisse semble être le remède à tout faire indiqué pour les symptômes de la ménopause. Buvez d'abord une infusion de mélisse. Puis prenez une poignée de feuilles que vous mettrez sous votre oreiller. Mettez ensuite quelques gouttes d'essence de mélisse dans l'eau de votre bain. Suivez ces recommandations et selon certains guérisseurs la paix de votre esprit ne saurait tarder à venir.

Armoise *(Artemisia vulgaris)*

La clé de l'origine de ce remède populaire se trouve dans son nom scientifique. Il est associé à Artémis, la déesse grecque de la chasteté, de la lune et de la chasse. Boire une infusion d'armoise est supposé aider à soulager la souffrance et la morosité. L'armoise fait partie de la famille de l'absinthe, la plante aromatique qui sert à élaborer la fameuse liqueur.

Aromathérapie

Les aromathérapeutes utilisent l'huile essentielle de sauge, de cyprès et de géranium pour soulager les symptômes de la ménopause. Ils vous conseilleraient de mélanger les trois huiles pour faire une inhalation. Vous pouvez également les faire brûler dans un brûle-parfum. C'est comme un brûleur d'encens, sauf qu'il utilise la chaleur indirecte pour faire évaporer les huiles.

Vous pouvez également mettre les huiles essentielles dans votre bain, ou les diluer pour faire des massages. Diluez toujours les huiles à raison de 1 à 2 gouttes pour 10 ml d'huile végétale de bonne qualité, de l'huile d'amande douce par exemple. Un partenaire compatissant est le recours le plus pratique, mais vous obtiendrez de meilleurs résultats en consultant un aromathérapeute qualifié.

Mycose

S'il faut prouver que le naturel n'est pas toujours ce qu'il y a de mieux, tenez plutôt: candida albicans. Ce champignon se forme naturellement. C'est un habitant des intestins de toute personne bien portante et du vagin de toute femme en bonne santé.

Les remèdes désignés par (théière) se préparent en infusion. Ceux qui comportent le sigle (casserole) nécessitent une décoction. Le mode d'emploi de ces deux méthodes de préparation figure aux pages 11-13. Les variantes et autres procédures sont indiquées dans le texte même à la suite de la description du remède.

Mais lorsque l'environnement de l'organisme se modifie un tant soit peu, ce citoyen plutôt docile devient une bête furieuse, et vous avez une mycose.

Si vous pensez avoir une mycose (muguet dans la bouche ou infection vaginale), consultez immédiatement le médecin et suivez ses instructions à la lettre. Si vous voulez essayer un remède populaire, faites, mais avec l'accord du docteur.

Ronce *(Rubus ulmifolius)*

Certains guérisseurs recommandent de boire une infusion de feuilles de ronces.

Chou *(Brassica oleracea)*

Les guérisseurs mexicains et afro-américains recommandent de boire 5 grammes (1 cuillerée à café) de jus de chou frais pour traiter et prévenir les infections mycosiques.

Gentiane *(Gentiana lutea)*

En Inde les médecins traditionnels ayurvédiques utilisent la gentiane pour lutter contre les mycoses, à savoir 3 ou 4 doses de 5ml (1 cuillerée à café) d'infusion de gentiane par jour.

Gingembre [1] *(Zingiber officinalis)*

Les médecins traditionnels chinois conseillent de boire une infusion de racine de gingembre pour combattre les mycoses.

Capucine *(Tropaeolum majus)*

Certains guérisseurs recommandent également aux femmes de faire leur toilette intime et douches vaginales avec une infusion de feuilles et de fleurs de capucine.

Kaki *(Diospyros kaki)*

Depuis des siècles, les Indiens d'Amérique utilisent une lotion à base de kaki pour traiter les infections mycosiques. Cette lotion se prépare en coupant six kakis presque mûrs en morceaux, que vous faites infuser dans 750ml d'eau bouillante. Laissez tirer jusqu'à refroidissement puis filtrez. Utilisez le liquide froid pour la toilette intime.

---

1 Consommez modérément pendant la grossesse

Thym *(Thymus vulgaris)*

Les guérisseurs français conseillent de faire des douches vaginales avec une décoction de thym. Veillez à bien filtrer et faire refroidir la décoction avant l'emploi.

Aromathérapie

Pour le muguet dans la bouche, faites un bain de bouche avec trois gouttes d'huile essentielle de niaouli d'Australie, une goutte d'essence de myrrhe et 250ml d'eau. Remuez énergiquement avant l'emploi, trois fois par jour.

Naturopathie

Pour un régime spécifique destiné à réduire la fréquence des infections, consultez un naturopathe agréé.

Nausées

Nausée, il suffit de le dire. Le terme de nausée suffit parfois à rendre certaines personnes un peu nauséeuses. La nausée est quelque chose de très subjectif. Ce n'est pas le genre d'expérience que l'on a envie de partager avec quiconque. Toute sorte de choses, odeurs ou visions, peuvent vous soulever le cœur. Une autre raison pour laquelle la nausée est quelque chose de très subjectif, c'est qu'une odeur que vous trouverez agréable peut paraître nauséabonde à votre meilleur ami.

Au lieu de vous demander comment vous débarrasser de la nausée, mieux vaut éviter d'en avoir, c'est plus sûr. Nous avons tous quelques trucs qui nous dégoûtent, et nous savons bien lesquels.

Sachez quelles sont les choses qui vous retournent l'estomac et tâchez d'éviter de les toucher, de les goûter ou de les sentir. De cette manière, la bataille est déjà à moitié gagnée.

Les remèdes désignés par se préparent en infusion. Ceux qui comportent le sigle nécessitent une décoction. Le mode d'emploi de ces deux méthodes de préparation figure aux pages 11-13. Les variantes et autres procédures sont indiquées dans le texte même à la suite de la description du remède.

La nausée est une expérience si personnelle que la recherche d'un remède efficace est une démarche très individuelle. Essayez les remèdes jusqu'à ce que vous en trouviez un qui marche et tenez-vous y quoi qu'on vous dise. Après tout, c'est vous qui serez malade si le remède ne marche pas.

Cannelle [1] *nom occidental: Cinnamomum zeylanicum / en Chine: C. cassia, rou gui pour l'écorce et gui zhi pour les tiges)*

Les herboristes américains du 19ème siècle recommandent de boire une infusion de cannelle moulue pour faire passer la nausée.

Cataire *(Nepeta cataria)*

Selon les guérisseurs traditionnels de l'état de Pennsylvanie, boire une infusion de cataire est la meilleure chose à faire en cas de nausée.

Citron vert *(Citrus aurantifolia)*

Ce remède des îles Samoa existe depuis la nuit des temps. Buvez quelques millilitres de jus de citron vert frais, il paraît que c'est un remède miracle pour stopper nausée et vomissements.

Galanga *(Alpinia officinarum)*

Boire une infusion de galanga est le remède traditionnel chinois pour faire passer la nausée.

Gingembre [2] *(Zingiber officinalis)*

Il n'est pas surprenant que ce vieux remède anglais ait autant de succès chez les jeunes que chez les anciens. Boire un verre de «Ginger ale» (boisson fraîche au gingembre), c'est joindre l'utile à l'agréable!

Bergamote *(Monardia didyma, M. fistulosa, M. citriodora et M. punctata)*

L'infusion de feuilles et de fleurs de bergamote est un autre remède ancien contre les nausées. Le nom scientifique de la bergamote est un hommage au médecin espagnol du 16ème siècle qui a utilisé cette plante dans de nombreuses préparations, Nicolas Monardes.

---

1 Evitez pendant la grossesse
2 Utilisez modérément pendant la grossesse

Camomille [1] *(Romaine: Chamaemelum nobile, ou allemande: C. recutica)*
Myrtille *(Vaccinium corymbosum)*
et Chêne *(Quercus robur)*

Vous pouvez presque sentir l'appel de la vie de bohème lorsque vous préparez ce vieux remède gitan, une boisson à base de fleurs de camomille, de myrtilles et d'écorce de chêne en poudre.

Préparation du mélange

Une poignée de fleurs de camomille

25 myrtilles séchées

20 grammes (1 cuillerée à soupe) d'écorce de chêne anglais en poudre

Préparation du remède

1. Prenez 20 grammes (1 cuillerée à soupe) du mélange ci-dessus
2. Ajoutez-le à 250ml d'eau et portez à ébullition
3. Faites bouillir 3 minutes
4. Laissez tirer 15 minutes
5. Filtrez, buvez une tasse du liquide tiède 3 fois par jour

Pour les enfants

Les nausées chez l'enfant posent un problème particulier. De nombreux remèdes, qu'ils soient conventionnels ou à base de plantes, ne conviennent pas aux enfants. L'eau de cuisson du riz fait exception à la règle. Facile à digérer, elle est supposée remettre l'estomac en état.

Pour les enfants plus grands, vous pouvez donner un bonbon ou le noyau d'un fruit sec (sauf l'abricot [2]) à sucer pendant environ 30 minutes. Quand la nausée commence à passer vous pouvez faire sucer de la glace pilée, puis une boisson claire, et enfin des aliments insipides et solides.

Acupression

Pour un Occidental, faire passer les nausées avec un massage peut paraître bizarre. Mais en Chine et au Japon, personne ne vous regardera de travers si vous prétendez

1 Evitez les doses excessives et n'utilisez pas l'huile essentielle pendant la grossesse

2 N'utilisez jamais le noyau d'abricot, il contient des substances toxiques et ne doit pas être ingéré

avoir recours à l'acupression pour vous remettre l'estomac à l'endroit. Voici deux méthodes à faire soi-même que vous pouvez essayer:

Méthode n°1

D'abord, trouvez le pli interne de votre poignet. Puis mesurez la largeur de 3 doigts à partir de ce pli en allant vers l'épaule. Faites pression vers le bas à cet endroit.

Méthode n°2

D'abord, localisez le point qui se trouve à mi-chemin entre votre sternum (os de la poitrine) et votre nombril, à égale distance entre vos hanches. Faites pression vers le bas à cet endroit.

Si aucun de ces remèdes ne vous fait du bien, et si vous passez de nausées à vomissements, essayez encore ceux-ci…

Pêcher *(Prunus persica)*

Dans l'antiquité grecque, Esculapius a d'abord utilisé les noyaux de pêches et l'écorce de pêcher contre les vomissements. Une infusion de feuilles et d'écorce de pêcher, qu'on laisse tirer pendant 1 heure, était le traitement recommandé. Prenez 5ml (1 cuillerée à café) toutes les 10 minutes jusqu'à l'arrêt des vomissements.

Citronnelle *(Melissa officinalis, également appelée mélisse officinale)*

Dans tout le Sud de l'Europe, l'infusion de citronnelle sert à arrêter les vomissements. Buvez à volonté pendant la journée.

Bergamote *(Monardia didyma, M. fistulosa, M. citriodora et M. punctata)*

En Espagne, boire une infusion de feuilles et de fleurs de bergamote sert également à stopper les vomissements.

Paprika *(Capsicum teragonum)*

Pour certaines personnes cela ressemblera plus à un moyen de se faire vomir qu'à un traitement anti-vomitif, mais depuis des siècles les guérisseurs gitans ne jurent que par lui. Mélangez une pincée de paprika avec 5 ml (1 cuillerée à café) de miel et avalez ce remède trois fois par jour.

Obésité

Voici un secret de polichinelle, auquel personne ne croit (ou refuse de croire): il n'y a qu'un seul moyen de perdre du poids, c'est de manger moins de calories qu'il n'en faut pour maintenir son poids. Il n'existe pas de potion magique, ni dans les traditions populaires, ni dans la médecine conventionnelle.

L'alimentation est le carburant de votre organisme. Si vous voulez faire des réserves de carburant pour l'hiver, mettez-les dans le placard de la cuisine, pas dans votre bouche. Car si vous les rangez dans le placard de la cuisine, vous aurez de quoi manger pendant l'hiver. Si vous les mangez dès maintenant, elles seront stockées dans vos cuisses, vos fesses et autour de votre taille. Vous voyez le tableau. Si vous mangez plus qu'il n'en faut pour garder votre poids actuel, vous allez grossir. Votre organisme stocke l'excédent sous forme de graisses, et ces graisses vont rester là jusqu'à ce que vous mangiez moins. C'est la réalité des choses, quoi qu'en disent les innombrables publicités pour des produits miracle mangeurs de graisses à la fin des magazines.

Il y a quand même une bonne nouvelle. Moins manger ne veut pas dire se laisser mourir de faim. Les régimes draconiens ne sont pas bons pour la santé, pas plus que les régimes restrictifs qui ne vous autorisent qu'une ou deux classes d'aliments. La plupart des études actuelles montrent qu'un régime équilibré, riche en glucides complexes et pauvre en graisses, est ce qu'il y a de meilleur pour la santé et pour le poids. De plus, ces régimes sont les plus efficaces pour apaiser la sensation de faim. Alors, si vous voulez maigrir, vous pouvez le faire en restant en bonne santé et sans vous affamer.

Il n'y a pas d'élixir, de potion ou de formule magique pour maigrir, mais certains remèdes populaires prétendent y aider, s'ils sont employés dans le cadre d'un régime contrôlé. En voici les moins insensés:

Pissenlit *(Taraxacum officinale)*

Depuis des siècles les médecins traditionnels chinois recommandent de boire une infusion de racines de pissenlit séchées pour contrôler son poids. 

Les remèdes désignés par  se préparent en infusion. Ceux qui comportent le sigle 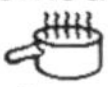 nécessitent une décoction. Le mode d'emploi de ces deux méthodes de préparation figure aux pages 11-13. Les variantes et autres procédures sont indiquées dans le texte même à la suite de la description du remède.

Algues marines

Dans plusieurs pays méditerranéens on parsème la nourriture de varech séché en poudre dans le cadre d'un régime amaigrissant.

Psyllium *(Plantago psyllium)*

Le psyllium séché en poudre avait un certain succès voilà quelques années en tant que produit de régime, grâce à l'impression de satiété qu'il procurait en gonflant dans l'estomac. Malheureusement, pour obtenir un effet, il fallait une quantité considérable de psyllium et on a rapporté des cas graves où le psyllium en gonflant avait complètement obstrué l'estomac et l'œsophage.

Le psyllium, grâce à sa faculté de se gonfler en contact avec l'eau est utilisé dans de nombreux médicaments contre la diarrhée et la constipation. Il sert dans le traitement de la diarrhée car il absorbe l'eau et redonne ainsi une consistance normale aux selles. Dans le traitement de la constipation, il donne du volume aux selles et stimule ainsi le colon. Des études récentes ont montré que le psyllium avait peut-être également une action sur la baisse du taux de cholestérol.

Cependant, le psyllium ne doit être utilisé que sous contrôle médical. Il doit être pris à doses modérées et avec une quantité d'eau suffisante, sinon vous pourriez risquer une occlusion intestinale, une obstruction abdominale ou œsophagienne pouvant menacer votre vie. L'inhalation de la poussière des graines de psyllium peut également provoquer des réactions allergiques, parfois sévères, chez les personnes sensibles.

Odeurs corporelles

Les odeurs corporelles sont à double tranchant: elles gêneront vos amis autant que vos ennemis. Le problème, c'est que la transpiration ne sent pas, mais (et c'est un énorme mais) lorsqu'elle entre en contact avec vote peau, elle rencontre les bactéries qui y résident. C'est la combinaison de ces facteurs qui donne cette odeur caractéristique si désagréable.

Les remèdes désignés par 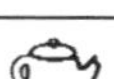 *se préparent en infusion. Ceux qui comportent le sigle* 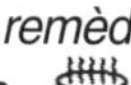 *nécessitent une décoction. Le mode d'emploi de ces deux méthodes de préparation figure aux pages 11-13. Les variantes et autres procédures sont indiquées dans le texte même à la suite de la description du remède.*

Les bactéries, et les odeurs qu'elles sécrètent, vous collent à la peau et aux vêtements. Alors, le bon vieux duo savon/eau est la meilleure arme qui soit pour éviter (et chasser) les odeurs corporelles.

Vous devriez aussi savoir que les mêmes aliments qui peuvent faire de votre haleine une arme redoutable à 5 mètres à la ronde agissent également sur la transpiration. Cela signifie que vous devrez oublier l'ail, l'oignon et le curry si vous rencontrez des difficultés particulières à vous débarrasser des odeurs corporelles.

Essayez les remèdes populaires ci-après, même si vous ne pensez pas avoir de problème… on est parfois le dernier à le savoir.

Salade chinoise

Ce vieux remède chinois contre les odeurs corporelles requiert une décoction faite avec des graines et des feuilles de coriandre, du zeste d'orange, une datte, du persil et quelques gouttes d'essence de menthe poivrée. Cette lotion parfumée pour le corps devrait bannir les odeurs les plus tenaces.

70 grammes (3 cuillères à soupe et demie) de graines de coriandre

2 litres d'eau

1. Portez à ébullition
2. Laisser frémir 90 minutes, ou jusqu'à réduction de la moitié de l'eau
3. Ajoutez 10 grammes (2 cuillères à café) de zeste d'orange finement râpé et une datte dénoyautée et finement hachée
4. Faites frémir encore 15 minutes
5. Retirez du feu
6. Ajoutez 5 grammes (1 cuillère à café) de feuilles de coriandre séchée, du persil frais haché et une ou deux gouttes d'essence de menthe poivrée
7. Laissez reposer 30 minutes en remuant de temps en temps
8. Filtrez avec une passoire fine
9. Versez le liquide dans un bocal ou une bouteille fermant hermétiquement
10. Faites chauffer 125 ml et badigeonnez sur tout le corps (y compris les parties génitales)

Les remèdes désignés par ☕ se préparent en infusion. Ceux qui comportent le sigle ♨ nécessitent une décoction. Le mode d'emploi de ces deux méthodes de préparation figure aux pages 11-13. Les variantes et autres procédures sont indiquées dans le texte même à la suite de la description du remède.

Fenouil *(Foeniculum officinale)*

Le fenouil était une des plantes favorites de Hildegard de Bingen. La fameuse bénédictine et herboriste allemande recommandait de boire une infusion de graines de fenouil en poudre pour chasser les odeurs corporelles.

Gingembre *(Zingiber officinalis)*

En Inde, le gingembre est considéré comme un nettoyant physique et spirituel. Outre son action contre les odeurs corporelles, ce remède au goût parfumé devrait vous aider à mettre du piquant dans votre vie de plusieurs façons. Mâchez des petits morceaux de gingembre pelé, ou parfumez-en vos repas.

Gaillet grateron *(Galium aparine)*

Cet ancien déodorant naturel est utilisé depuis des générations pour parfumer les maisons et les vêtements, mais aussi pour le corps. Mettez des branches de gaillet grateron dans vos tiroirs et vos placards, entre votre matelas et votre sommier, et dans la pièce où vous faites sécher le linge.

Alun en poudre

Vous pouvez faire vous-même ce déodorant peu coûteux et très ancien. Achetez de l'alun chez votre pharmacien.

2.5 grammes (1/2 cuillère à café) d'alun en poudre

300 ml d'eau chaude

Appliquez comme un déodorant classique.

Huiles essentielles

Ajoutez dans votre bain quelques gouttes de l'une de ces huiles essentielles pour lutter contre les odeurs corporelles.

Thym *(Thymus vulgaris)*

Marjolaine *(Origanum marjorana)*

Géranium *(Pelargonium odorantissimum)*

Verveine odorante *(Lippia citriodora)*

Lavande *(Lavandula angustifolia)*

Bois de santal *(Santalum album)*

Dang gui *(Angelica sinesis)*

Cannelle *(Cinnamomum zeylanicum ; en Chine, C Cassia - de l'écorce: rou gui, ou des brindilles: gui zhi)*

Navet *(Brassica rapa)*

Le jus de navet est un remède populaire chinois contre les odeurs corporelles. Badigeonnez chaque aisselle avec 1 cuillère à café de jus de navet.

Ortie [1] **ou ortie blanche** *(Urtica dioica ou U. urens, aussi connue sous le nom de lamier)*

S'il vous arrive de croiser leur chemin, demandez aux gitans de vous vendre de la bière d'ortie. En boire fait paraît-il des miracles contre les odeurs corporelles.

Ongle incarné

Un ongle incarné est un petit ennui, mais aussi un handicap énorme. Des ongles mal soignés et le port de chaussures inadaptées sont les causes les plus fréquentes de ce problème. Moins souvent, il peut être dû à une altération de l'ongle à la suite d'un coup ou de la chute d'un objet lourd sur l'orteil.

Après avoir traité votre ongle incarné, essayez de trouver ce qui l'a provoqué. Cela vous permettra d'éviter une récidive. Le tout est de savoir si vous avez un problème chronique d'ongles incarnés. Si tel est le cas, peut-être voudrez-vous consulter un podologue ou un pédicure pour mettre au point d'éventuelles mesures correctives.

Si votre ongle incarné perce la peau, recherchez des signes d'infection: peau rouge et boursouflée, écoulement blanc ou jaune, ou une ligne de couleur foncée qui semble partir de l'endroit où la peau est percée. Si vous constatez l'un de ces symptômes, consultez le médecin, votre cas nécessite peut-être une antibiothérapie pour écarter l'infection.

Les remèdes désignés par  *se préparent en infusion. Ceux qui comportent le sigle* 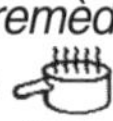 *nécessitent une décoction. Le mode d'emploi de ces deux méthodes de préparation figure aux pages 11-13. Les variantes et autres procédures sont indiquées dans le texte même à la suite de la description du remède.*

1 Le caractère urticant provient de l'acide formique et de l'histamine que l'on trouve sur le duvet qui recouvre les feuilles d'ortie.

Magnetis Polus Ausralis

Vous pouvez vous procurer ce remède homéopathique auprès d'un médecin homéopathe.

Limer les ongles

Les guérisseurs américains du Vermont vous diraient de faire une rainure en forme de V au milieu de l'ongle. Cela est supposé encourager l'ongle à pousser vers le haut plutôt que vers le bas dans la peau tendre.

Beurre

Au Kenya, les guérisseurs traditionnels appliquent du beurre frais sur l'orteil, le bandent puis le brossent à l'aide d'une queue de vache deux fois par jour.

Papayer *(Carica papaya)*

Les guérisseurs hawaïens enveloppent la partie à traiter dans des feuilles de papayer.

Ostéoporose

L'ostéoporose est un état, pas une maladie. Lorsque vous faites de l'ostéoporose, vos os manquent de calcium, perdent de leur densité et finissent par devenir poreux et par s'effriter, à tel point qu'ils peuvent s'affaisser ou se fracturer au moindre traumatisme. Elle atteint particulièrement les femmes de plus de 45 ans, mais les hommes également peuvent en souffrir. Du temps de nos grands-mères, et parfois même de nos mères, l'ostéoporose était vécue comme une fatalité due à l'âge.

Aujourd'hui on sait qu'il n'en est rien, et qu'un programme d'exercice physique modéré et continu tout au long de la vie, associé à une alimentation équilibrée riche en calcium (avec si nécessaire un complément de calcium), contribue à accroître la densité osseuse et à minimiser les risques d'ostéoporose.

La plupart des femmes atteignent le point culminant de leur densité osseuse vers l'âge de 35-40 ans. Ensuite, la perte de calcium entraîne une perte de densité osseuse

Les remèdes désignés par  *se préparent en infusion. Ceux qui comportent le sigle* 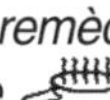 *nécessitent une décoction. Le mode d'emploi de ces deux méthodes de préparation figure aux pages 11-13. Les variantes et autres procédures sont indiquées dans le texte même à la suite de la description du remède.*

année après année, et cette perte devient encore plus importante après la ménopause. Le meilleur moyen d'accroître la densité osseuse est l'exercice physique et une alimentation riche en calcium pendant les années de formation des os. Une densité maximale au moment de ce «point culminant» est la meilleure prévention qui soit.

Un mode de vie sédentaire et une alimentation pauvre en calcium sont sans distinction d'âge les principales causes d'ostéoporose.

Mieux vaut prendre de bonnes habitudes étant jeune et s'y tenir toute sa vie. Mais il n'est jamais trop tard pour tirer parti de l'exercice physique et du calcium. Même des femmes ménopausées déjà atteintes de perte osseuse peuvent ralentir le processus en augmentant simplement leur consommation de calcium.

Il en va de même de l'exercice physique. Un programme modéré aide à minimiser les risques de maladies et de blessures, quel que soit l'âge. Le message qui s'applique aux femmes âgées est le suivant: nombre des symptômes de vieillesse sont en fait des symptômes liés à une vie sédentaire. Douleurs, maux, surcharge pondérale, faiblesse ou raideurs musculaires, effritement et porosité osseuses, manque d'énergie, accroissement des risques de maladies cardio-vasculaires et de diabète, sont plus caractéristiques de l'inactivité que du processus naturel de vieillissement.

Yoga

Le mot yoga provient d'un mot sanskrit signifiant lien ou union. Il s'agit d'un système d'entraînement spirituel, mental et physique, né en Inde il y a environ 4000 ans. Longtemps le yoga ne s'est pratiqué qu'en Inde, mais au vingtième siècle il s'est répandu dans le monde entier. Au cours de la mise au point de cette activité, les professeurs ont étudié les postures et les mouvements des animaux dans le but d'aider les gens à se relaxer et à faire des mouvements efficaces. La respiration joue également un rôle important dans le yoga, et les spécialistes pensent qu'une respiration plus efficace peut aider à lutter contre l'ostéoporose et autres problèmes osseux. La respiration diaphragmatique, selon eux, peut aider le corps à faire face aux changements structurels des os. Si vous voulez recourir à cette pratique dans le cadre de votre traitement contre l'ostéoporose, consultez un thérapeute spécialisé dans le yoga.

Naturopathie

L'alimentation et l'exercice physique sont importants dans la prévention et le traitement de l'ostéoporose. Les naturopathes considèrent l'alimentation comme un élément crucial de leurs pratiques curatives et peuvent vous aider à mettre au point un régime riche en calcium pour prévenir ou maîtriser l'ostéoporose. Toutefois la naturopathie requiert généralement un contrôle strict du régime et des effets sur la santé de tout changement d'alimentation. N'entreprenez un régime de naturopathie que sous le contrôle d'un praticien agréé.

Tai Chi Chuan

Selon les enseignements chinois, le Tai Chi remonte au penseur taoïste du 11ème siècle Chang San-feng. Au quatorzième siècle, une pratique plus élaborée, le Tai Chi Chuan, fut mise au point. Cette pratique visait à développer la maîtrise de soi.

Les moines taoïstes adoptèrent cette pratique et l'introduisirent dans leurs monastères et écoles religieuses afin d'y développer une unité de l'esprit, du corps et de l'âme.

Le Tai Chi, qui signifie «tout», repose sur une série de mouvements lents, circulaires et semblables à de la danse, généralement exécutés en plein air. Il vise à amener l'individu à se concentrer sur son état mental et émotionnel ainsi que sur son corps.

Selon les praticiens chinois le Tai Chi est à la fois curatif et préventif. Les mouvements gracieux sont censés aider les patients à s'adapter aux transformations de leur corps, et à entretenir un état d'esprit positif et créatif. Ils considèrent que le Tai Chi favorise l'utilisation des énergies mentale, émotionnelle et physique, dont la conjonction permet de mieux fonctionner. Les cours de Tai Chi se pratiquent dans de nombreuses associations sportives. Renseignez-vous dans les mairies ou les MJC.

Peau grasse

Si votre meilleure amie passe son temps à faire rire les copains avec les histoires extraordinaires de votre puberté boutonneuse, respirez un bon coup, ne vous énervez pas. Son heure viendra. Résistez à la tentation de raconter des histoires tout aussi embarrassantes sur son premier petit copain. D'ici quelques années elle le paiera.

Voyez-vous, votre peau grasse vous a torturé pendant les années de la puberté, mais votre copine commencera à faire son âge, ou même plus que son âge, bien avant vous.

Les remèdes désignés par  *se préparent en infusion. Ceux qui comportent le sigle* 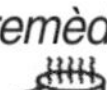 *nécessitent une décoction. Le mode d'emploi de ces deux méthodes de préparation figure aux pages 11-13. Les variantes et autres procédures sont indiquées dans le texte même à la suite de la description du remède.*

Maintenant que vous êtes rassuré(e) sur l'avenir, que faire aujourd'hui pour éviter de luire, de briller, d'attirer l'attention sur vous avec cette peau grasse?

Traitez-vous à l'argile. Ne prenez pas la terre du jardin, allez plutôt vous offrir un soin spécial à l'argile dans un salon d'esthétique. Ou allez dans un de ces magasins qui mettent un point d'honneur à ne vendre que des produits naturels, non testés sur les animaux. Appliquez votre masque à l'argile et détendez-vous dans un bon bain chaud. Un moyen plus qu'abordable de vous payer du bon temps!

Anis, anis étoilé *(Illicum verum), également appelé badiane*

Autrefois en Chine, boire une décoction de graines d'anis était le traitement de prédilection de la peau grasse. Les anciens médecins ayurvédiques conseillaient également ce remède.

Romarin *(Rosmarinus officinalis)*

L'huile essentielle de romarin est souvent utilisée en aromathérapie pour faire transpirer la peau. Cette caractéristique du romarin lui a valu un rôle prépondérant dans le traitement de la peau grasse. Diluez 1 à 2 gouttes d'essence de romarin dans une huile végétale de bonne qualité (ou de l'huile d'amande douce par exemple) avant de l'appliquer sur la peau.

Ylang-ylang *(Cananga odorata)*

L'huile essentielle d'ylang-ylang est censée avoir un effet régulateur sur la sécrétion des glandes sébacées. Les aromathérapeutes la conseillent souvent en massage pour aider à équilibrer les peaux grasses comme les peaux sèches. Veillez à diluer 1 à 2 gouttes d'huile d'ylang-ylang dans une huile végétale de bonne qualité (ou de l'huile d'amande douce par exemple) avant de l'appliquer sur la peau.

Bois de santal *(Santalum album)*

Le bois de santal est réputé pour ses vertus antiseptiques et apaisantes. Pour les peaux grasses, l'aromathérapie préconise une cure de 1 à 2 semaines de massages de tout le corps à l'huile de bois de santal. Faites faire votre massage une fois par jour avant le bain. Diluez 1 à 2 gouttes d'essence de bois de santal dans une huile végétale de bonne qualité (ou de l'huile d'amande douce par exemple) avant de procéder au massage.

Peau sèche

La sécheresse cutanée peut survenir à tout moment, mais il semble qu'elle touche un plus grand nombre de personnes pendant l'hiver, lorsque les maisons, les magasins et bureaux chauffés privent la peau de ses lipides naturels. La sécheresse cutanée est irritante, et aussi peu séduisante. La peau pèle, démange, et si vous ne vous en occupez pas elle se craquelle, rougit et se blesse. Si vous voulez retrouver une peau souple, tournez-vous vers un remède populaire, qui vous soulagera.

Pomme *(Malus pumila)*

Les médecins populaires du Vermont recommandent d'utiliser du vinaigre de cidre de pomme pour traiter la peau sèche. Appliquez le vinaigre de cidre à l'aide d'un coton six fois par jour.

Bois de santal *(Santalum album)*

Le nom de bois de santal vient du sanscrit «candana» qui signifie bois d'encens à brûler. Le bois de santal figurait dans les pratiques médicales et religieuses indienne et chinoise. L'huile essentielle a des propriétés antiseptiques et très apaisantes. Diluez l'huile essentielle de bois de santal dans 10 ml d'huile végétale ou d'amande de bonne qualité, et appliquez en massage sur la peau avant le bain.

Ylang-Ylang *(Cananga odorata, ou Canangium odoratum)*

L'huile essentielle parfumée des fleurs jaunes d'ylang-ylang est une senteur orientale très appréciée. L'ylang-ylang est aussi utilisé un peu partout en Asie en tant qu'hydratant pour les peaux sèches. Diluez 1 à 2 gouttes d'huile essentielle avec 10 ml d'huile végétale ou d'amande de bonne qualité, et appliquez en massage sur la peau sèche.

Jasmin *(Jasminum officinale)*

La «reine des huiles essentielles» provient du royaume de Perse, au Moyen Orient. Le jasmin fut introduit en Europe au seizième siècle. Diluez 1 à 2 gouttes d'huile essentielle de jasmin dans 10 ml d'huile végétale ou d'amande douce de bonne

Les remèdes désignés par  *se préparent en infusion. Ceux qui comportent le sigle*  *nécessitent une décoction. Le mode d'emploi de ces deux méthodes de préparation figure aux pages 11-13. Les variantes et autres procédures sont indiquées dans le texte même à la suite de la description du remède.*

qualité, et appliquez en massage sur la peau sèche et irritée.

Lavande [1] *(Lavandula angustifolia)*

Diluez 1 à 2 gouttes d'huile essentielle de lavande dans 10 ml d'huile végétale ou d'amande douce de bonne qualité, et appliquez en massage sur la peau.

Sureau noir [2] *(Sambucus nigra)*

Dans l'Angleterre du Moyen Age, l'extrait de fleurs de sureau noir, appliqué directement sur la peau sèche, était un remède efficace. Vous pouvez vous procurer cet extrait dans un magasin de santé naturelle ou en pharmacie.

Avoine *(Avena sativa)*

Utilisez de la bouillie d'avoine (porridge) à la place du savon, c'est facile, naturel, pas cher, et ça vous aide à vous débarrasser d'une peau terne et rugueuse.

Pellicules

Si en plein mois de janvier un ami vous demande s'il y avait de la poudreuse sur les pistes, alors que vous ne revenez pas du tout des sports d'hiver, c'est probablement que vous devez avoir des pellicules... et un ami pas très fin. Les pellicules, c'est de la peau sèche qui se détache, soit parce que vous avez le cuir chevelu sec, soit parce que les glandes sébacées qui s'y trouvent sont bouchées. Les pellicules ne sont pas contagieuses. Ce n'est pas un drame, mais elles peuvent vous faire perdre confiance et vous miner le moral.

En matière de soins capillaires, les remèdes populaires sont largement au niveau des meilleurs produits du commerce. Lisez la composition de n'importe quel produit de soin «naturel»: si on enlève les émulsifiants, les colorants et les parfums artificiels, il reste de nombreux ingrédients que vous retrouverez dans des remèdes populaires

Les remèdes désignés par  *se préparent en infusion. Ceux qui comportent le sigle* 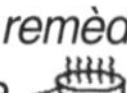 *nécessitent une décoction. Le mode d'emploi de ces deux méthodes de préparation figure aux pages 11-13. Les variantes et autres procédures sont indiquées dans le texte même à la suite de la description du remède.*

1 Evitez les doses importantes pendant la grossesse
2 Ne pas utiliser pendant la grossesse

que vous pouvez faire vous-même à la maison.

Le stress peut aggraver l'état pelliculaire, mais ne vous faites pas de souci, essayez un de ces remèdes populaires pour vous débarrasser de ce petit air poussiéreux.

Sésame *(Sesamum indicum ou S. orientale)* et gingembre [1] *(Zingiber officinalis)*

Pour traiter les pellicules, les guérisseurs égyptiens recommandaient cette mixture:

1. Deux racines de gingembre finement râpées
2. Recueillez 5 à 10 ml (1 à 2 cuillères à café) de jus de gingembre avec une centrifugeuse ou en pressant le gingembre râpé entre deux morceaux de gaze ou d'étamine
3. Mélangez le jus de gingembre avec 90 ml d'huile de sésame et 2.5 ml (1/2 cuillère à café) de jus de citron
4. Frottez votre cuir chevelu avec ce mélange à l'aide d'un mouchoir, répétez 3 fois par semaine

Chaparral *(Larrea divaricata, L.tridentata)*

Les indiens d'Arizona de la tribu des Pumas traitaient les pellicules avec une infusion de chaparral. Lavez-vous les cheveux normalement puis appliquez l'infusion sur les cheveux et le cuir chevelu. Frottez bien. Rincez au bout de 2 ou 3 minutes.

Quelques remèdes anciens présents dans de nombreuses cultures

Yaourt

Ce remède avait beaucoup de succès il n'y a pas si longtemps, peut-être même que votre grand-mère l'utilisait lorsqu'elle était jeune.

1. Lavez et rincez vos cheveux, puis frottez bien votre cuir chevelu avec du yaourt naturel et laissez agir 15 minutes
2. Rincez soigneusement
3. Lavez-vous les cheveux

Romarin *(Rosmarinus officinalis)*

Ce remède ancien empêche le cuir chevelu de peler et donne également du brillant aux cheveux secs. Diluez 1 à 2 gouttes d'huile essentielle de romarin avec 10 ml

---

1 Employez avec modération durant la grossesse

d'huile végétale ou d'amande douce de bonne qualité et appliquez sur le cuir chevelu.

Houblon *(Humulus lupulus)*

Le houblon est un ingrédient essentiel à la préparation de la bière et à ce traitement antipelliculaire, qui consiste à faire infuser du houblon dans de l'alcool.

375 grammes de houblon frais

Ajoutez 550 ml de brandy

1. Mettez dans une bouteille avec un bouchon hermétique
2. Secouez quotidiennement pendant 2 semaines
3. Filtrez le liquide à travers un tissu de mousseline propre ou du papier filtre
4. Lavez-vous les cheveux normalement et rincez soigneusement à l'eau claire
5. Appliquez l'infusion de houblon en frottant bien pour faire pénétrer dans le cuir chevelu, laissez agir 2 à 3 minutes
6. Rincez soigneusement

Bière

Voici un traitement capillaire au houblon plus rapide et plus simple: après le shampooing, rincez-vous les cheveux à la bière. Utilisez la marque de votre choix. Laissez agir 2 à 3 minutes et rincez bien, sinon on risque de vous prendre pour une brasserie ambulante.

Pomme *(Malus pumila)*

Mélangez 30 ml de jus de pomme pur et 60 ml d'eau chaude. Massez le cuir chevelu avec ce mélange trois fois par semaine après le shampooing. Laissez agir 2 à 3 minutes puis rincez bien.

Romarin *(Rosmarinus officinalis)*

Ou encore, tonifiez votre cuir chevelu avec une infusion de romarin. Et ça sent si bon! Si vous voulez, ajoutez une pincée de borax à l'infusion. Massez le cuir chevelu avec cette lotion et laissez agir 2 à 3 minutes, puis rincez bien.

Capucine *(Tropaeolum majus)*

Pour un traitement plus coloré, essayez cette infusion de feuilles et de fleurs de capucine. Massez le cuir chevelu avec cette lotion tonique de printemps après votre shampooing. Laissez agir 2 à 3 minutes, puis rincez bien.

Perte de mémoire

Voici un questionnaire pour tester votre mémoire:

a. Perdez-vous vos lunettes, même si vous les avez autour du cou?

b. Finissez-vous la journée avec douze neufs à votre mouchoir pour vous rappeler toutes les choses que vous avez à faire?

c. Jouez-vous à cache-cache au supermarché avec une personne que vous connaissez mais dont vous avez oublié le nom?

d. Quelle était la question?

Si vous répondez d), on ne peut plus rien faire pour vous. Si vous avez répondu a), b) ou c), il reste encore un espoir.

Tout le monde peut avoir des oublis, même Albert Einstein qui oubliait de mettre des chaussettes parce qu'il était trop préoccupé par ses théories. La préoccupation est souvent la cause des pertes de mémoire. Si vous pensez trop aux soldes pendant que vous vous garez, vous avez toutes les chances de ne pas retrouver votre voiture au moment de quitter la ville. Une bonne manière d'éviter ce genre «d'amnésie» est de vous dire ce que vous êtes en train de faire au moment où vous le faites. Cela vous évitera les accès de panique du genre «ai-je bien débranché le fer à repasser avant de partir?». Lorsque vous débranchez le fer, pensez: «C'est lundi (ou mardi, etc.), je débranche le fer à repasser». De cette manière, vous avez plus de chances de vous en souvenir. Vous rappeler le jour de la semaine vous aide à être sûr d'avoir débranché votre fer aujourd'hui et non hier ou avant-hier. Cette technique paraît absurde, mais elle est logique.

Mais cette technique ne marche que si vous oubliez si oui ou non vous avez fait quelque chose comme débrancher le fer. Elle ne vous aidera pas si vous oubliez carrément qu'il faut toujours débrancher un fer à repasser.

Les remèdes désignés par se préparent en infusion. Ceux qui comportent le sigle nécessitent une décoction. Le mode d'emploi de ces deux méthodes de préparation figure aux pages 11-13. Les variantes et autres procédures sont indiquées dans le texte même à la suite de la description du remède.

On est plus enclin à perdre la mémoire lorsqu'on est stressé, car une chose chasse l'autre. C'est le cerveau qui fait cela, pour vous protéger. Il cherche à garder les choses les plus importantes à votre portée. Tout ce que vous avez oublié est toujours là, mais rangé quelque part, dans une case.

C'est pour cela que la relaxation est un bon moyen de se rafraîchir la mémoire. Si vous ne le croyez pas, pensez aux journées passées à essayer de vous rappeler le nom de quelqu'un, le titre d'un film ou les paroles d'une chanson. C'est juste quand vous abandonnez la partie et tombez de sommeil, à la seconde même où vous allez sombrer, que vous trouvez la réponse à la question qui vous a obsédé toute la journée. Et ça, vous le savez.

Mais vous souvenir ce soir que vous deviez aller chercher votre belle-mère à l'aéroport hier, ne vous aidera pas à sauver votre mariage aujourd'hui. Il existe toutefois toute sorte de livres dans lesquels vous pouvez apprendre des techniques de perfectionnement de la mémoire, des astuces pour vous souvenir de discours, de dates, noms et autres numéros. Les remèdes populaires suivants apporteront un petit plus à votre arsenal mnémotechnique.

Sauge [1] *(Salvia officinalis)*

La sauge pousse à l'état sauvage dans le Sud de l'Europe, en particulier dans les campagnes de Croatie et de Dalmatie. Au Moyen Age c'était une plante médicinale populaire réputée pour ses vertus sur le cerveau. On disait qu'elle ravivait les sens et la mémoire. Suivez les conseils des guérisseurs dalmatiques et croates en mettant de la sauge dans votre nourriture. Elle se marie très bien avec les plats à base d'agneau et de gibier, ce sera donc facile de s'en souvenir.

Training autogène

Mis au point par le psychiatre allemand Johannes Schultz, le training autogène est une forme de relaxation programmée qui combine des éléments zen, de yoga, et de visualisation, une forme d'autosuggestion de la psychologie moderne.

Lorsque vous avez recours au training autogène pour régler un problème, vous travaillez avec un thérapeute qui va déterminer six points spécifiques et une visualisation associée à chacun de ces points. Lorsque vous vous concentrez sur chacun de ces points, vous vous concentrez également tour à tour sur les bras, les battements du cœur, l'abdomen puis le front. A la fin, après l'étape de retour à la réalité, vous êtes frais et dispos.

Le training autogène est encore plus efficace lorsqu'il est associé à d'autres

---

1 Evitez les doses thérapeutiques pendant la grossesse. De petites quantités dans la nourriture sont tolérées

pratiques de visualisation ou à l'hypnose. Les exercices doivent être mis au point et pratiqués uniquement avec l'assistance d'un praticien qualifié.

Thérapie par l'hypnose

On peut avoir recours à l'hypnose pour corriger les causes psychologiques de la perte de mémoire. Demandez à votre médecin de vous conseiller un thérapeute qualifié pratiquant cette technique, si vous pensez qu'elle est susceptible de vous aider à récupérer vos facultés de mémoire.

Basilic [1] *(Ocinum basilicum)*
Romarin *(Rosmarinus officinalis)*
ou Sauge [2] *(Salvia officinalis)*

Ces trois huiles essentielles sont importantes dans l'aromathérapie. L'essence de romarin sert à stimuler la glande pinéale, qui elle-même stimule le chakra coronal qui favorise la mémoire. L'huile de basilic sert à clarifier la pensée et l'intellect. La sauge est utilisée pour fortifier les sens et la mémoire. Pour de meilleurs résultats, consultez un praticien qualifié d'aromathérapie (qui doit aussi être un masseur qualifié).

Pied d'athlète

Si vous avez déjà eu ce problème, vous devez savoir que ce n'est pas drôle du tout. Et chacun de nous peut un jour en faire l'expérience, sportif ou pas: il suffit pour cela de laisser étouffer ses pieds dans des chaussettes bien imprégnées de transpiration, et c'est gagné.

Trêve de plaisanterie, le pied d'athlète est provoqué par un champignon qui adore les environnements humides et sombres, d'où sa prédilection pour les pieds qui transpirent, où il élit domicile et creuse. Les petits intrus s'installent entre les orteils,

Les remèdes désignés par se préparent en infusion. Ceux qui comportent le sigle nécessitent une décoction. Le mode d'emploi de ces deux méthodes de préparation figure aux pages 11-13. Les variantes et autres procédures sont indiquées dans le texte même à la suite de la description du remède.

1 N'utilisez pas l'huile essentielle pendant la grossesse

2 Evitez les doses thérapeutiques pendant la grossesse. De petites quantités dans la nourriture sont tolérées

dans ces petites crevasses où la peau est à vif et vous démange. Il est ensuite très difficile de s'en débarrasser, d'où la célèbre devise selon laquelle «mieux vaut prévenir que guérir».

Pour préserver vos pieds de la mycose, assurez-vous de les sécher parfaitement après le bain ou la douche. Changez de chaussettes après le sport et chaque fois que vos pieds ont transpiré. Portez toujours des chaussettes en fibre naturelle (laine, coton ou soie). Les fibres naturelles laissent respirer les pieds et évacuent la transpiration. Et pendant que vous y êtes, donnez un peu d'espace à vos pieds en évitant de les enfermer dans des chaussures trop serrées. Quand vous en avez l'occasion, restez pieds nus pour laisser vos orteils à l'air frais et sec.

Enfin, portez toujours des savates lorsque vous fréquentez les douches publiques (piscine, clubs de sport). Avec toutes les précautions que vous avez prises, ce serait vraiment bête d'attraper un champignon qui traîne.

Si la mycose apparaît, ne perdez pas de temps et appliquez une crème antifongique. Une fois que les crevasses commencent à se refermer, essayez l'un de ces remèdes populaires pour accélérer le processus de guérison et soulager les sensations de brûlure et de démangeaisons.

Soins naturels

Lavez vos pieds au vinaigre dilué 3 ou 4 fois par jour en insistant entre les orteils. Baignez les pieds 3 fois par jour dans une bassine contenant 20 grammes (1 cuillère à soupe) d'acide borique par litre d'eau, et ce pendant 10 à 20 minutes.

Lavande *(Lavandula angustifolia)* Niaouli d'Australie *(Melaleuca alternifolia)* et Tagète *(Tagetes lucida) ou Estragon du Mexique*

Dans une bassine d'eau tiède, versez 2 gouttes d'huile essentielle de chacun de ces ingrédients. Baignez vos pieds pendant 10 minutes tous les soirs. Vous pouvez également appliquer les mêmes essences en compresse sur vos pieds: diluez 1 ou 2 gouttes d'huiles essentielles avec 10 ml d'huile d'amande douce ou d'huile végétale de bonne qualité. Appliquez la compresse sur la zone à traiter, et fixez-la à l'aide d'une bande ou d'une chaussette en coton. Tous les matins ajoutez une ou deux gouttes d'essence de calendula au mélange et massez.

Clou de girofle *(Syzgium aromaticum)*

La médecine traditionnelle chinoise soigne le pied d'athlète avec un cataplasme fait à partir de clous de girofle séchés.

1. Faites une pâte avec du girofle en poudre et quelques gouttes d'eau
2. Appliquez directement sur la zone à traiter
3. Laissez le cataplasme toute une nuit ou jusqu'à votre prochaine douche

Sel *(Chlorure de sodium)* et farine de maïs

Les guérisseurs grecs recommandent de faire un bain de pieds dans une bassine d'eau salée (avec 1 cuillère à soupe de sel). Ensuite, séchez soigneusement les pieds et saupoudrez-les de farine de maïs (entre les orteils).

Citron *(Citrus limon ou C. medica, var. limonum)* Sel *(Chlorure de sodium)* et Javel *(hypochlorite de sodium)*

Les Houngans, guérisseurs haïtiens, vous diraient de vous frotter entre les orteils avec du sel et du citron, puis de tremper les pieds dans une bassine d'eau. additionnée d'1 cuillère à café d'eau de Javel.

Yaourt

La yaourt est un remède ancien très prisé. Appliquez du yaourt en massage entre les orteils. Laissez agir toute la nuit et lavez soigneusement le matin. Séchez bien et talquez avec une poudre antifongique.

Médecine ou cuisine?

Vous serez peut-être surpris de constater que les herbes employées dans la médecine populaire sont souvent des ingrédients couramment utilisées pour cuisiner. Le plus surprenant, en fait, c'est de voir que la cuisine et le fait de soigner sont deux activités séparées. Historiquement parlant, cette séparation est un phénomène assez récent.

Ce n'est qu'au 17ème siècle que l'on a établi une séparation entre les propriétés médicinales et aromatiques des herbes. Avant cela, ces deux fonctions n'en faisaient qu'une.

Dans les années 90 on a découvert que la façon de penser de nos ancêtres concernant la corrélation entre l'alimentation et la santé était peut-être plus près de la vérité que notre vision moderne voulant les séparer. Et cette philosophie s'avère chaque jour un peu plus. Du «vous êtes ce que vous mangez» à la recherche médicale qui a fait le lien entre l'alimentation et la santé ou la maladie, tout tend à prouver que c'était un leurre de penser que manger et se soigner étaient deux choses totalement différentes.

Thym *(Thymus vulgaris)*
ou Romarin *(Rosmarinus officinalis)*

Versez quelques gouttes d'essence de thym ou de romarin dans 10 ml d'huile d'olive et frottez énergiquement les zones affectées.

Noix de coco *(Cocos nucifera)*

Ce vieux remède ayurvédique contre le pied d'athlète requiert une noix de coco vide qu'on a préalablement fait sécher au soleil pendant une semaine. Cassez cette noix en petits morceaux (à l'aide d'une massue) et trempez les fragments dans 1 litre de vodka ou de whisky (ou de «thurrah» si vous voulez respecter la tradition à la lettre). Laissez tremper pendant 11 jours, en remuant deux fois par jour. Filtrez, puis mettez en bouteille. Trempez vos pieds dans une casserole de cette solution tous les jours jusqu'à disparition complète de la mycose.

Pipi au lit

Votre petit grandit pour de bon. Vous aviez cru ne jamais voir le jour où il dirait fièrement: «Les berceaux et les couches, c'est pour les bébés». Finalement, il l'a dit, et vous avez pensé: «être parent, ça va pouvoir être enfin amusant».

Et un beau matin vous êtes accueilli par une petite surprise. Le lit est mouillé, et votre grand garçon ou votre grande fille, est gêné. Si cela arrive souvent, vous craquez. Les couches, ce n'est pas bien drôle, mais laver des draps et aérer un matelas tous les quatre matins, ça a de quoi vous saper le moral.

Quoi que vous fassiez, pas de panique. Cela ne ferait qu'envenimer la situation. Même si aujourd'hui cela vous semble dur, les choses s'arrangeront avec le temps. Protégez le matelas avec une alèse en plastique. Achetez un ou deux jeux de draps supplémentaires. Enfin, essayez un des remèdes populaires ci-après, ils vous aideront peut-être.

Les remèdes désignés par [théière] se préparent en infusion. Ceux qui comportent le sigle [casserole] nécessitent une décoction. Le mode d'emploi de ces deux méthodes de préparation figure aux pages 11-13. Les variantes et autres procédures sont indiquées dans le texte même à la suite de la description du remède.

Remèdes chinois aux herbes

Vous pouvez acheter ces remèdes aux herbes chez un herboriste ou chez un praticien de médecine traditionnelle chinoise, qui vous donnera toutes les instructions pour faire vos décoctions et infusions. Faites tout de même attention, les préparations chinoises à base d'herbes sont généralement plus fortes que nos infusions et décoctions occidentales. Vous aurez sûrement un peu de mal à les faire avaler à votre enfant.

Xiao Jian Zhong Tang

Symptômes:

Fatigue, Miction fréquente, Perte d'appétit, Langue pâle ou blanche, Mains et pieds froids, Bouche et gorge sèches

Zhu Ye Shi Gao Tang

Symptômes:

Soif, Transpiration, Langue rouge, Pouls élevé, Peau chaude avec rougeurs

Xiao Chai Hutang et Gui Zhi Tang

Symptômes:

Refroidissements fréquents, Maux de ventre fréquents, Indigestion, Manque d'énergie

Jin Gui Shen Qi Wan

Symptômes:

Surcharge pondérale, Fatigue, Constipation fréquente, Somnolence

Ge Gen Tang

Symptômes:

Raideurs musculaires du cou, des épaules et du dos, Manque d'appétit, Diarrhée ou selles molles, Refroidissements fréquents

Aigremoine eupatoire *(Agrimonia eupatoria, A. pilosa – Variété chinoise: xian he cao)*

En Angleterre, on traite l'énurésie avec une infusion d'aigremoine.

Massage

Certains guérisseurs recommandent un massage doux (à l'huile d'olive tiède) avant le coucher, qui selon eux peut supprimer le pipi au lit. Insistez sur le bas du dos et l'abdomen.

Exercice physique

D'autres guérisseurs pensent qu'un peu d'exercice avant le coucher peut faire relâcher la pression sur la vessie et minimiser les risques de pipi au lit.

Lait chaud, miel et cannelle

D'autres disent qu'un verre de lait chaud avec un peu de miel et de cannelle est un traitement simple et efficace.

Ortie [1] *(Urtica dioica)* et seigle *(Secale cereale)*

Si vous ne voulez pas vous risquer à donner un remède sous forme de boisson au coucher, essayez ces gâteaux aux graines d'ortie.

15 grammes de graines d'ortie

50 grammes de farine de seigle

Un peu de miel

1. Battez le mélange jusqu'à obtention d'une pâte
2. Formez environ 30 galettes plates de 2 grammes chacune
3. Enfournez à 175°C pendant environ 1 heure, jusqu'à ce que les galettes soient fermes.
4. Faites manger une galette chaque soir jusqu'à disparition du problème.

Piqûres d'insectes

On peut supposer qu'être une créature laide et répugnante est assez terrible comme ça. Mais parfois en plus, les insectes piquent. Tandis que les piqûres de certains insectes vous feront juste un peu râler, d'autres peuvent être dangereuses, voire mortelles.

C'est bien connu, l'Australie grouille de petites bestioles curieuses et parfois dangereuses. En fait, c'est le continent où l'on trouve le plus d'espèces menaçantes. Elles y sont plus nombreuses et plus dangereuses que presque partout ailleurs. Parmi ces créatures redoutables, de nombreux insectes tels que les araignées rampantes, les puces, les tiques et les moustiques, sont à l'affût de proies naïves. Si vous n'êtes pas

1 Le caractère irritant provient de l'acide formique et l'histamine contenus dans le duvet des feuilles d'ortie

convaincu, on peut aussi parler des serpents infâmes, mais peut-être voyez-vous déjà le tableau.

Araignées

Si vous voyagez, vous devez savoir reconnaître les mygales, et autres espèces d'araignées dangereuses. Tachez plutôt de les éviter, autant que faire se peut, car leurs morsures peuvent être fatales. Si lors d'un de vos séjours dans quelque contrée exotique, vous avez le malheur d'être mordu par l'une de ces espèces, essayez de garder votre calme, et de capturer la bête pour l'emmener chez le médecin. Ce n'est pas une plaisanterie: si le docteur voit l'araignée, cela pourra l'aider à vous soigner le mieux possible.

Tiques, puces et acariens

Toutes ces petites bêtes diaboliques adorent voyager. Elles sautent sans vergogne d'un véhicule à l'autre. Malheureusement, leurs modes de transport préférés sont les créatures au sang chaud. Eh oui, vous êtes le véhicule idéal!

Beaucoup pensent à tord que les puces sont une nuisance comme une autre. Lorsque vous vous lassez de combattre les puces qui infestent votre animal domestique, il n'est pas le seul à en pâtir. Milou et Félix le chat sont comme vous: ils n'aiment pas quand ça les démange, alors ils se grattent. Vous faites ainsi courir autant de risques à Milou et Félix qu'aux autres habitants de la maison. Certaines maladies causées par les parasites s'attaquent uniquement aux chiens et aux chats. D'autres touchent toutes les créatures à sang chaud, y compris les vaches, les moutons, et les hommes.

* Ces maladies causées par les tiques, puces et acariens, peuvent toucher l'homme. Ce sont des maladies sérieuses, parfois même mortelles.

Les tiques posent un problème majeur: elles sont très difficiles à enlever. Si vous vous y prenez mal, la tique peut vous laisser un petit souvenir enfoui sous la peau: sa tête! Une tête de tique sous la peau, c'est vraiment dégoûtant, et c'est aussi un foyer idéal d'infection. Toujours pas convaincu? Sachez que certaines personnes peuvent développer des affections allergiques graves, voire mortelles, à cause des tiques.

Portez toujours des chaussettes, des manches longues et un pantalon lorsque vous allez marcher dans la nature. Apprenez à retirer correctement les tiques. Inspectez-

Les remèdes désignés par  *se préparent en infusion. Ceux qui comportent le sigle* 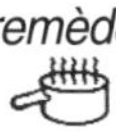 *nécessitent une décoction. Le mode d'emploi de ces deux méthodes de préparation figure aux pages 11-13. Les variantes et autres procédures sont indiquées dans le texte même à la suite de la description du remède.*

vous minutieusement lorsque vous rentrez de promenade ou de camping. Et faites toujours vérifier par quelqu'un votre cuir chevelu, votre nuque et toutes les parties difficiles à voir qui ont pu être exposées. Ainsi, vous serez sûr de ne ramener aucun passager clandestin à la maison.

Abeilles et guêpes

Certaines personnes ont peur des abeilles et des guêpes, même si les piqûres ne provoquent chez eux rien de plus qu'une sensation désagréable. Chez les personnes allergiques aux piqûres de ces insectes, c'est plus grave: abeilles et guêpes représentent pour eux un danger mortel.

Il faut toujours se méfier des essaims d'abeilles et de guêpes. Elles peuvent vous piquer des centaines, voire des milliers de fois en quelques minutes, et vous injecter une dose mortelle de venin. Les guêpes européennes sont extrêmement agressives et piquent sans motif particulier. Ne vous en approchez pas. Si vous découvrez un essaim près de chez vous, faites appel à un professionnel, et surtout n'essayez pas de le détruire vous-même, ce serait risquer votre vie.

Ces remèdes populaires sont destinés à soulager la douleur ou la brûlure provoquée par une morsure ou par une piqûre d'insecte. Vous trouverez également quelques «trucs» pour tenir les indésirables à distance.

Fougère *(Pteridium esculentum)*

C'est une plante à double emploi dont l'utilisation remonte au moins au Moyen Age. Frottez la feuille sur la piqûre d'insecte pour atténuer la démangeaison, et fourrez-en votre oreiller et votre matelas pour éloigner les insectes.

Toutefois, ne faites pas dormir un nourrisson sur un oreiller ou un matelas de fougère. Une literie molle peut être parmi les causes de mort subite du nourrisson.

Souci *(Calendula officinalis)*

Pendant des milliers d'années, les médecins indiens ont utilisé une teinture d'essence de souci pour soulager les douleurs et les démangeaisons dues aux piqûres d'insectes. Vous pouvez acheter cette teinture toute prête, ou la préparer vous-même avec une goutte d'essence de souci pour 10 gouttes d'alcool. Appliquez directement sur la piqûre.

Lavande *(Lavandula angustifolia)*

Ce remède, égyptien cette fois, emploie également une huile essentielle. Les Egyptiens et certains guérisseurs contemporains recommandent de frotter la piqûre avec une goutte d'essence de lavande pour stopper la démangeaison. C'est un des rares cas où l'on peut utiliser de l'extrait pur, mais il convient de rester prudent et d'interrompre immédiatement les applications en cas d'irritation de la peau.

Echinacée *(Echinacea augustifolia)*

Les tribus des plaines d'Amérique préparaient une décoction de racine d'échinacée et appliquaient ensuite les racines ramollies en cataplasme pour soulager les douleurs et les démangeaisons de piqûres d'insectes. Egouttez et broyez les racines pour former une pâte que vous appliquerez sur la piqûre ou la morsure.

Si vous possédez un animal domestique, vous savez combien il est difficile d'éradiquer les puces. Imaginez alors ce que pouvaient endurer vos ancêtres.

Sel et vinaigre

Appliquez une pâte faite de sel et de vinaigre en quantités égales et appliquez directement sur la piqûre. C'est un de ces grands classiques dont tout le monde a entendu parler mais dont personne ne connaît l'origine.

Ail [1] *(Allium sativum)*

Si les guérisseurs ne devaient garder qu'une seule plante, ils choisiraient sans aucun doute l'ail. C'est l'une des plantes médicinales les plus anciennes et couramment utilisées dans presque tous les pays. Coupez une gousse d'ail et frottez la partie coupée sur la piqûre pour soulager la douleur, prévenir l'infection et éloigner les importuns.

Bicarbonate de soude et miel

Certains guérisseurs recommandent d'appliquer une pâte faite de parts égales de miel et de bicarbonate de soude sur les piqûres d'insectes.

Citron *(Citrus limon ou C. medica, Limonum)*

D'autres conseillent d'appliquer un peu de jus ou de zeste de citron sur la piqûre.

Huiles essentielles

Les huiles essentielles de lavande (Lavandula spica), d'eucalyptus (Eucalyptus globus), de camomille (romaine: Chamaemelum nobile, ou allemande: C. recutica), ou d'ylang-ylang (Cananga odorata ou Canangium odoratum), ont toutes la réputation d'éloigner les insectes rampants et de soulager les piqûres de ceux qui n'auraient pas

1 Evitez en cas de grossesse ou d'allaitement

bien compris le message.

Thym *(Thymus vulgaris)*

Depuis des siècles les Gitans traitent les piqûres d'insectes avec une infusion froide de thym, de vinaigre de pomme et de gousses d'ail. Il faut être prévoyant, car ce remède nécessite 4 semaines de préparation.

Une poignée de thym

600 ml de vinaigre de pomme

1. Mélangez dans une bouteille propre
2. Fermez la bouteille hermétiquement et laissez dans un endroit chaud, à l'abri de la lumière directe
3. Secouez la bouteille matin et soir
4. Au bout de 2 semaines ajoutez 7 gousses d'ail écrasées
5. Après encore 2 semaines filtrez le mélange et versez le liquide dans une bouteille propre hermétiquement fermée
6. Appliquez sur les piqûres plusieurs fois par jour
7. Ne conservez pas le liquide plus d'une semaine.

Oignon *(Allium cepa)*

Les guérisseurs français recommandent d'appliquer une tranche d'oignon pelé sur la piqûre ou la morsure et de laisser en place pendant 3 heures. S'il y a un dard, l'oignon est supposé l'enlever également.

Citron *(Citrus limon ou C. medica, Limonum)*

Voici un autre remède populaire français contre les piqûres d'insectes: cette fois, c'est la pulpe du citron déjà pressé que l'on applique sur la piqûre.

Tulipe *(Tulipa gesneriana)*

Ce vieux remède chinois consiste en un bulbe de tulipe écrasé que l'on applique directement sur la piqûre.

Papaye *(Carica papaya)*

Les guérisseurs hawaïens appliquent des feuilles de papayer sur les piqûres d'insectes.

Sésame *(Sesamum indica ou S. orientale)*

Ce remède chinois du 8ème siècle est à base de graines de sésame. Il est censé être très efficace contre les morsures douloureuses d'araignées et de mille-pattes.

1. Ecrasez grossièrement 60 à 90 grammes (2 à 3 cuillères à soupe) de graines de sésame
2. Ajoutez assez d'eau pour former une pâte
3. Appliquez la pâte sur la morsure
4. Laissez en place jusqu'à diminution du gonflement

Sauge sclarée *(Salvia sclarea)*

Diluez un peu d'essence de sauge sclarée avec de l'huile de noix de coco et frottez sur une piqûre de scorpion: en Jamaïque, c'est la manière traditionnelle de soulager la douleur.

Mahonia *(Berberis aquifolium)*

Les indiens Navajos buvaient une décoction de racine de mahonia pour enrayer les effets des piqûres de scorpion. Ils gardaient également la racine ramollie de la décoction, la broyaient et l'appliquaient en cataplasme sur la piqûre.

Vous n'êtes pas piqué au point d'essayer ce remède complètement dingue!

Tabac *(Nicotiana tabacum)*

Autrefois, les guérisseurs portugais et turcs utilisaient du tabac mouillé pour apaiser les piqûres, mais aujourd'hui ce remède farfelu est réservé aux inconscients. Le tabac nuit gravement à la santé lorsqu'on le fume, mais également quelque soit la façon dont on l'utilise. La nicotine est en effet l'un des pesticides les plus toxiques.

Ceux qui mâchent ou prisent le tabac encourent moins de risques que les fumeurs d'être atteints de cancer du poumon ou d'emphysème pulmonaire. Mais ne croyez pas qu'ils ont de la chance pour autant. Ils s'exposent en effet au cancer de la gorge, des lèvres ou de la langue.

Peut-être qu'une dose de ce remède fou ne vous ferait pas tant de mal. Mais à quoi bon s'y risquer?

Sable et Gin

Les sauveteurs mexicains frottent les brûlures de méduses avec du sable sec et y appliquent du gin.

La plupart préféreront prévenir que guérir. Voici donc quelques recettes populaires supposées dissuader les insectes de vous approcher.

Sel d'Epsom

Préparez une solution avec 30 grammes de sel d'Epsom dilué dans 1,5 litre d'eau. Appliquez sur la peau exposée à l'air avant de sortir.

Ail *(Allium sativum)*

Mettez des gousses d'ail écrasées ou des oignons coupés sur le rebord de votre fenêtre ouverte (cela est supposé éloigner aussi les vampires).

ou Tanaisie *(Tanacetum vulgare)*

Matricaire *(Tanacetum parthernium)*

Eucalyptus *(Eucalyptus globus)*

Mélisse *(Melissa officinalis), également connue sous le nom de citronnelle*

En suspendant des bouquets de tanaisie, de matricaire, d'eucalyptus ou de mélisse à vos fenêtres et à vos portes, vous donnerez un petit air campagnard à votre maison tout en déclarant la guerre aux insectes volants.

Problèmes cardio-vasculaires

Quels sont les deux mots qui font encore plus peur que «contrôle fiscal»? Vous avez deviné, c'est «crise cardiaque», et il y a de quoi. Un cœur en bon état de marche est une garantie de longue vie.

Les maladies cardio-vasculaires sont la plus grande cause de mortalité dans les pays

Les remèdes désignés par [théière] se préparent en infusion. Ceux qui comportent le sigle [casserole] nécessitent une décoction. Le mode d'emploi de ces deux méthodes de préparation figure aux pages 11-13. Les variantes et autres procédures sont indiquées dans le texte même à la suite de la description du remède.

développés. Dans les 10 dernières années, les programmes de traitement et de prévention se sont attachés à trouver des moyens de réduire le nombre de cas de maladies cardio-vasculaires et les taux de mortalité qu'elles engendrent.

Ces programmes reconnaissent le rôle des facteurs génétiques dans la probabilité de développer une maladie cardio-vasculaire. Mais les études montrent qu'il y a des choses à faire pour réduire cette probabilité. Alors, même si l'on ne choisit pas sa famille, on peut décider de son propre mode de vie. Et les choix que l'on fait peuvent aider à minimiser les risques de maladies cardio-vasculaires.

La première étape pour être en bonne santé, que vous soyez ou non atteint d'une maladie cardio-vasculaire, est de suivre les recommandations des autorités sanitaires en matière d'alimentation et d'exercice.

Si votre médecin vous a diagnostiqué une maladie cardio-vasculaire, mettez au point avec lui un programme pour améliorer votre état général.

Ne remplacez jamais le traitement du médecin par un remède populaire, et n'introduisez jamais un de ces remèdes dans votre traitement sans en avoir préalablement discuté avec votre médecin. Cependant, vous trouverez peut-être les remèdes suivants, jadis employés par les guérisseurs, dignes d'intérêt.

Adonis du printemps *(Adonis vernalis)*

Les guérisseurs de l'ancienne Union Soviétique recommandent de boire une infusion d'Adonis du printemps pour fortifier le cœur.

Morgeline *(Stellaria media)*

Pour fortifier leur cœur les Suisses mangent de la morgeline.

Pétasite officinale *(Petasites hybridus)*

Voilà plus de 300 ans, Nicholas Culpeper, médecin et herboriste anglais, recommandait de boire une décoction de pétasite officinale pour fortifier le cœur.

Muguet *(Convallaria majalis)*

La décoction de racine de muguet était un remède très apprécié des guérisseurs anglais et soviétiques.

Baies d'aubépine *(Crataegus oxycantha, C. monogyna, C. pinnatifida, également appelée Shan zha en Chine))*

En Irlande, les baies d'aubépine servent à la préparation de remèdes populaires traditionnels. L'infusion de baies d'aubépine mûres dans l'alcool est préconisée pour renforcer le cœur.

Pissenlit *(Taraxacum officinale)*

Le pissenlit, encore une des plantes favorites des guérisseurs européens, était recommandé pour lutter contre l'hypertension artérielle et les problèmes cardiaques. Boire une infusion de racines de pissenlit dans laquelle on émiette quelques feuilles fraîches de pissenlit est la recommandation en cas de problèmes cardiaques.

Ail [1] *Allium sativum)*

Il semble que l'ail ait servi pour traiter tous les maux de l'espèce humaine, et il en est de même pour les problèmes cardiaques. Un des premiers à proclamer les vertus fortifiantes de l'ail pour le cœur fut le médecin grec Dioscoride. Il recommandait de boire une infusion d'ail très efficace, préparée comme suit. Faites tremper 6 gousses d'ail dans 250ml d'eau froide pendant 6 heures. Puis buvez.

Maté *(Ilex paraguensis)*

Dans les montagnes du Paraguay, où l'air est pauvre et où le manque d'oxygène est un danger permanent, le maté est un tonifiant «tous usages». L'infusion de maté est prisée pour les problèmes cardiaques.

Psoriasis

Le psoriasis est un mystère. Certes, mais il ne revêt pas le caractère vaguement romantique qu'ont tous les mystères. Ce qu'on sait du psoriasis c'est que chaque expérience est unique. La seule chose que vous aurez en commun avec vos «collègues» sont ces éruptions périodiques de plaques sur la peau, ces espèces de taches sèches qui démangent et qui pèlent.

Le conseil des guérisseurs est d'essayer plusieurs remèdes jusqu'à ce que vous trouviez celui qui vous va. Et tenez-vous-y. Aucun de ces remèdes ne vous guérira du psoriasis, mais l'un d'entre eux pourrait atténuer les démangeaisons et la

Les remèdes désignés par [théière] se préparent en infusion. Ceux qui comportent le sigle [casserole] nécessitent une décoction. Le mode d'emploi de ces deux méthodes de préparation figure aux pages 11-13. Les variantes et autres procédures sont indiquées dans le texte même à la suite de la description du remède.

1 Eviter pendant la grossesse et l'allaitement

sécheresse, ce qui est un bon début.

Haricots verts *(Phaseolus vulgaris)*
et Camomille[1] *(Romaine: Chamaemelum nobile, ou allemande: C. recutica)*

Les guérisseurs indiens d'Amérique employaient les haricots verts pour soigner toute sorte de problèmes de peau. Pour le psoriasis (et affections cutanées similaires), ils préparaient une infusion à base de fleurs de camomille et de haricots verts en parts égales. Ils buvaient cette infusion et l'utilisaient également en lotion, afin de soulager les problèmes de peau douloureux.

Scrofulaire noueuse *(Scrophularia nodulosa)*

Ce remède nous vient du Moyen Age, où boire une infusion de scrofulaire noueuse était la première recommandation pour soulager la gêne due aux démangeaisons, à la sécheresse cutanée et à la douleur dans les affections de la peau. Pour suivre la méthode traditionnelle de préparation vous devez ramasser des feuilles de scrofulaire noueuse entre juin et août. Puis faites les sécher pour les utiliser ensuite en infusion.

Avoine *(Avena sativa)*

L'avoine est connue pour ses vertus curatives sur les problèmes de peau sèche ou les callosités. Pour faire une lotion adoucissante à l'avoine, portez à ébullition 1,5 litre d'eau. Ajoutez 250 grammes de flocons d'avoine et laissez frémir 30 minutes. Filtrez et gardez uniquement le liquide que vous appliquerez sur la peau sèche et irritée.

Quelques remèdes anciens dont les origines remontent à la nuit des temps

Souci *(Calendula officinalis)*

Ajoutez 2 gouttes d'essence de souci et 1 goutte d'huile essentielle d'origan à 250ml d'huile d'olive. Massez les plaques de peau sèche avec ce mélange.

Oranger doux *(Citrus aurantium var. bergamia)*

Au début du 20ème siècle les guérisseurs algériens utilisaient l'huile d'oranger doux pour aider à faire partir les plaques de psoriasis, ces tâches sèches et squameuses sur la peau. Diluez 1 à 2 gouttes d'huile d'oranger doux avec 10 ml d'une huile végétale de bonne qualité (de l'huile d'amande douce par exemple). Faites un massage léger

---

1 Eviter les doses importantes et proscrire l'huile essentielle pendant la grossesse

de la zone affectée avec cette huile.

Ananas (Ananas comosus)

Les guérisseurs traditionnels hawaïens font manger une grande quantité d'ananas aux patients souffrant de psoriasis. Ils disent également qu'il ne faut pas consommer l'ananas au même repas que céréales et féculents.

Sauge [1] *(Salvia officinalis)*

Ce remède caribéen nous vient de Nassau, la capitale de l'archipel des Bahamas. Selon la rumeur, il fut mis au point par un illustre cuisinier local, Momma Marschall, qui utilisait ce remède pour soulager les affections cutanées douloureuses et irritantes. Filtrez une infusion de feuilles de sauge fraîche légèrement écrasées et utilisez le liquide en lotion. Saupoudrez un peu de farine de blé complet sur la peau encore humide pour un effet encore plus apaisant.

Curcuma *(Curcuma longa)*

A Samoa, les guérisseurs locaux utilisent l'infusion de racine de curcuma en poudre pour soulager la douleur et les démangeaisons liées au psoriasis. Malheureusement, la raison qu'ils invoquent pour expliquer la couleur jaune oranger de leur peau reste inconnue.

Fleurs de Bach

Ces remèdes sont supposés corriger les causes mentales ou psychologiques d'une maladie ou de ses symptômes. Bien que le psoriasis soit un état physique, des poussées sévères peuvent engendrer un certain embarras et du stress. Si tel est le cas, essayez:

Crab Apple - (pommier sauvage): si vous éprouvez un dégoût ou une honte par rapport à votre état

Willow - (saule): si vous éprouvez du ressentiment

Rescue - (remède secours)

ou Impatiens - (impatiente): si vous voulez essayer de soulager les démangeaisons.

---

1 Evitez les doses thérapeutiques pendant la grossesse, de petites quantités dans la nourriture sont tolérées

Bergamote *(Monarda didyma, M. fistulosa, M. citriodora et M. punctata)* ou Lavande [1] *(Lavandula angustifolia)*

Les aromathérapeutes pensent qu'en ajoutant de la bergamote et de la lavande à l'eau de votre bain, vous pouvez lutter contre le psoriasis. Si vous avez la peau sèche et des plaques très squameuses, mélangez 1 à 2 gouttes de chaque huile essentielle que vous diluerez dans 20ml d'huile végétale de bonne qualité (amande douce par exemple), et massez la peau avec ce mélange. Vous pouvez également utiliser l'huile essentielle de bois de santal de la même façon.

Rage de dents

Ce personnage de dessin animé avec une rage de dents, un bandage géant, la mâchoire enflée, voyant des étoiles et gémissant de douleur, ne vous fait plus vraiment rire lorsque c'est pour de vrai et que la mâchoire enflée, c'est la votre. Seul un dentiste peut déterminer ce qui provoque votre rage de dents, et tant qu'on n'en connaît pas la cause, il n'y a rien à faire pour la soigner.

Un des remèdes populaires suivants peut vous aider à patienter en attendant votre rendez-vous.

Buchanaia obvotata *(Buchanaia obvotata)*

Les Aborigènes d'Australie soulageaient les maux de dents avec des tiges et des petites pousses de cette plante, qu'ils prélevaient près de la base de l'arbre. Ils enlevaient les feuilles et les rugosités et taillaient la tige pour lui donner la forme d'un cure-dent. Ils chauffaient et ramollissaient cette tige et se la passaient entre les dents malades pour soulager la douleur.

Ils prenaient aussi la nervure centrale d'une jeune feuille et faisaient la même chose. Ils essayaient de garder la dent au chaud, en remplaçant la tige une fois refroidie.

Les remèdes désignés par  *se préparent en infusion. Ceux qui comportent le sigle* 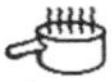 *nécessitent une décoction. Le mode d'emploi de ces deux méthodes de préparation figure aux pages 11-13. Les variantes et autres procédures sont indiquées dans le texte même à la suite de la description du remède.*

1 Evitez les doses importantes pendant la grossesse

Pour encore plus d'effet ils préparaient une infusion avec l'intérieur de l'écorce de la plante pour faire des bains de bouche.

Pukatea *(Laurelia novae-zelandiae)*

Mâcher des feuilles de pukatea est le remède maori contre les douleurs dentaires. Il a fallu du temps, mais les études scientifiques ont prouvé ce que les Maori savaient depuis toujours: cette plante est vraiment efficace contre la douleur. Il a été démontré que les feuilles ont des propriétés antalgiques au niveau local et général.

De même, l'écorce de pukatea secrète des alcaloïdes de structure similaire à la morphine. Aujourd'hui les chercheurs s'attachent à trouver si ces alcaloïdes peuvent avoir les mêmes effets sur la douleur, sans les effets secondaires indésirables.

Kawa-kawa *(Macropiper excelsum)*

Les Maori mâchaient également des feuilles de kawakawa pour soulager les douleurs dentaires.

Métrosideros *(Metrosideros albiflora)*

En Nouvelle Zélande un remède traditionnel contre la rage de dents consiste à boire une infusion d'écorce de métrosideros.

Chaparral *(Larrea divaricata)*

Cette plante native d'Amérique du Nord était utilisée par les tribus du Sud-ouest du continent nord-américain pour traiter les maux de dents. Ils faisaient chauffer les tiges de chaparral pour faire sortir la résine de la plante qu'ils appliquaient chaude sur les dents douloureuses.

Clou de girofle *(Syzgium aromaticum)*

Les herboristes américains du 19ème siècle furent les premiers à extraire l'huile essentielle de girofle. Ils la passaient sur les gencives pour apaiser les douleurs dentaires. Aujourd'hui encore, les guérisseurs du monde entier l'utilisent de cette façon.

Marjolaine *(Origanum marjorana)*

Les Grecs anciens prenaient les feuilles de marjolaine pour soulager le mal aux dents. Vous pouvez essayer leur technique, qui consistait à appliquer sur la gencive autour de la dent malade quelques gouttes d'huile essentielle de marjolaine diluée dans 10ml d'huile végétale de bonne qualité (ou d'huile d'amande douce).

Cataire *(Nepeta cataria)*

Ce conseil provient des guérisseurs de l'état d'Alabama aux USA, où la méthode traditionnelle en cas de mal aux dents est un cataplasme de feuilles de cataire fraîches broyées en application sur la dent douloureuse. Si vous n'avez pas de cataire fraîche, vous pouvez l'utiliser à l'état sec en poudre, et l'humidifier avec quelques gouttes d'eau, pour faire le cataplasme.

Citron vert *(Citrus aurantifolia)*

Ce remède provient des Antilles, où on applique un tampon de coton imbibé de jus de citron vert directement sur la dent douloureuse.

Iris *(Iris vesicolor)*

De nombreuses tribus américaines avaient l'habitude de boire et de se gargariser avec une décoction d'iris pour soulager les maux de dents.

Echinacée *(Echinacea angustifolia)*

Les indiens des plaines américaines se gargarisaient avec une décoction d'échinacée pour soulager le mal aux dents.

Menthe poivrée [1] *(Mentha piperita)* ou Menthe crépue [2] *(Mentha spicata)*

Gardez un flacon d'essence de menthe poivrée ou crépue dans votre armoire à pharmacie. Lorsqu'une rage de dents frappe, diluez une ou deux gouttes de l'une ou l'autre dans 10ml d'huile végétale de bonne qualité et passez cette huile sur les gencives autour de la dent qui vous fait souffrir.

Tulipe *(Tulipa gesneriana)*

Un vieux remède chinois contre les maux de dents consistait à appliquer un petit bout de bulbe de tulipe frais écrasé sur la gencive environnant la dent malade.

---

1 Eviter pendant la grossesse et l'allaitement, ne pas administrer aux nourrissons, sous quelque forme que ce soit

2 Eviter pendant la grossesse et l'allaitement, ne pas administrer aux nourrissons, sous quelque forme que ce soit

Ail [1] *(Allium sativum)*

Pelez et écrasez une gousse d'ail et posez-la sur la dent. Cela ne vous soulagera peut-être pas, mais personne ne viendra vous importuner.

> **Voici un remède de ces farfelus d'Anglais!**
>
> En Angleterre ils déterrent une racine fraîche de bananier, la lavent et la grattent puis la mettent dans l'oreille du patient!
>
> Pour ne pas être en reste, ces fous de Suisses en faisaient presque autant!
>
> En Suisse on frottait vigoureusement les fibres des feuilles de bananier qu'on mettait dans l'oreille de celui qui avait mal aux dents. Si le traitement soulageait la douleur, les fibres de la feuille devenaient noires. Si le remède ne fonctionnait pas, elles restaient vertes. Bien sûr la douleur persistante était la meilleure preuve de l'inefficacité du remède.

Règles douloureuses

Les douleurs des règles sont dues aux mêmes facteurs qui déclenchent les saignements de chaque cycle menstruel. La découverte d'une cause biologique aux douleurs menstruelles fut bienvenue. Mais personne ne sait vraiment pourquoi certaines femmes n'en souffrent jamais, alors que d'autres redoutent chaque cycle et ses sempiternelles contractions douloureuses et handicapantes.

> *Les remèdes désignés par 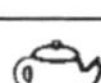 se préparent en infusion. Ceux qui comportent le sigle 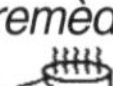 nécessitent une décoction. Le mode d'emploi de ces deux méthodes de préparation figure aux pages 11-13. Les variantes et autres procédures sont indiquées dans le texte même à la suite de la description du remède.*

1 *Eviter pendant la grossesse et l'allaitement*

Une bonne vieille bouillotte appuyée contre le ventre est l'un des meilleurs remèdes qui soient contre les douleurs abdominales de toute nature.

Citronnelle *(Melissa officinalis), ou mélisse officinale*

Buvez une infusion de citronnelle, c'était le traitement contre les douleurs menstruelles donné par les guérisseurs d'Amérique du Nord.

Actée à grappes noires *(Cimicifuga racemosa)*

Pendant des siècles les indiens Algonquies utilisaient cette plante pour traiter toute sorte de problèmes «féminins», dont les douleurs des règles. Ce remède consistait à boire une décoction de racine d'actée à grappes noires.

Cataire *(Nepeta cataria)*

En Europe, la cataire est employée à des fins médicinales depuis plus de 2000 ans. Dans l'Angleterre pré-élizabéthaine, l'infusion de cataire séchée était un remède connu contre les douleurs des règles.

Les guérisseurs allemands conseillent également de boire une infusion de camomille pour soulager les règles douloureuses.

Café *(Coffea arabica, C. liberica, C. robusta)*

Au 19ème siècle les herboristes américains disaient aux femmes qui souffraient de douleurs menstruelles de boire une tasse de café.

Gingembre [1] *(Zingiber officinalis)*

Le gingembre est une plante médicinale très appréciée de la médecine traditionnelle chinoise. Pour les douleurs menstruelles il faut boire une infusion de racine de gingembre en poudre.

Onagre *(Oenothera biennis)*

Ce n'est pas un remède populaire, mais l'extrait des graines d'onagre, l'acide gamma linolénique est actuellement à l'étude pour ses propriétés régularisantes sur la sécrétion de prostaglandine et sur les symptômes dus à cette dernière. Demandez des gélules d'onagre à votre pharmacien ou dans un magasin de santé naturelle.

---

1 Utiliser modérément pendant la grossesse

Rhume

On parle de rhume banal mais c'est loin d'être une banale tracasserie. Surtout ne vous avisez pas, par une journée froide, de sortir avec les pieds ou les cheveux mouillés, ou de vous faire mouiller. Pour attraper un rhume, il suffit de réunir deux conditions: une mauvaise défense (votre système immunitaire est vulnérable), et une exposition au virus.

Et c'est là que les choses se compliquent. Il est improbable que la recherche médicale trouve un traitement contre les rhumes de sitôt. L'état grippal est en fait causée par de nombreux virus. Tous ces virus sont en mutation permanente. Même si vous trouvez que rien ne ressemble plus à un rhume qu'un autre rhume, celui que vous attraperez cette année est différent de celui de l'année dernière et de celui de l'année prochaine.

Ne perdez pas votre temps et votre argent à aller consulter le médecin pour un rhume. Il ne vous prescrira pas d'antibiotiques car ceux-ci n'ont aucun effet sur les virus. Les antibiotiques sont efficaces contre les infections bactériennes, pas contre les maladies virales. Le docteur vous dira de faire ce que de toute façon, vous alliez faire: «restez tranquille, prenez du paracétamol ou de l'aspirine pour faire baisser la fièvre, buvez beaucoup, et cætera, et cætera.

Voici ce qu'il y a de plus important à retenir lorsque vous êtes enrhumé: à moins d'être déjà malade et d'avoir un système immunitaire affaibli, votre rhume s'en ira au bout d'environ 7 jours. Même si vous ne faites rien!

Que faire pour vous rendre le rhume moins insupportable? Il y a quelques années, lorsque le chimiste Linus Pauling, double lauréat du prix Nobel, a commencé à évoquer le rôle de la vitamine C dans le renforcement du système immunitaire, on lui a ri au nez. Aujourd'hui les bienfaits de la vitamine C sont reconnus tant par la médecine conventionnelle que par les médecines parallèles.

L'action et l'étendue des pouvoirs de la vitamine C ne sont pas exactement établis. Ce que l'on sait, c'est que la vitamine C peut aider l'organisme à rester fort et en bonne santé. Elle peut également l'aider à mieux récupérer après une affection virale ou bactérienne, et à mieux résister au stress et à la pollution.

Les remèdes désignés par 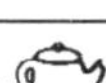 *se préparent en infusion. Ceux qui comportent le sigle* 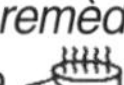 *nécessitent une décoction. Le mode d'emploi de ces deux méthodes de préparation figure aux pages 11-13. Les variantes et autres procédures sont indiquées dans le texte même à la suite de la description du remède.*

Assurez-vous de prendre une bonne dose de vitamine C par jour. Augmentez la dose lorsque vous êtes exposé à des germes ou quand vous êtes particulièrement stressé. Et prenez une dose supplémentaire lorsque vous êtes frappé par un virus de saison pour doper votre organisme et l'aider à chasser les intrus.

Et pendant que vous y êtes, essayez un de ces remèdes populaires des quatre coins du monde, ils vous soulageront et vous aideront à récupérer la grande forme.

Remède homéopathique, Allium cepa

Ce n'est pas un hasard si ce remède homéopathique tire son nom du nom botanique et scientifique de l'oignon. Allium cepa est en effet à base d'oignon. Vous pouvez vous procurer les remèdes homéopathiques en pharmacie ou chez un médecin homéopathe. La posologie usuelle est d'une granule 30c par heure pendant 4 ou 5 heures.

L'homéopathie

L'homéopathie est née en Allemagne lorsque le Dr Samuel Hahnemann remarqua qu'en prenant du quinquina, un traitement contre la malaria, il se mit à présenter les symptômes de la malaria. A partir de cette expérience il mit au point le premier principe de l'homéopathie, «Traiter le mal par le mal». Par cette expression Hahnemann entendait que pour traiter une maladie il fallait administrer des substances qui, sur des personnes saines, causeraient les symptômes de la même maladie.

Le deuxième principe de l'homéopathie est la «dose minimale». Hahnemann constata que l'état des patients empirait lorsqu'il leur administrait des doses considérées comme normales. Alors il commença à diluer les traitements. De cette façon, il découvrit que plus le traitement était dilué, plus il semblait efficace.

Selon les théories homéopathiques un remède devient d'autant plus puissant que sa dilution augmente (dilution plus importante = concentration moindre) car l'énergie se construit dans les molécules par le processus de dilution. La première étape de l'élaboration d'un remède homéopathique est la préparation de la teinture mère. Cela consiste à extraire le principe actif de la source végétale ou animale grâce à une petite quantité d'alcool. La teinture mère est la plus concentrée. C'est par dilutions successives de la teinture mère qu'est élaboré un remède homéopathique.

Les remèdes homéopathiques sont faits à deux échelles de dilution standard. L'échelle décimale désignée par X et l'échelle centésimale désignée par C. 1X signifie que la teinture mère a été diluée une fois à 1/10ème. Pour l'échelle C chaque dilution est effectuée au 1/100ème. Chaque dilution dans l'échelle X est 10 fois plus diluée que la dilution précédente (100 fois dans l'échelle C). Il est très important que les dilutions aient lieu successivement plutôt qu'en une seule étape, cela signifie que 1X (ou 1C) est dilué pour donner 2X (ou 2C), et 2X (ou 2C) dilué à nouveau pour donner 3X (ou 3C).

Pouvoir	concentration effective
1X	1 goutte de teinture mère pour 10 gouttes d'alcool
2X	1 goutte de teinture mère pour 100 gouttes d'alcool
3X	1 goutte de teinture mère pour 1000 gouttes d'alcool
1C	1 goutte de teinture mère pour 100 gouttes d'alcool
2C	1 goutte de teinture mère pour 10.000 gouttes d'alcool
3C	1 goutte de teinture mère pour 1.000.000 gouttes d'alcool

Oignon *(Allium cepa)*

Si vous voulez, ce remède est une version bricolée du remède homéopathique allium cepa, car vous allez faire une infusion d'oignon très diluée.

Si vous vivez seul ou avec une personne très compréhensive, l'oignon peut faire double emploi. Placez la moitié d'un oignon sur votre table de nuit. On dit qu'inhaler la vapeur d'oignon toute la nuit réduit la formation des mucosités et accélère la guérison.

1. Plongez une tranche d'oignon fraîchement coupée dans un verre d'eau chaude
2. Retirez l'oignon au bout de 2 ou 3 minutes
3. Laissez refroidir et buvez dans la journée

Quatre épices *(Pimenta diocia), également connu sous le nom de piment de la Jamaïque*

Dans la Caraïbe, les guérisseurs conseillent de boire une infusion chaude de quatre épices. Certains pensent qu'il s'agit d'un mélange d'épices, mais il n'en est rien. Les baies de quatre épices ont une saveur qui ressemble à un mélange de girofle et de muscade, avec l'accent relevé du piment.

Eupatoire perfoliée *(Eupatorium perfoliatum)*

Cette plante originaire d'Amérique du Nord était utilisée pour traiter la Dengue (grippe tropicale). Les tribus indiennes l'appréciaient pour son effet stimulant sur la transpiration. De nombreuses tribus utilisaient la transpiration dans leurs pratiques curatives et spirituelles. Pour l'état grippal, ils conseillaient de boire une infusion de fleurs séchées et de feuilles d'eupatoire perfoliée.

Chaparral *(Larrea divaricata L. tridentata)*

L'infusion de fleurs de chaparral était un autre remède utilisé par les Indiens d'Amérique contre le rhume.

Bardane *(Arctium lappa)*

Les médecins chinois anciens et les guérisseurs traditionnels ayurvédiques recommandaient de boire une décoction de racine de bardane pour soigner les rhumes.

Arbre à suif *(Myrica cerifera)*

Samuel Thompson, herboriste américain du 19ème siècle, recommandait de boire une décoction de racine dd'arbre à suif pour ses propriétés chauffantes.

Citron *(Citrus lemon ou C. medica, var. limonum)*

Même si en inhalant ces vapeurs les symptômes ne reculent pas, l'odeur saine du citron frais éclairera votre journée. Prenez 30 ml de jus de citron et ajoutez-le à 1 litre d'eau bouillante. Couvrez-vous la tête avec une serviette et penchez-vous au-dessus du récipient pour en respirer la vapeur. Répétez deux fois par jour.

Céleri *(Apium graveolens)*

L'infusion de graines de céleri est un remède traditionnel originaire de l'Inde.

Cannelle [1] *(Cinnamomum zeylanicum en Occident, C. cassia en Chine,écorce = rou gui et brindilles = gui zhi)*

Au 12ème siècle la bénédictine et herboriste allemande Hildegard de Bingen recommandait de boire une infusion de cannelle pour soigner le rhume.

---

1 Evitez pendant la grossesse

Cannelle [1] *Cinnamomum zeylanicum)*
Girofle *(Syzgium aromaicum)*
Citron *(Citrus lemon ou C. medica, var. limonum)*
et miel

L'infusion d'Hildegard de Bingen est peut-être utile, mais ce remède populaire français a l'air encore meilleur. Il commence comme une simple décoction de cannelle et de girofle. Ajoutez-y un petit peu de jus de citron et du miel, puis la touche secrète… du whisky, pour un remède qui «arrache» vraiment.

Un petit bâton de cannelle et quelques clous de girofle

500 ml d'eau

1. Portez à ébullition
2. Laisser frémir 5 minutes, retirez du feu
3. Ajoutez 10 ml (2 cuillères à café) de jus de citron et 15 ml (1/2 cuillère à soupe) de miel brun
4. Ajoutez 40 ml (2 cuillères à soupe) de whisky
5. Mélangez bien, couvrez et laissez tirer 20 minutes
6. Filtrez, ne gardez que le liquide
7. Buvez 125 ml toutes les 3-4 heures.

Moutarde *(Brassica hirta)*

Les Romains anciens recommandaient les bains de pieds à la moutarde pour soigner le rhume. 2000 ans plus tard ce remède est toujours très prisé par les guérisseurs. Versez de l'eau chaude sur 30 grammes de graines de moutarde écrasées et trempez les pieds dans cette eau pour un effet chauffant qui stimulera sans aucun doute la circulation.

Si le rhume descend et s'installe dans votre poitrine, ce cataplasme à la moutarde, remède très ancien, fera l'affaire. Essayez cette alternative, avec du son qui permet de bien étaler les graines de moutarde.

1. Mélangez 20 grammes (1 cuillère à soupe) de moutarde sèche et la même quantité de son ou de farine d'avoine.
2. Ajoutez de l'eau jusqu'à former une pâte et appliquez sur la poitrine
3. Couvrez le cataplasme avec une serviette pour garder la chaleur et protéger vos vêtements

---

1 Evitez pendant la grossesse

Pour plus d'efficacité, couchez-vous avec une bouillotte.

De l'honnêteté au charlatanisme, il n'y a qu'un pas

L'herboriste américain du 19ème siècle Samuel Thomson fonda «la théorie physio-médicale de la santé», mit au point son «Improved System of Botanic Practice of Medicine» (*système amélioré de pratique botanique de la médecine*) et commercialisa son «New Guide to Health or Botanic Family Physician» (*Nouveau Guide de la Santé ou Thérapeutique Botanique familiale*). L'association créée par Thomson était une sorte d'amicale herboriste dont les membres pouvaient se procurer ses remèdes à base de plantes.

Le concept de Thomson vit toujours, mais pas vraiment comme il l'aurait souhaité. Il le fit breveter pour pouvoir le vendre sans que les acheteurs ne l'utilisent pour leur propre profit. Voyant là un bon moyen de s'enrichir, certains suivirent cet exemple, et firent breveter leurs propres concoctions pour les vendre aux consommateurs naïfs. Malheureusement, leurs recettes bien qu'uniques n'avaient pour la plupart aucune vertu curative. Les charlatans qui vendaient ces traitements n'avaient pas expliqué à leurs clients qu'un brevet ne faisait que garantir le caractère unique des formules, mais n'attestait en rien de leur efficacité.

Le terme de médecine patentée a toujours cette réputation de moyen facile d'appâter le client avec de belles promesses mais sans résultat, si ce n'est l'enrichissement du vendeur. Rien à voir avec les intentions de Samuel Thomson lorsqu'il commença à vendre son «Système amélioré de pratique botanique de la médecine»

Sureau noir [1] *(Sambucus nigra)*

A la fin du 19ème siècle le jus de baies de sureau noir mûres était un fameux remède froid. On ne le savait pas à l'époque, mais ce jus contient de la vitamine C, ce remède aujourd'hui très en vogue que les guérisseurs, eux, préconisent depuis des siècles.

Ephèdre *(Ma Huang)*

L'éphèdre fut-elle la première plante utilisée par nos ancêtres à des fins curatives? Personne ne le saura jamais, mais c'est bien possible On sait que l'éphèdre est une

---

1 Ne pas utiliser pendant la grossesse

des plus anciennes plantes médicinales. Les herbiers chinois les plus anciens la comptent. Il est donc logique que les infusions et décoctions d'éphèdre soient employées pour traiter l'une des plus anciennes maladies qui soient. Utilisez-la à l'état frais en infusion, séchée en décoction. ou

Gingembre [1] *(Zingiber officinalis)*

Dans sa compilation Pen Tsa Ching («Précis pratique des herbes»), il recommandait le gingembre pour soigner les rhumes. Le gingembre dans la bière est un vieux remède censé aider à dormir, mais il est difficile de faire la différence entre l'influence du gingembre et celle de la bière. Si ce mélange ne vous semble pas vraiment alléchant, mangez du gingembre frais. Mâchez-en pendant la journée, ou ajoutez 5 grammes (1 cuillère à café de poudre de gingembre à vos boissons).

Menthe poivrée [2] *(Mentha piperita)* ou Menthe verte [3] *(Mentha spicata)*

Gardez toujours un flacon de chacune de ces huiles essentielles dans votre armoire à pharmacie. Lorsqu'un rhume frappe, versez-en quelques gouttes dans un verre d'eau tiède et buvez. Imbibez votre mouchoir de quelques gouttes de l'une ou l'autre huile essentielle, et inhalez. Cela vous rafraîchira les idées.

Verveine [4] *(Verbena officinalis)*

L'infusion de cette plante originaire d'Amérique du Nord est un remède ancien contre les rhumes. Vous pouvez utiliser la racine, les feuilles ou les fleurs pour préparer votre infusion.

Cataire *(Nepeta cataria), aussi appelée herbe aux chats*

Au Moyen Age, l'infusion de cataire était un remède connu contre le rhume.

Ail [1] *(Allium sativum)*

En tant que plante médicinale, l'ail a un pedigree presque aussi impressionnant que celui de l'éphèdre. Si vous travaillez en contact étroit avec d'autres personnes (ou si vous êtes amoureux d'un vampire) et ne pouvez donc pas vous permettre de consommer une dose quotidienne d'ail, vous pouvez vous tourner vers les préparations vendues dans le commerce, qui sont à base d'ail désodorisé. Mais

---

1 Utiliser modérément pendant la grossesse
2 Evitez pendant la grossesse ou l'allaitement, n'administrez sous aucune forme aux nourrissons
3 Evitez pendant la grossesse ou l'allaitement, n'administrez sous aucune forme aux nourrissons
4 Evitez pendant la grossesse
5 Evitez pendant la grossesse et l'allaitement

sachez que selon certains spécialistes l'ail perdrait une partie de ses propriétés curatives lors de ce processus.

L'herbe aux chats, c'est bien elle...

Au cas où vous vous demanderiez si la cataire employée dans les remèdes aux plantes est la même qui rend complètement dingue votre chat d'habitude si serein, calme et froid, la réponse est oui.

Les hippies nostalgiques peuvent oublier toute idée de revivre les états vaporeux de leur jeunesse perdue. La cataire n'a pas sur les hommes les effets qu'elle provoque sur les chats. On peut même dire qu'elle leur fait l'effet contraire.

Les chats sensibles à la cataire, et ils ne le sont pas tous, sont dopés par l'effet énergisant de l'herbe, qui les met dans un état d'euphorie. Au contraire, la cataire a un effet apaisant, presque anesthésiant, sur les hommes.

N'essayez pas les remèdes aux plantes sur votre chien ou votre chat. Ils peuvent avoir des réactions violentes aux médicaments pour humains, mêmes naturels. Cela n'est pas dû uniquement à la différence de taille entre les espèces, mais aussi à des facteurs physiologiques.

Il existe des remèdes aux herbes conçus spécialement pour les chiens et les chats, dans le commerce. Vous trouverez peut-être même un vétérinaire herboriste!

Miel et Citron *(Citrus limon ou C. medica, var. limonum)*

C'est sûrement la meilleure tradition populaire qui soit pour apaiser les symptômes du rhume. Diluez le jus d'un citron avec de l'eau bouillante et buvez chaud. Si vous voulez, ajoutez quelques clous de girofle, une pincée de cannelle, ou quelques lanières de gingembre, pour un petit coup de fouet.

Miel et Eucalyptus *(Eucalyptus globus)*

L'association miel/eucalyptus est presque aussi connue que miel/citron. Mélangez 5 ml (1 cuillère à café) de miel avec 250 ml d'eau chaude et 3 gouttes d'essence d'eucalyptus. Buvez 2 ou 3 fois par jour.

Pêcher *(Prunus persica)*

Certaines tribus d'Amérique traitent les rhumes avec un sirop à base de décoction de noyaux de pêches et d'écorce de pêcher.

1. Pesez 170 grammes d'écorce de pêcher
2. Prenez 170 grammes de noyaux de pêches
3. Ajoutez à ces ingrédients 500 ml de vinaigre de cidre de pomme et 500 ml d'eau pure
4. Laissez reposer pendant 5 jours dans un récipient, dans un endroit chaud et remuez plusieurs fois par jour
5. Au bout de 5 jours portez le liquide à ébullition et laissez frémir à petit feu jusqu'à réduction de la moitié du liquide
6. Ajoutez 250ml de brandy ou de whisky pour la conservation
7. Prenez 1 cuillère à soupe toutes les 3-4 heures
8. Conservez dans une bouteille ou un bocal hermétiquement fermé, dans un endroit frais et à l'abri de la lumière directe
9. Ne conservez pas plus d'un mois.

Pukatea *(Laurelia novae-zelandiae)*

L'infusion d'écorce de pukatea est un remède courant chez les Maori pour soulager les maux de gorge des rhumes et de la grippe.

Kawakawa *(Macropiper excelsum)*

Les Maori, pour soulager les maux de gorge, mâchaient également des feuilles de kawakawa.

Bouillon de poule

Le bouillon de poule est peut-être le remède populaire le plus célèbre contre le rhume. Chaque culture possède sa recette traditionnelle, mais lorsqu'on est enrhumé une seule recette marchera: celle de votre chère maman! Soyez prêt et procurez-vous la recette avant de tomber malade. Encore mieux, demandez à votre maman de vous en préparer. Alors que les mamans et les mamies ont vanté les vertus du bouillon de poule chaud pendant des générations, la science a confirmé qu'il y avait vraiment quelque chose. Il semble que la soupe chaude et la vapeur d'une soupe préparée avec amour favorisent le flux des mucosités, ce qui aide à ouvrir les sinus et évacuer les germes hors de l'appareil respiratoire. Alors à table!

Saule [1] *(Salix alba)*

Depuis des milliers d'années, herboristes et guérisseurs disent de boire une décoction d'écorce de saule pour réduire la fièvre, les inflammations et la douleur. Les herboristes d'aujourd'hui recommandent l'infusion d'écorce de saule en poudre. Les médecins occidentaux préconisent un cousin du principe actif de l'écorce de saule, sous forme de cachets, de gélules ou sous forme soluble: ils l'appellent aspirine.

Groseille *(Rubes sativum)*

Les premières femmes de pionniers américains soignaient les rhumes avec un remède qui ferait fureur dans les pubs. Pour aider le patient à dormir et accélérer la guérison, elles ajoutaient un peu de gelée de groseille dans un verre de whisky que le patient devait boire juste avant d'aller se coucher. Bien entendu, plus le verre de whisky était grand, plus le remède était efficace!

Acupression

Ces deux techniques sont censées marcher pour tout le monde, mais sont particulièrement efficaces sur les enfants de moins de 2 ans, pour lesquels les remèdes aux plantes sont déconseillés. Ces techniques proviennent sans aucun doute de la thérapie appelée acupression.

Avec votre pouce, pressez le coussinet de chaque orteil. Maintenez 20 à 30 secondes. Faites cela sur chaque pied jusqu'à diminution de la sensibilité. Répétez toutes les demi-heures sur les nourrissons.

Ou bien, effectuez une rotation du gros orteil de chaque pied et pressez avec votre pouce autour de chaque gros orteil, en partant de la base, vers le bout.

Un remède qui sent la superstition à plein nez

Cordon ombilical

A Malte les mamans conservent le cordon ombilical de leurs bébés sous forme de poudre. Lorsque le bébé est enrhumé, on lui fait sentir la poudre, ce qui paraît-il ferait partir le rhume.

Soigner le coup de froid par le froid

Neige

On dit que les esquimaux disposent de centaines de mots pour désigner la neige. Celui-ci doit certainement s'appeler ATCHOUM! Il paraît que lorsqu'ils sont

---

1 Prenez avec le saule les mêmes précautions qu'avec l'aspirine: n'en prenez pas si vous êtes enceinte, n'en donnez pas aux enfants de moins de 2 ans ou souffrant de rhume, grippe ou varicelle

enrhumés, les esquimaux ne reniflent pas mais «sniffent» de la neige. La neige glacée provoque la contraction des membranes nasales enflées, évacue les mucosités et fait donc disparaître le rhume.

Dis-moi qui a l'herbier le plus ancien...

Un herbier est un livre contenant des informations sur l'utilisation des plantes à des fins médicinales. Les botanistes ont plusieurs critères pour classifier une plante en tant qu'«herbe», alors que les herboristes appellent «herbe» toute plante employée à des fins médicinales.

On classe traditionnellement des remèdes aux herbes en quatre cultures: chinoise, indienne, européenne et américaine - ou du nouveau monde. La véritable histoire est bien sûr plus compliquée que ça. Par exemple, la culture européenne, qui comprend l'égyptienne, peut être divisée en gréco-romaine, gréco-arabe et égyptienne.

La culture la plus ancienne à utiliser les plantes médicinales a rarement sa place dans la liste des cultures traditionnelles utilisant les plantes. C'est parce que les Aborigènes d'Australie ont une tradition orale et transmettent ainsi la sagesse culturelle de génération en génération.

De même, il est souvent interdit d'écrire au sujet des pratiques sacrées des Aborigènes ou d'en parler à des non initiés.

Alors quand on dit que les Chinois possèdent la plus ancienne culture traditionnelle des plantes médicinales, on ferait mieux de préciser qu'il s'agit en fait de la plus ancienne trace écrite qui ait subsisté en la matière. L'herbier chinois le plus ancien subsistant à ce jour, Pen Tsao Ching, aurait été écrit vers 3400 avant JC, sous le règne de l'empereur Shen Nung. Certains n'admettent pas que Pen Tsao Ching puisse être aussi ancien. Selon eux, il date plus probablement d'environ 1000 avant JC. Dans ce cas, cela signifierait que les trois cultures traditionnelles de plantes médicinales auraient débuté à peu près à la même époque, dans des endroits différents de la planète.

La Chine a la plus longue pratique traditionnelle de la médecine par les plantes. Aujourd'hui en Chine cette médecine a une importance égale à celle de la médecine occidentale. L'évolution de la médecine traditionnelle chinoise a été influencée par la philosophie taoïste et intègre l'acuponcture, les herbes, les massages, le régime alimentaire et l'exercice physique.

Il est possible que la médecine traditionnelle indienne, appelée Ayurvedia, «science de la vie», soit plus ancienne encore que la chinoise. La médecine ayurvédique a été intégrée dans les écrits hindous sacrés et culturels appelés Védas. Ces écrits sont supposés remonter à 10000 avant JC, bien qu'aucun texte n'existe sur cette période.

Quoi qu'il en soit, la médecine ayurvédique, comme le prouvent certains textes védiques, était déjà bien développée en 1000 avant JC. Tout comme la médecine traditionnelle chinoise, l'ayurvédique comprend plus que de simples remèdes aux herbes ; elle intègre en effet le régime, l'exercice physique et des pratiques mentales qu'on appelle yoga.

Le Papyrus Ebers, herbier égyptien figurant sur un manuscrit de papyrus de près de 20 mètres de long, remonte à environ 1500 avant JC. Il comprend près de 1000 plantes médicinales et leurs utilisations.

L'utilisation des plantes médicinales chez les Gréco-romains remonte à l'époque de Galien (130-200 après JC) et de Dioscoride (1er siècle après JC). Galien, qui était le médecin de Marc Aurèle, rédigea un livre de recettes contenant environ 130 remèdes. Dioscoride élabora ce qu'on a appelé le premier véritable herbier, De Materia Medicia, qui contenait des informations sur 500 plantes. Malgré leur relatif manque de détails, ces deux œuvres firent autorité dans le domaine des plantes médicinales jusqu'au 16ème siècle environ. Les traditions gréco-romaines en la matière furent conservées pendant le haut moyen âge (641 à 1096, de la chute d'Alexandrie aux premières croisades) par l'Eglise, en général dans les monastères et les abbayes. Hors de ces environnements cloîtrés toutefois, cette pratique continua à évoluer.

L'évolution de la science populaire des plantes médicinales souffrit de cette impossibilité d'accès au savoir des anciens, qui était emprisonné par la société close de l'église. Sans l'aval de l'église, la réputation des guérisseurs souffrit également. Au bout du compte, la médecine populaire fut associée à la superstition, voire même à la sorcellerie.

Pendant toute cette période, l'Europe stagna tandis que le monde arabe connut son épanouissement. Dans leurs conquêtes, les armées arabes ne se bornèrent pas à l'Afrique du Nord. Ils accédèrent aux textes médicaux grecs et romains, que leurs médecins étudièrent et améliorèrent. Le médecin arabe Ib-Sina (connu en Occident sous le nom d'Avicenne) utilisa les principes aristotéliciens et galéniques et tenta de regrouper tout le savoir médical dans son ouvrage ***Kitab al-Qanum*** (Canon de la médecine).

Les 100 ans qui s'écoulèrent à partir de 1530 pourraient être baptisés Siècle des plantes médicinales. A cette époque toutes les cultures européennes avaient un herbier où figuraient des dessins réalistes de plantes. L'œuvre de John Gerard Herball ou Generall Hitorie of Plantes (1597), et celle de Culpeper (The English Physician ou Complete Herbal, 1651), sont les deux plus célèbres de la période.

Dans le Nouveau Monde, les colons européens avaient l'esprit ouvert à la sagesse populaire et à la santé par les plantes. Ils adoptèrent les pratiques médicinales des tribus autochtones, les copièrent et les associèrent aux remèdes qu'ils avaient eux-mêmes ramenés d'Europe. Il en découla une culture hybride très riche. C'est dans ce contexte que naquit l'ouvrage de Samuel Thomson «Improved System of Botanic Practice of Medicine» (Système amélioré de pratique botanique de la médecine), et son «New Guide to Health or Botanic Family Physician» (***Nouveau Guide de la Santé ou Thérapeutique Botanique familiale***), un système grâce auquel les familles membres pouvaient acheter leurs remèdes aux herbes.

Jusqu'au 20ème siècle la médecine par les plantes et ce que nous appelons aujourd'hui la médecine occidentale classique ont coexisté. Pendant le 20ème siècle la médecine a de plus en plus favorisé une approche scientifique et mécanique dans la façon de soigner. Et pourtant, récemment les remèdes d'antan ont attiré l'attention des partisans de la médecine classique. Au bout du compte, les meilleurs remèdes sont le résultat d'une ouverture d'esprit et d'un mariage heureux entre pratiques populaires et médecine conventionnelle.

Rides

C'est injuste et dépourvu de toute logique, mais c'est la vérité: les rides donnent au visage d'un homme plus de caractère, mais elles font paraître une femme plus vieille. Il n'y a rien de mal à paraître mûr, mais pourquoi faire plus que son âge?

Evitez le soleil et hydratez votre peau pour empêcher le dessèchement. Protégez toujours votre peau du soleil. Si vous en prenez bien soin, les rides mettront plus de temps à apparaître, et vous n'aurez peut-être jamais besoin des remèdes populaires qui suivent. Mais si vous avez déjà bien vécu et que ça se voit sur votre visage, lisez plutôt.

Le secret de Cléopâtre

Les remèdes désignés par se préparent en infusion. Ceux qui comportent le sigle nécessitent une décoction. Le mode d'emploi de ces deux méthodes de préparation figure aux pages 11-13. Les variantes et autres procédures sont indiquées dans le texte même à la suite de la description du remède.

Concombre, miel, huile d'olive et un peu de sang de bœuf entrent dans la composition de ce masque vieux de 2000 ans que Cléopâtre aurait utilisé.

1. Hachez finement deux concombres
2. Mélangez avec 125ml de sang de bœuf
3. Broyez pour former une pâte
4. Ajoutez 20ml (1 cuillerée à soupe) d'huile d'olive et la même quantité de miel, ainsi que 60 à 80 grammes d'argile fine
5. Mélangez le tout et mettez dans un bocal que vous rangerez dans un endroit frais
6. Frottez le visage et le cou avec un demi citron
7. Avant que le jus du citron ne sèche sur la peau appliquez le «secret de Cléopâtre»
8. Laissez agir une heure
9. Rincez à l'eau tiède et laissez sécher la peau à l'air libre (n'utilisez pas de serviette)

Miel

Aux Etats-Unis les guérisseurs recommandent souvent de passer de l'eau chaude sur le visage pour dilater les pores puis d'appliquer une fine couche de miel. Le miel est censé ramollir et aplanir les rides. Au bout d'environ 20 minutes, rincez à l'eau tiède pour enlever tout le miel puis aspergez-vous le visage d'eau froide pour resserrer les pores.

Patchouli *(Pogostemoncabin-labiatae)*

Cette huile essentielle est très populaire en Inde, en Chine, au Japon et en Malaisie, où elle sert de plante médicinale et de produit de beauté depuis des générations. Utilisez-la en association avec un massage facial.

Amande douce *(Prunus dulcis var. dulcis)* et Noix de coco *(Cocos mucifera)*

Les guérisseurs hawaïens mélangent 30 grammes d'huile de coco avec 5 grammes (1 cuillerée à café) d'huile d'amande douce, et appliquent ce mélange sur la peau, en massant par un mouvement ascendant.

Seins douloureux

Il est très important de faire son propre examen des seins. L'influence énorme des bouleversements hormonaux sur les tissus de la poitrine en est une des raisons. Cela signifie qu'au cours d'un cycle hormonal normal chez la femme les tissus de la poitrine évoluent en fonction des fluctuations hormonales. Mais un examen régulier est surtout important dans le rôle qu'il peut avoir sur la détection précoce du cancer du sein.

L'examen mensuel personnel, c'est une assurance vie gratuite.

C'est le meilleur et plus sûr moyen de mettre en évidence les éléments bénins ou cancéreux qui peuvent apparaître sur vos seins. Une détection précoce permet de soigner plus facilement toute forme de cancer .

Faites votre propre examen tous les mois au même moment du cycle. La plupart des médecins le recommandent une semaine après le début des règles.

Si vous remarquez une grosseur ou tout autre anomalie, pas de panique! Neuf grosseurs sur dix ne sont pas cancéreuses. Mais faites-vous examiner par le médecin, il est le seul à pouvoir dire si vous devez subir des examens approfondis.

En France, le cancer du sein est la première cause de décès par cancer chez la femme, et il représente, également pour la femme, un cas de cancer sur quatre. Au cours de sa vie, une femme sur 11 sera touchée par ce cancer. C'est parce qu'il est si courant, que le cancer du sein est sujet à tant de mythes.

Les causes du cancer du sein sont inconnues, mais certains facteurs de risques ont pu être identifiés. Alors qu'il peut apparaître à tout âge, il est plus courant chez la femme de plus de 40 ans.

En fait, l'âge est le facteur de risque le plus important, et toutes les femmes sont d'avantage exposées à mesure qu'elles vieillissent. Les études ont aussi montré que si vous avez déjà eu le cancer du sein ou s'il y a des antécédents dans votre famille, les risques de développer un cancer du sein sont plus élevés que chez le reste de la

Les remèdes désignés par [infusion] se préparent en infusion. Ceux qui comportent le sigle [décoction] nécessitent une décoction. Le mode d'emploi de ces deux méthodes de préparation figure aux pages 11-13. Les variantes et autres procédures sont indiquées dans le texte même à la suite de la description du remède.

population.

L'influence des autres facteurs est moins évidente. Certains facteurs peuvent augmenter les risques, comme le fait de ne pas avoir d'enfants ou de les avoir à un âge avancé, une alimentation riche en graisses animales et certaines affections bénignes de la poitrine.

Un coup sur la poitrine ne peut pas causer un cancer du sein, et le cancer du sein n'est pas contagieux.

Demandez à votre médecin de vous apprendre à faire votre auto examen de la poitrine. Pouvez-vous vraiment vous permettre de refuser une assurance vie gratuite?

Les transformations que subissent les seins pendant la période prémenstruelle, au cours de la grossesse, lors de la naissance d'un bébé, et dans le cas de grosseurs ou de kystes bénins, sont des phénomènes normaux. La peau des seins est tellement sensible que ces phénomènes, même s'ils sont bénins, peuvent être parfois considérablement gênants. Alors, ces remèdes populaires aideront peut-être à les soulager.

Souvenez-vous d'une chose: tout ce que maman boit ou mange, bébé en consomme également. Les organismes des bébés peuvent être plus sensibles que ceux des adultes. Alors, si vous êtes enceinte ou si vous allaitez, ne prenez pas un remède populaire sans demander l'avis de votre médecin.

Abricot *(Prunus armeniaca)* et blé

Mélangez 1 à 2 gouttes d'huile essentielle d'abricot, la même dose d'huile de germe de blé, et 10 ml d'huile végétale ou d'amande douce de bonne qualité et massez la poitrine douloureuse avec ce mélange. Pour plus d'efficacité, vous pouvez le faire chauffer au bain-marie.

Camphre *(Cinnamomum camphora)*

Mélangez 1 à 2 gouttes d'huile essentielle de camphre à 10 ml d'huile d'olive et utilisez en massage sur une poitrine «dure», mais pas si vous allaitez.

Pommes de terre *(Solanum tuberosum)*
Navet *(Brassica rapa)*
Haricots verts *(Phaseolus vulgaris)*

Utilisez un de ces ingrédients pour faire un cataplasme apaisant contre la mammite. Faites cuire les légumes jusqu'à ce qu'ils se désagrègent. Ecrasez-les en purée avec un peu d'eau de cuisson et appliquez cette purée chaude sur les seins douloureux.

Basilic [1] *(Ocimum basilicum)*

En Inde, on l'appelle «Tulsi». Le basilic est une herbe sacrée appartenant à une longue tradition, dont l'utilisation remonte au temps des Védiques, il y a près de 2500 ans. Pour soulager une poitrine douloureuse, faites un massage avec 1 à 2 gouttes d'huile essentielle de basilic diluées dans 10 ml d'huile végétale ou d'amande douce de bonne qualité. N'utilisez pas ce remède si vous allaitez.

Tapioca et lait

En Argentine, les guérisseurs recommandent d'appliquer sur une poitrine douloureuse un cataplasme de tapioca et de lait.

1. Préparez le tapioca selon les instructions figurant sur le paquet, et appliquez lorsqu'il est encore chaud. Etalez le tapioca sur plusieurs couches de gaze ou de mousseline.
2. Appliquez la gaze sur la peau (tapioca en contact avec la peau)
3. Recouvrez d'une serviette
4. Retirez le cataplasme une fois refroidi, renouvelez aussi souvent que nécessaire

Sinusite

Difficile de dire lequel de ces deux maux est le pire: la douleur assommante et lancinante de la sinusite pendant la journée ou le goutte-à-goutte inexorable que l'on doit endurer toute la nuit. En fait, on ne soigne pas l'un sans l'autre. Alors au lieu de chercher à savoir lequel des deux est le pire, essayez un des remèdes populaires suivants. Ils ne vous guériront pas de la sinusite, mais soulageront les symptômes énervants qui l'accompagnent, ce qui n'est déjà pas si mal.

Cannelle [2] *(Cinnamomum zeylanicum, ou C. cassia ; en Chine, C Cassia de l'écorce: rou gui, ou des brindilles: gui zhi)*

Hildegard de Bingen, abbesse et herboriste allemande du douzième siècle, employait la cannelle pour soigner les problèmes de sinusite. Elle recommandait de saupoudrer la nourriture de cannelle moulue à tous les repas.

---

1 N'utilisez pas d'huile essentielle sous quelque forme que ce soit pendant la grossesse
2 Evitez pendant la grossesse

Thym *(Thymus vulgaris)*

Pour les problèmes de sinus, les guérisseurs gitans préparent une infusion de thym qu'ils corsent avec une ou deux gouttes d'essence de bergamote, et la prescrivent en inhalations.

Oignon *(Allium cepa)*

Ce remède était paraît-il apprécié en Europe au Moyen Age. Votre conjoint ne l'appréciera guère, par contre! Hachez finement un oignon que vous envelopperez entre deux morceaux de gaze. Fixez ensuite la gaze sur votre cou grâce à une bande de coton ou une serviette. Laissez agir toute la nuit.

Eucalyptus *(Eucalyptus camaldulensis)*

Depuis quarante mille ans les aborigènes d'Australie soignent les problèmes de sinus avec l'eucalyptus. Broyez une poignée de jeunes feuilles d'eucalyptus. Plongez-les dans une casserole d'eau et portez à ébullition. Laissez mijoter 30 minutes, filtrez et buvez.

Gâteau de miel, pain de seigle et jus de raisin

Les guérisseurs de l'état du Vermont conseillent à leurs patients souffrant de sinusite d'éviter le tabac et la bière. Ils leur recommandent également les gâteaux de miel, le pain de seigle et le jus de raisin.

Quelques bons vieux trucs…

Pin sylvestre *(Pinus sylvestris)* ou Eucalyptus *(Eucalyptus globus)*

Voici un vieux remède très apprécié: les inhalations de vapeur de l'une de ces deux huiles essentielles mélangée à de l'eau. Asseyez-vous face à un bol à moitié rempli d'eau bouillante. Ajoutez quelques gouttes d'huile essentielle de pin sylvestre ou d'eucalyptus. Couvrez-vous la tête d'une grande serviette (pour une efficacité maximale, la serviette doit être assez grande pour éviter que la vapeur ne s'échappe). Inhalez la vapeur.

Les remèdes désignés par ☕ se préparent en infusion. Ceux qui comportent le sigle ♨ nécessitent une décoction. Le mode d'emploi de ces deux méthodes de préparation figure aux pages 11-13. Les variantes et autres procédures sont indiquées dans le texte même à la suite de la description du remède.

Encens *(Boswelia carterii ou olibanum)*

Egalement connu sous le nom d'oliban, l'encens est utilisé depuis quelques 5000 ans pour ses vertus médicinales. L'huile essentielle est réputée pour ses propriétés d'élimination des mucosités. Les aromathérapeutes la recommandent en massage de la face et du cou, en insistant particulièrement sur la zone abritant les cavités nasales.

Eucalyptus *(Eucalyptus globus)*
Menthe poivrée [1] *(Mentha piperita)*
Lavande [2] *(Lavandula angustifolia)*
ou Citron *(Citrus limon ou C. medica,var. Limonum)*

Si vous êtes à bout de force, ce remède est plus pratique que les inhalations de vapeur décrites ci-dessus. Mélangez une ou deux gouttes d'huile essentielle d'eucalyptus ou de menthe poivrée à une goutte d'essence de lavande, de bergamote ou de citron. Appliquez ce mélange d'huiles essentielles sur un mouchoir. Inhalez dès que vous éprouvez le besoin de soulager la sensation de nez bouché.

Si vous voulez essayer un traitement préventif, ajoutez tous les jours 6 à 8 gouttes de l'une de ces huiles à l'eau de votre bain. Ou utilisez-les en massages tous les soirs sur la zone abritant les cavités nasales (sans oublier de diluer 1 à 2 gouttes de l'huile essentielles choisie dans 10ml d'huile végétale de bonne qualité, ou d'huile d'amande douce).

Réflexologie

Les réflexologues traitent les maux par le massage et la manipulation de certaines zones de la plante des pieds. Pour voir si cette technique peut soulager votre problème de sinusite, consultez un praticien agréé.

Acuponcture

Les méridiens importants dans le traitement de la sinusite par l'acuponcture sont les points situés sur le gouverneur et les méridiens du gros intestin et du grêle. Lorsque la sinusite est d'origine allergique, l'acuponcteur se concentrera sur le méridien de la rate. Consultez un acuponcteur conventionné si cette méthode vous intéresse.

---

1 Evitez pendant la grossesse et l'allaitement et ne donnez sous aucune forme aux nourrissons
2 Utilisez modérément pendant la grossesse

Stress

Si vous pensez que le stress est un état normal, vous avez un problème. Même si beaucoup pensent que depuis les années 90 la vie est plus stressante que jamais, on peut tout de même contrôler le stress, et même le convertir en une force positive.

Ce qu'il ne faut pas faire, c'est laisser le stress contrôler votre vie. Vous devez analyser votre mode de vie et déterminer quelles sont les sources de stress que vous pouvez ou que vous devez éviter, et quelles sont celles qui vous inspirent. Alors vous pourrez éliminer les choses négatives pour ne conserver que les positives. Evidemment c'est plus facile à dire qu'à faire. En plus, même si vous êtes tout à fait capable de comprendre et d'analyser votre situation, il y aura toujours des choses que vous n'arriverez pas à contrôler.

C'est là que les remèdes populaires viennent à la rescousse. Aucun ne peut éliminer le stress. Mais certains pourront vous aider à traverser les périodes difficiles, d'autres à gérer le stress de façon positive. Alors qu'est-ce que vous attendez pour vous jeter à l'eau!

Cataire *(Nepeta cataria)*

L'infusion de cataire est recommandée pour presque tous les maux qui existent. L'un de ses emplois les plus reconnus est celui de calmant léger pour aider à dormir. Les chercheurs modernes ont confirmé que cette infusion avait en effet des vertus sédatives.

Chicorée *(Cichorium intybus)*

Dans les états du Sud des Etats Unis, la tradition est de mélanger la chicorée au café. A l'origine, la raison de ce mélange était probablement le coût, la disponibilité ou le goût, plutôt qu'une croyance en d'éventuelles vertus médicinales. Si vous êtes extrêmement stressé, peut-être devriez-vous arrêter le café. Mais si vous adorez le café, ce serait pure folie d'ajouter à votre stress la privation de votre breuvage préféré. Peut-être alors que vous serez consolé par la théorie des guérisseurs selon laquelle la chicorée rendrait le goût du café sans avoir les effets stimulants de la caféine.

Les remèdes désignés par  se préparent en infusion. Ceux qui comportent le sigle 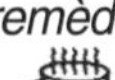 nécessitent une décoction. Le mode d'emploi de ces deux méthodes de préparation figure aux pages 11-13. Les variantes et autres procédures sont indiquées dans le texte même à la suite de la description du remède.

Mélisse *(Melissa officinalis), également appelée citronelle*

Que dites-vous de celui-ci? Selon notre vieil ami Nicholas Culpeper, boire une infusion de mélisse égaye l'esprit et le cœur, chasse de l'esprit pensées ennemies et soucis causés par la mélancolie et de la colère. Que dire de plus?

Passiflore *(Passiflora incarnata)*

Boire une infusion de passiflore est supposé apaiser la tension nerveuse et soulager les problèmes d'insomnies.

Valériane *(Valeriana officinalis)*

La valériane est un tranquillisant naturel. Elle est inoffensive en petites quantités. Il suffit de boire 125ml de cette infusion trois fois par jour lorsque vous êtes stressé et n'arrivez pas à vous détendre ou à dormir.

Tai Chi Chuan

Le Tai chi repose sur une séquence de mouvements doux, lents et semblables à de la danse. Il se pratique généralement en plein air. Il vise à se concentrer sur la santé mentale et émotionnelle et sur le corps. Depuis des siècles il est considéré comme une pratique curative et préventive. Les mouvements gracieux et harmonieux du Tai chi sont particulièrement efficaces pour combattre l'anxiété et le stress car ils encouragent à la relaxation. Ils créent une harmonie intérieure et une atmosphère dénuée de concurrence et de stress. Le Tai chi est enseigné dans la plupart des grandes villes.

Training autogène

Le training autogène, une forme de visualisation, est le plus couramment utilisé pour soulager le stress. Un thérapeute averti peut vous aider à mettre au point une série de phrases que vous pouvez utiliser pour soulager la tension et le stress. Cette pratique peut également vous aider à mieux appréhender les situations de stress à l'avenir. Consultez un praticien confirmé pour de meilleurs résultats.

Thérapie des couleurs

Beaucoup auront déjà vécu l'expérience de se sentir mieux lorsqu'ils portent des vêtements de leur couleur préférée. Les couleurs peuvent avoir un effet sur notre humeur, et selon certains, également sur la santé et le comportement. Les photobiologistes étudient les effets de la lumière sur les organismes vivants, et pensent que la lumière naturelle doit être considérée comme un nutriment nécessaire à une santé optimale. L'exposition continue à la lumière artificielle, qui ne possède pas les mêmes longueurs d'ondes de lumière que celle du soleil, peut rendre les gens irritables et léthargiques. Certains guérisseurs pensent que le manque de lumière naturelle peut détraquer les hormones, le cycle circadien et nos moyens de défense contre les infections. Selon les thérapeutes qui vantent les mérites de la couleur, un organisme malade et stressé donne une séquence de vibrations déséquilibrée dans le spectre visible. Ils travaillent donc à restaurer cet équilibre. C'est une pratique peu répandue, mais si elle vous intéresse, vous pouvez vous renseigner dans une librairie spécialisée.

Thérapie par la danse

Qui n'a jamais ressenti une grande plénitude en rentrant d'une longue nuit de danse effrénée? La plupart des tribus reconnaissent les pouvoirs curatifs de la danse. La thérapie par la danse (ou par le mouvement) est née aux Etats Unis au cours des années 40. A moins d'être extrêmement stressé et de nécessiter un traitement médical adapté à une pathologie liée au stress, la thérapie classique par la danse n'est pas nécessaire ni recommandée. Mais cela ne vous empêche pas de danser jusqu'à l'oubli de vos soucis. Dix, quinze ou trente minutes de danse effrénée (même si les autres n'appellent pas ça danser mais sauter comme un fou), sur votre musique préférée est un moyen facile, abordable et amusant de soulager le stress. Ne vous faites plus de bile, montez le volume, trémoussez-vous et c'est parti pour une bonne journée sans stress.

Thérapie par la musique

Nul besoin de consulter un thérapeute pour savoir que la musique vous détend et peut aider à redonner du «peps». Il ne faut pas nécessairement de la musique thérapeutique ou de la musique douce. Il suffit d'une musique que vous aimez, qui vous fait du bien. Tout comme la thérapie par la danse, la thérapie par la musique n'est pas nécessaire ni recommandée, sauf si vous souffrez d'une maladie liée au stress. Mais cela ne vous empêche pas de faire votre petite thérapie «maison».

Yoga

Beaucoup associent le yoga à la relaxation, mais ce n'est que la partie visible de l'iceberg. Le yoga est un système d'entraînement spirituel, mental et physique créé il y a plus de 4000 ans. Certaines formes de yoga sont plus tournées que les autres vers la relaxation et la lutte contre le stress, mais la plupart des praticiens pensent que certaines postures et séquences respiratoires peuvent servir à favoriser la relaxation et l'équilibre. Pour pratiquer le yoga, rien de plus simple: vous trouverez des cours dans la plupart des villes.

Hypnose

Les hypnothérapeutes peuvent vous aider à appréhender les causes et les effets du stress dans votre vie. Ils peuvent également vous enseigner des techniques d'auto-hypnose pour faire face au stress lorsqu'il vous assaille. Faites-vous recommander un thérapeute qualifié par votre médecin.

Massage

Quoi de plus relaxant qu'un massage accompli dans les règles de l'art? Allez, craquez pour une séance chez un masseur professionnel, mais ne refusez pas non plus un massage d'amateur pratiqué par votre bien-aimé(e), ce n'est pas mal non plus. Ce serait de la folie de refuser un massage, car quel que soit celui ou celle qui vous masse, c'est un excellent moyen de chasser tous vos soucis.

Syndrome de l'intestin irritable

Diarrhée, constipation et douleurs abdominales, voilà un trio peu sympathique. Malheureusement, si vous êtes sujet au syndrome de l'intestin irritable, vous avez toutes les chances d'avoir un de ces symptômes, sinon les trois. Le syndrome de l'intestin irritable est dû à plusieurs facteurs, qui diffèrent selon les personnes. Certains aliments, boissons, et même le stress, qui chez d'autres n'auront aucun effet, peuvent provoquer une irritation du tube digestif.

Essayez d'identifier les aliments, boissons et événements qui déclenchent les crises. La caféine, les graisses, les laitages, la nourriture épicée ou donnant des gaz (haricots secs, brocoli et chou fleur par exemple) sont les causes les plus courantes d'irritation de l'intestin.

Luzerne *(Medicago sativa)*

Depuis des siècles les médecins traditionnels chinois emploient les pousses de

> *Les remèdes désignés par [théière] se préparent en infusion. Ceux qui comportent le sigle [casserole] nécessitent une décoction. Le mode d'emploi de ces deux méthodes de préparation figure aux pages 11-13. Les variantes et autres procédures sont indiquées dans le texte même à la suite de la description du remède.*

luzerne pour soulager les troubles digestifs. Mangez des pousses de luzerne dans les salades et les sandwiches, c'est un moyen facile et délicieux de vous soigner.

Girofle *(Syzgium aromaticum)*

Mâcher des clous de girofle et en mettre dans la nourriture est un autre remède qui nous vient de la médecine traditionnelle chinoise.

Les guérisseurs traditionnels ayurvédiques recommandent également les clous de girofle en cas de troubles digestifs, et ce depuis 2000 ans. Parfumez-en vos repas ou buvez une infusion de girofle en poudre.

Gingembre [1] *(Zingiber officinalis)*

Voici un autre vieux remède ayurvédique pour traiter les troubles digestifs. Parsemez toute votre nourriture de gingembre râpé.

Sésame *(Sesamum indicum ou S. orientale)*

Si vous n'aimez pas le girofle ou le gingembre, essayez le massage à l'huile de sésame. Des générations de guérisseurs ayurvédiques recommandent ce moyen de soulager les intestins irrités.

Basilic [2] *(Ocinum basilicum)*

Si vous allez consulter un guérisseur malaysien pour des troubles intestinaux ou des parasites, il vous dira certainement de prendre 2,5 grammes (1/2 cuillerée à café) d'huile essentielle de basilic, cul sec.

Camomille [3] *(Romaine: Chamaemelum nobile, ou allemande: C. recutica)*

Buvez une infusion de camomille. C'est le remède du guérisseur espagnol.

Carvi *(Carum carvi)*

Les graines de carvi ont une longue histoire dans la médecine populaire égyptienne. Elles sont utilisées dans les remèdes contre les troubles digestifs depuis au moins 3000 ans. Vous pouvez mettre des graines de carvi dans votre nourriture ou essayez

> *Les remèdes désignés par [théière] se préparent en infusion. Ceux qui comportent le sigle [casserole] nécessitent une décoction. Le mode d'emploi de ces deux méthodes de préparation figure aux pages 11-13. Les variantes et autres procédures sont indiquées dans le texte même à la suite de la description du remède.*

1 Consommez avec modération pendant la grossesse

2 N'utilisez pas l'huile essentielle sous quelque forme que ce soit pendant la grossesse

3 Evitez les doses excessives et n'utilisez pas l'huile essentielle pendant la grossesse

l'infusion de carvi en poudre.

Chaparral *(Larrea divaricata, L. tridentata)*

Au 17ème siècle en Amérique, les colons européens ont vu que les peuples originaires utilisaient le chaparral pour traiter toute sorte de maux, dont les troubles digestifs. L'infusion de feuilles et de tiges de chaparral est le remède traditionnel des indiens d'Amérique contre les troubles intestinaux.

Cannelle [1] *(nom occidental: Cinnamomum zeylanicum / en Chine: C. cassia, rou gui pour l'écorce et gui zhi pour les tiges)*

Lorsque les Hébreux de la Bible avaient des problèmes digestifs ils utilisaient la cannelle moulue, saupoudrée sur la nourriture ou en suspension dans de l'eau.

Un remède qui monte au nez… A vos souhaits!

Moutarde *(Brassica nigra)*

Dans l'antiquité romaine, les graines de moutarde servaient à élaborer une lotion pour les personnes souffrant de troubles digestifs. Il fallait faire attention à ce remède, car les graines libèrent de l'isothyocyanate d'allyl, bien qu'à petites doses. Ce principe actif des graines de moutarde et de son huile essentielle est très toxique et irritant. Il représente 99% de l'essence de moutarde (considérée comme l'une des huiles essentielles les plus toxiques qui soient). Les Romains de l'Antiquité n'avaient pas besoin de savoir qu'il s'agissait d'isothyocyanate d'allyl, tout ce qu'ils savaient c'était qu'à toutes petites doses, ça allait, à doses un peu plus fortes, c'était un désastre.

Ils préparaient la lotion avec une pincée de graines de moutarde moulues mélangée à un grand volume d'eau et de vinaigre. Ils la diluaient encore dans un volume d'eau égal avant de la boire.

Ricin *(Ricinus communis)*

Jusqu'au milieu du 20ème siècle, l'huile de ricin était un remède digestif de choix pour les guérisseurs du Moyen Orient. Et pas seulement là-bas, demandez à vos

1 Evitez pendant la grossesse

grands-parents de vous parler du «bon vieux temps» où l'on devait avaler une cuillerée d'huile de ricin toutes les semaines. A l'époque, si vous aviez de la chance, votre maman la mélangeait à du jus de fruit. Mais d'après ce que l'on sait, personne n'était dupe: ça ne donnait pas meilleur goût à l'huile de ricin, ça rendait juste le jus de fruit imbuvable.

Pissenlit *(Taraxacum officinale)*

Lorsque vous bataillez dans votre jardin, maudissant le satané pissenlit qui a envahi votre belle pelouse, pensez à la Belgique, où l'on cultive depuis plus d'un siècle du pissenlit à des fins commerciales. Les feuilles sont destinées à faire des salades et les racines sont séchées, grillées et moulues pour un usage médicinal. Pour les troubles digestifs, les guérisseurs belges recommandent de boire une infusion de poudre de pissenlit séché.

Coriandre *(Coriandrum sativum)*

Dans l'antiquité grecque, indienne et égyptienne, ils parsemaient la nourriture de coriandre en poudre afin de traiter les troubles digestifs. Chaque fois que vous en mettez dans vos plats, vous suivez leurs traces.

Aneth *(Anethum graveolens)*

L'aneth était le remède favori de la Rome antique pour aider à la digestion. On suspendait des guirlandes d'aneth dans les salles à manger pour prévenir les maux d'estomac. Juste au cas où les guirlandes ne fonctionnaient pas, des graines d'aneth étaient également disponibles pour que les convives un peu trop éméchés puissent les mâcher lorsque des problèmes de digestion venaient troubler la fête.

Fenouil [1] *(Foeniculum officinale)*

Dans le nouveau monde, les Puritains mâchaient des graines de fenouil pour soulager les troubles digestifs.

Gentiane *(Gentiana lutea) également connue sous le nom de gin jiao*

Les médecins arabes du 6ème siècle ont découvert la gentiane grâce aux Grecs. Leur vaste empire commercial les a conduits en Chine où ils introduisirent cette plante. Les médecins traditionnels chinois recommandent encore de nos jours la décoction de racine de gentiane séchée en poudre pour soulager les troubles digestifs. Buvez

---

1 Evitez pendant la grossesse

5ml (1 cuillerée à café) avant chaque repas.

Ginkgo *(Ginkgo bilobe)*

Il y a longtemps, lorsqu'ils souffraient de troubles digestifs les Japonais mangeaient des graines de ginkgo grillées.

Sauge [1] *(Salvia officinalis)*

L'infusion de feuilles de sauge est un remède populaire courant en Europe contre les problèmes gastriques.

Sarriette *(Satureja montana, S. hortensis)*

Boire une infusion de sarriette pour soulager les troubles digestifs était un remède connu chez les Grecs et les Romains dans l'antiquité. Egalement chez les premiers Saxons, les Bretons au Moyen Age, et les premiers colons d'Amérique.

Papaye *(Carica papaya)*

La papaye contient des enzymes qui peuvent favoriser la digestion. C'est probablement pour cette raison qu'elle est si connue parmi les guérisseurs. Ne serait ce pas plutôt à cause de sa saveur délicieuse? Ils recommandent souvent de manger de la papaye verte et de boire du jus de papaye pour traiter les problèmes digestifs. Et si ce remède a beaucoup de succès parmi les malades, c'est parce qu'il est bon.

Quelques remèdes populaires d'antan

Charbon

Manger du charbon est un remède très ancien contre les problèmes intestinaux. Quoi que vous fassiez, ne mangez pas un morceau de charbon pris dans la cheminée. Achetez plutôt des biscuits ou des comprimés au charbon dans un magasin de santé naturelle.

Moutarde *(Brassica nigra)*

Dans beaucoup de milieux ruraux, lorsqu'on a des problèmes digestifs, on mâche des feuilles de moutarde sauvage.

---

1 Evitez les doses thérapeutiques pendant la grossesse. Toléré à petites doses dans la nourriture

Syndrome prémenstruel

Que les choses soient claires. Il y a le syndrome prémenstruel, et puis il y a le SYNDROME PREMENSTRUEL. Ni l'un ni l'autre n'est une partie de plaisir, mais l'un est un embêtement et l'autre une catastrophe naturelle, et ce n'est pas la peine de se demander lequel des deux vous concerne. Pendant des années, et même des générations, on a dit aux femmes qui souffraient de syndrome prémenstruel que tout se passait dans la tête. Ça servait soit de sujet de plaisanterie, soit de preuve flagrante de la fragilité mentale ou émotionnelle de la femme. Une fois que les chercheurs se sont penchés sérieusement sur la question, ils ont trouvé que c'était une réalité, et que la plupart des symptômes avaient une explication physique ou chimique.

Le syndrome prémenstruel n'est pas un simple état, mais un terme fourre-tout dans lequel on a regroupé un certain nombre de symptômes. C'est une des raisons pour lesquelles ce syndrome était, et demeure, si difficile à étudier. Le seul point commun à toutes les femmes qui en souffrent est qu'il débute généralement environ 14 jours avant les règles. Les symptômes sont des changements d'ordre physique, émotionnel et comportemental.

La difficulté à étudier ce phénomène vient également du fait que chez certaines femmes il ne se traduit que par des douleurs modérées et de la rétention d'eau. D'autres sont en proie à de l'anxiété, de la tension nerveuse, de l'irritabilité et des sautes d'humeurs. D'autres constatent une prise de poids, un gonflement et une sensibilité de la poitrine et des ballonnements. Tandis que leurs sœurs, elles, luttent contre des maux de tête, des accès de faim, des palpitations cardiaques, de la fatigue et des vertiges. Avec une telle panoplie de symptômes, on comprend que le syndrome prémenstruel soit un réel casse-tête chinois.

C'est le hasard (ou la malédiction) qui fait que vous souffrez ou non du syndrome prémenstruel, mais les dernières études indiquent que l'on peut en contrôler les symptômes grâce à quelques modifications simples du régime alimentaire. C'est une bonne nouvelle en soi, mais c'est une nouvelle encore meilleure que vous ne le pensez car ces modifications coïncident à merveille avec les conseils que l'on peut donner à une femme qui veut être en bonne santé.

Les remèdes désignés par se préparent en infusion. Ceux qui comportent le sigle nécessitent une décoction. Le mode d'emploi de ces deux méthodes de préparation figure aux pages 11-13. Les variantes et autres procédures sont indiquées dans le texte même à la suite de la description du remède.

Augmentez votre consommation d'aliments riches en vitamine B, en zinc, en fer et en manganèse. Réduisez les produits laitiers, le sel, le sucre, les graisses et les produits d'origine animale. Vous constaterez sans doute une amélioration de votre état de santé et une diminution des symptômes prémenstruels. Et tant que vous y êtes, essayez un de ces remèdes populaires.

Chou *(Brassica oleracea)*

Pour soulager les symptômes prémenstruels les guérisseurs espagnols recommandent de boire 5 ml (1 cuillerée à café) de jus de chou frais deux fois par jour. Les guérisseurs afro-américains conseillent également le jus de chou comme un moyen naturel de soulager ces symptômes.

Aromathérapie

Les aromathérapeutes conseillent d'ajouter des huiles essentielles de sauge, de géranium et de lavande à l'eau de votre bain quotidien pendant les deux semaines qui précèdent vos règles. Vous pouvez aussi essayer de verser quelques gouttes de la même huile essentielle sur un mouchoir que vous inhalez pendant la journée. Pour les périodes de stress important, mélangez ces huiles à de l'huile végétale de bonne qualité (de l'huile d'amande douce par exemple) et passez cela sur le corps après le bain. Mmmm! c'est à se demander si ces femmes décrites dans la littérature victorienne comme de petites choses, prêtes à s'évanouir à la moindre provocation, n'étaient pas tout simplement en train de se soigner contre le syndrome prémenstruel...

Bouillotte

Voilà un des quelques moyens dont disposaient nos mères et nos grands-mères pour lutter contre les symptômes prémenstruels. Heureusement pour elles, c'est vraiment efficace! Si vous avez mal dans le bas du dos, une bonne bouillotte chaude placée contre votre dos fait des merveilles. Et si vous avez des douleurs abdominales, il n'y a rien de mieux qu'une bouillotte sur le ventre pour vous soulager.

Massage

Ah! le massage est un remède miracle s'il en est. Il n'est pas une douleur qu'un bon massage ne soulage. Un massage relaxant de tout le corps peut aider à libérer le stress. Un simple massage de la nuque et des épaules peut soulager un mal de tête. Un léger massage abdominal peut calmer les douleurs prémenstruelles.

Remèdes aux fleurs du Docteur Bach

La plupart des symptômes prémenstruels peuvent être attribués à des causes physiques, même la fragilité émotionnelle et la nervosité. Mais si vous cherchez un remède contre la tension émotionnelle qui peut accompagner les changements physiques qui ont lieu tous les mois dans votre organisme, peut-être pourriez-vous essayer un des remèdes aux fleurs du Dr Bach ci-après, on dit qu'ils s'adressent aux causes émotionnelles plutôt qu'aux symptômes physiques.

Essayez:

Crab Apple (pommier sauvage): si vous éprouvez un sentiment de dégoût par rapport au sang menstruel

Cherry Plum (Prunus): si vous vous sentez tendue ou avez peur à l'idée d'être envahie par l'émotion ou la morosité

Water Violet: si votre tension est due à un besoin inassouvi de solitude et de retrait

Aspen (Tremble): si vous ressentez une sensibilité accrue

Holly (houx): si vous avez des émotions intenses et négatives

Beech (hêtre): si vous ressentez une intolérance vis-à-vis de votre propre état

Rockwater (eau de roche): si vous essayez de refuser vos sentiments

Acuponcture

Cette vieille thérapie chinoise nécessite l'utilisation d'aiguilles sur des points particuliers situés le long de canaux invisibles d'énergie appelés méridiens. Les méridiens correspondent aux organes internes. Les aiguilles débloquent, augmentent ou font diminuer le flux de Qi ou «force de vie». Les méridiens importants dans le traitement des symptômes prémenstruels sont le rein, le foie, la conception et parfois l'estomac et le gouverneur. Consultez un acuponcteur agréé si vous voulez avoir recours à cette thérapie.

Gattilier *(Vitex agnus-castus)*

Cette plante était traditionnellement utilisée pour supprimer l'activité sexuelle. Il a dû paraître logique de l'employer pour traiter un problème lié aux organes sexuels de la femme, et en même temps à ses envies, à savoir le cycle menstruel. Si vous voulez l'essayer, il consiste à boire une infusion de feuilles et de baies. Enfin, si vous avez besoin de suppression d'activité sexuelle.

Mais avant de vous jeter à l'eau, sachez qu'aujourd'hui de nombreux praticiens recommandent l'activité sexuelle comme un bon moyen de soulager les tensions prémenstruelles. A vous de voir.

Tendinite

Pas d'erreur possible, la douleur chronique de la tendinite, qu'elle soit due à trop de tennis, trop de pianotage sur le clavier ou trop de claquettes, est une vraie douleur. La chose essentielle à faire dans ce cas est de «lever le pied», mettre l'articulation au repos et laisser guérir le tendon et le muscle douloureux. Pendant ce temps de repos vous pouvez essayer les remèdes suivants. Ils ne demandent pas de préparation fastidieuse et sont peut-être la solution qu'il vous faut.

Fénugrec [1] *(Trigonella foenum-graecum)*

Les guérisseurs ayurvédiques d'Inde utilisent une infusion de graines de fénugrec moulues en lotion apaisante pour les lésions des tissus.

Gingembre [2] *(Zingiber officinalis)*

Ce remède populaire traditionnel du Japon est toujours populaire au pays du soleil levant, mais il demande un peu de préparation.

1. Portez 4 litres d'eau à ébullition dans une grande marmite en émail dotée d'un couvercle
2. Lorsque l'eau commence à bouillir lavez et râpez une grosse racine de gingembre
3. Ne pelez pas le gingembre
4. Lorsque vous râpez le gingembre faites tourner la racine dans le sens des aiguilles d'une montre pour permettre aux fibres internes de s'ouvrir
5. Mettez le gingembre râpé sur un carré de mousseline dont vous replierez les bords afin de former un petit sac que vous fermerez à l'aide d'un bout de ficelle

Les remèdes désignés par [théière] se préparent en infusion. Ceux qui comportent le sigle [marmite] nécessitent une décoction. Le mode d'emploi de ces deux méthodes de préparation figure aux pages 11-13. Les variantes et autres procédures sont indiquées dans le texte même à la suite de la description du remède.

1 Evitez pendant la grossesse

2 Consommez modérément pendant la grossesse

6. Baissez le feu sous la marmite d'eau. Pressez le sachet de gingembre pour faire s'écouler tous le jus dans l'eau et plongez le sachet dans la marmite
7. Laissez frémir 7 minutes
8. Au bout de 7 minutes pressez le sachet de gingembre contre le rebord de la marmite à l'aide d'une cuillère afin d'en faire sortir le plus possible de jus
9. Retirez la marmite du feu et utilisez le liquide chaud en compresse sur les muscles douloureux
10. Laissez agir la compresse environ 40 minutes et recommencez toutes les 4 à 6 heures jusqu'à soulagement de la douleur

Consoude *(Symphytum officinale)*

Faites une décoction de feuilles de consoude et réduisez les feuilles ramollies en une pâte. Appliquez cette pâte sur l'articulation douloureuse, cela est supposé aider à réduire l'inflammation et le gonflement.

Millepertuis *(Hypericum perforatum)*

Ce remède gitan demande également de la patience et de l'anticipation, car il nécessite 20 jours de préparation. Les guérisseurs gitans en avaient toujours un flacon sous la main pour soulager la douleur, et un autre en cours de préparation.

1. Remplissez une bouteille en verre blanc d'un litre avec des fleurs de millepertuis
2. Versez de l'huile d'olive sur les fleurs jusqu'à remplir la bouteille
3. Fermez la bouteille et placez-la en plein soleil pendant un cycle de lune (20 jours). Au bout de 20 jours, filtrez et transférez l'huile dans un bocal en verre ambré pour la conserver
4. Utilisez un morceau de coton pour appliquer l'huile sur les muscles douloureux
5. N'exposez pas la peau traitée au soleil, car cette huile provoque une photosensibilité

Moutarde *(Brassica nigra)*

Sans oublier le remède favori de Grand-mère, le cataplasme à la moutarde.

1. Ecrasez des graines de moutarde dans un peu d'eau

Les remèdes désignés par se préparent en infusion. Ceux qui comportent le sigle nécessitent une décoction. Le mode d'emploi de ces deux méthodes de préparation figure aux pages 11-13. Les variantes et autres procédures sont indiquées dans le texte même à la suite de la description du remède.

2. Protégez la peau de la zone à traiter avec de la vaseline (afin d'éviter toute irritation ou la formation de cloques)
3. Appliquez la pâte à la moutarde sur la zone douloureuse, et maintenez-la à l'aide d'une bande de gaze et d'un sparadrap. Vous pouvez garder ce cataplasme pendant plusieurs heures, et même toute la nuit pour des résultats encore meilleurs.

Tension

Si vous n'êtes pas convaincu que l'hypertension est un problème grave, faites ce petit test. Prenez un ballon et gonflez le. Gonflez, gonflez, gonflez encore, encore, encore un petit peu… et BOUM! Voilà ce qui peut arriver lorsque vos veines, vos artères et vos vaisseaux capillaires subissent une pression trop élevée tandis qu'ils tentent de véhiculer le sang dans l'organisme.

Et quand ils font BOUM! vous avez de quoi être inquiet. Un hypertension artérielle peut entraîner une attaque ou un anévrisme. Alors restez très vigilant. L'hypertension est un ennemi sournois, car il ne suffit pas de la surveiller pour savoir si elle est effectivement importante.

L'hypotension est moins grave que l'hypertension. Elle peut provoquer des vertiges ou des étourdissements lorsque vous passez brusquement de la position couchée ou assise à la station debout. Mais il ne faut pas l'ignorer non plus. Si vous notez des symptômes de tension basse, parlez-en à votre médecin.

Epine-vinette *(Berberis vulgaris)*

Les guérisseurs de l'ex Union Soviétique recommandent de boire une décoction d'épine-vinette pour contrôler l'hypertension.

Les remèdes aux fleurs du Docteur Bach

Ces remèdes sont censés agir sur les causes de l'hypertension, et non pas sur les symptômes.

Les remèdes désignés par [infusion] se préparent en infusion. Ceux qui comportent le sigle [décoction] nécessitent une décoction. Le mode d'emploi de ces deux méthodes de préparation figure aux pages 11-13. Les variantes et autres procédures sont indiquées dans le texte même à la suite de la description du remède.

Essayez:

Chêne et orme : si vous croulez sous les responsabilités

Impatiente: si vous êtes irritable et impatient

Aigremoine: si vous êtes anxieux

Verveine: si vous êtes surexcité ou surmené

Vigne: si vous êtes impitoyable et mené par l'ambition

Eau de roche: si vous vous fixez des buts impossibles à atteindre

Hêtre: si vous n'écoutez pas les conseils

Houx: si vous êtes coléreux et rancunier

Mimule: si vous craignez la pauvreté

Etoile de Bethléem: si vous avez subi un choc ou un chagrin

Vigne, eau de roche et hêtre: si vous avez du mal à vous détendre

Cannelle *(Cinnamomum zeylanicum, ou C. cassia ; en Chine, C Cassia de l'écorce: rou gui, ou des brindilles: gui zhi)*

Les guérisseur japonais conseillent de saupoudrer la nourriture de cannelle pour faire baisser la tension.

Régime à base de riz

Les gitans suivent ce régime pour lutter contre l'hypertension. Efficace ou pas, mieux vaut l'éviter, car il existe des moyens plus sûrs. Un jour ou deux de ce régime ne peuvent pas faire de mal, il est pauvre en graisses et en sel, et riche en fibres. Mais l'hypertension est déjà assez grave pour y ajouter un problème de malnutrition que causerait ce régime extrêmement restrictif et déséquilibré.

1. 250 grammes de riz brun cuit à la vapeur et sans sel
2. Ajoutez 680 grammes de fruits ou de jus de fruit frais
3. Lorsque ça a refroidi ajoutez 100 grammes de miel
4. Partagez le mélange en 7 portions
5. Tous les matins mangez 5 grammes de levure fraîche et une portion du mélange à base de riz
6. Mangez encore 5 portions de ce mélange au cours de la journée
7. Avant le coucher, mangez encore 5 grammes de levure fraîche et la dernière portion du mélange à base de riz

8. Ne buvez plus rien après avoir avalé la dernière portion

Cacao *(Theobroma cacao)*

Aux Philippines, les guérisseurs conseillent aux hypertendus de manger de la poudre de cacao sèche. Eh oui! Si vous êtes joueur, essayez donc: prenez 5 grammes (1 cuillère à café) de poudre quatre fois par jour.

Ail [1] *(Allium sativum)*

Les médecins traditionnels chinois suivent les conseils de leurs ancêtres et recommandent de consommer de l'ail en grande quantité pour traiter l'hypertension. Mangez 3 à 10 gousses d'ail par jour pour éviter l'hypertension (et faire fuir les vampires).

Noix de coco *(Cocos nucifera)*
Raifort *(Amoracia rusticana)*
et Ail [2] *(Allium sativum)*

Les guérisseurs hawaïens recommandent de manger de l'ail et du raifort aux personnes souffrant d'hypertension. Et aussi, ils conseillent de boire de l'eau de noix de coco fermentée!

Trèfle rouge *(trifolium pratense), également appelé trèfle violet*

Un autre remède hawaïen contre l'hypertension consiste à boire une infusion de trèfle rouge.

Hydraste du Canada [3] *(hydrastis canadensis)*

Les guérisseurs Cherokee conseillaient de boire une infusion d'hydraste du Canada en cas d'hypotension. Un soupçon de piment rouge juste avant de boire relève un peu ce remède.

Ail civette *(Allium schoenoprasum)*

Au Moyen Age, dans tout le Nord de l'Europe, on mangeait de l'ail civette pour faire baisser la tension et renforcer le cœur.

Baies d'aubépine *(Crataegus oxycantha, C. monogyna, C. pinnatifida, également appelée Shan zha en Chine))*

---

1 Evitez en cas de grossesse ou d'allaitement
2 Evitez en cas de grossesse ou d'allaitement
3 Evitez pendant la grossesse

Les guérisseurs irlandais conseillent de boire une infusion de baies d'aubépine pour faire baisser la tension. Utilisez juste 10 grammes (2 cuillères à café) de baies d'aubépine mûres pour préparer cette infusion.

Ylang-Ylang *(Cananga odorata), également appelée Canangium odoratum*

Un massage à l'essence d'ylang-ylang (1 à 2 gouttes diluées dans de l'huile végétale ou d'amande de bonne qualité), est le remède conseillé par les guérisseurs indonésiens et philippins pour traiter l'hypertension.

Kiwi *(Actinidia sinensis) également appelé groseille de Chine*

Peu de remèdes populaires ont aussi bon goût que celui-ci. Lorsqu'il portait le nom de groseille de Chine, peu d'Occidentaux lui prêtèrent attention. Les Néo-zélandais firent des recherches, améliorèrent le produit et dans un trait de génie débaptisèrent ce petit trésor en forme d'œuf et à la peau duveteuse pour le nommer kiwi. Et c'est ainsi que naquit un phénomène mondial.

Groseille de Chine ou kiwi, qu'importe: c'est délicieux. Pauvre en calories et riche en potassium, le kiwi est un élément clé du régime des hypertendus. En effet, le potassium aide à corriger le déséquilibre électrolytique que peut provoquer l'hypertension.

Torticolis

Il n'y a rien de pire qu'une raideur dans le cou pour vous rendre la vie dure. Et le pire, c'est que lorsque vous avez un torticolis, vous ne pouvez vous en prendre qu'à vous-même, car vous êtes souvent le seul responsable de cette abomination.

Un cou tordu, raide ou douloureux est en général dû à une mauvaise habitude (ou plein de mauvaises habitudes). Une mauvaise posture ou le fait de rester debout ou assis de façon prolongée sont des facteurs courants. Un matelas mou, bosselé ou usé, ou un mauvais oreiller sont également souvent les coupables de cet état handicapant.

Les remèdes désignés par  se préparent en infusion. Ceux qui comportent le sigle 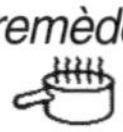 nécessitent une décoction. Le mode d'emploi de ces deux méthodes de préparation figure aux pages 11-13. Les variantes et autres procédures sont indiquées dans le texte même à la suite de la description du remède.

Ne désespérez pas, si l'on peut prendre de mauvaises habitudes, on peut aussi facilement les perdre. Tout ce qu'il vous faut, c'est un peu de volonté. Les problèmes de matelas et d'oreillers sont faciles à résoudre, il suffit pour cela de dépenser un peu d'argent. Mais pour le moment tout ce qui vous importe c'est de savoir quoi faire pour vous débarrasser du torticolis que vous avez là, maintenant. Alors lisez.

Bryone blanche *(Bryonia alba)*

La bryone blanche s'est fait connaître au Moyen Age grâce aux guérisseurs français. Pour les douleurs de cou, ils recommandaient de boire une décoction à base de racines de bryone, qui selon la tradition populaire doivent être déterrées lorsque la plante est en fleur pour être efficaces.

Citron *(Citrus limon, C. medica, limonum)*

Les guérisseurs de la tribu Cherokee d'Amérique donnent ce conseil amer aux personnes souffrant de douleurs dans le cou. Buvez le jus d'un demi citron deux fois par jour. Massez également la nuque avec du jus de citron.

Si vous avez déjà lu le chapitre sur les courbatures, les deux remèdes suivants vous diront quelque chose. L'un demande un peu de travail, l'autre un peu de temps… un cycle de lune pour être exact.

Gingembre [1] *(Zingiber officinalis)*

Ce remède traditionnel japonais contre les douleurs musculaires est encore apprécié au pays du soleil levant, mais sa préparation nécessite un peu de travail.

1. Portez 4 litres d'eau à ébullition dans une grande marmite en émail dotée d'un couvercle
2. Lorsque l'eau commence à bouillir, lavez et râpez une grosse racine de gingembre
3. Ne pelez pas le gingembre
4. Lorsque vous le râpez, tournez-le dans le sens des aiguilles d'une montre pour permettre aux fibres internes de s'ouvrir
5. Mettez le gingembre râpé sur un carré de mousseline dont vous replierez les bords afin de former un petit sac que vous fermerez à l'aide d'un morceau de ficelle
6. Baissez le feu sous la marmite d'eau

---

1 Utilisez modérément pendant la grossesse

7. Pressez le sachet de gingembre pour faire couler le jus dans l'eau et plongez le sachet dans la marmite
8. Laissez frémir 7 minutes
9. Au bout de 7 minutes pressez le sachet de gingembre contre le rebord de la marmite à l'aide d'une cuillère afin d'en faire sortir le plus possible de jus
10. Retirez la marmite du feu et utilisez le liquide chaud en compresse sur les muscles douloureux
11. Laissez agir la compresse environ 40 minutes et renouvelez toutes les 4 à 6 heures jusqu'à soulagement de la douleur

Millepertuis *(Hypericum perforatum)*

Ce remède gitan demande de la patience et un peu d'anticipation. Il nécessite 20 jours de préparation. Avec leur mode de vie nomade, les Gitans devaient avoir souvent besoin de ce remède apaisant. Les guérisseurs judicieux en avaient certainement toujours un flacon sous la main, tandis qu'un autre infusait. Si vous êtes un féru sportif, peut-être voudrez-vous suivre leur exemple.

1. Remplissez une bouteille en verre blanc d'un litre avec des fleurs de millepertuis
2. Versez de l'huile d'olive sur les fleurs jusqu'à remplir la bouteille
3. Fermez la bouteille et placez-la en plein soleil pendant un cycle de lune (20 jours). Au bout de 20 jours, filtrez et transférez l'huile dans un bocal en verre ambré pour la conserver
4. Utilisez un morceau de coton pour appliquer l'huile sur les muscles douloureux
5. N'exposez pas la peau traitée au soleil, car cette huile provoque une photosensibilité

Acupuncture

Les douleurs du cou, des épaules et du dos sont les raisons les plus courantes qui poussent les occidentaux à avoir recours à cette ancienne thérapie chinoise. Si vous voulez faire de même, assurez-vous de bien vous adresser à un praticien agréé.

Réflexologie

Selon les réflexologues, les massages des pieds peuvent soulager les raideurs du cou, du dos et de la partie supérieure de la colonne vertébrale. Si vous voulez essayer cette méthode, consultez un praticien agréé.

Ostéopathie

Selon les ostéopathes, les problèmes de posture sont la clé des dysfonctionnements de notre organisme. Les raideurs du cou, du dos et des épaules en sont des exemples courants. La manipulation en douceur est la méthode de traitement, adressez-vous à un praticien agréé.

Massage

Un massage en douceur pratiqué par quelqu'un de votre entourage peut aider à soulager la douleur et la raideur. Mais pour de meilleurs résultats consultez un masseur professionnel. Il pourra identifier les muscles responsables de la douleur et pratiquer un massage en profondeur des tissus qui pourra soulager non seulement la douleur, mais aussi son origine.

Ulcères

Attention, accrochez-vous, c'est affreux. Les ulcères de la peau sont le résultat d'une petite plaie qui refuse de cicatriser. Une mauvaise circulation et une hygiène médiocre en sont les causes courantes. Mais une plaie qui ne veut pas cicatriser peut également être le signe d'un cancer de la peau. Alors ne jouez pas avec les lésions suspectes. Faites voir à votre médecin toute plaie qui ne guérit pas dans un laps de temps raisonnable. S'il vous dit qu'il s'agit d'un ulcère de la peau, remerciez le ciel et suivez les instructions du docteur à la lettre. Une fois que la plaie a commencé à cicatriser alors seulement vous pouvez essayer l'un des remèdes populaires suivants. Mais tant que la plaie est ouverte, n'y mettez rien d'autre que les produits prescrits par le médecin, ou vous ne feriez que l'aggraver.

Luzerne *(Medicago sativa)*

Depuis des siècles les médecins chinois disent aux patients atteints d'ulcères de la peau de manger beaucoup de pousses de luzerne. En Inde les médecins ayurvédiques l'emploient également pour la même indication. Mais inutile de les engloutir comme le ferait un cheval lâché dans un champ de luzerne. Il faut les manger lentement, en

Les remèdes désignés par se préparent en infusion. Ceux qui comportent le sigle nécessitent une décoction. Le mode d'emploi de ces deux méthodes de préparation figure aux pages 11-13. Les variantes et autres procédures sont indiquées dans le texte même à la suite de la description du remède.

mâchant bien avant d'avaler. En les mangeant vous devez penser à quelque chose de positif et savourer, c'est censé activer la guérison.

Pissenlit *(Taraxacum officinale)*

Dans l'antiquité chinoise on faisait un cataplasme à base de feuilles de pissenlit pour favoriser la cicatrisation des ulcères de la peau. Faites une décoction, filtrez et conservez les feuilles de pissenlit ramollies. Laissez refroidir puis appliquez les feuilles directement sur les ulcères.

Lamier blanc *(Lamium album, également appelé ortie blanche)*

Au milieu du dix-septième siècle, le médecin et herboriste anglais Nicholas Culpeper popularisa l'infusion de lamier blanc en tant que traitement interne pour les ulcères de la peau récalcitrants.

Bugle rampante *(Ajuga repta), ou petite consoude*

Culpeper recommandait également l'infusion de bugle rampante pour favoriser la cicatrisation des ulcères de la peau.

Morgeline *(Stellaria media), ou mouron des oiseaux*

Un autre conseil de Culpeper était de faire un cataplasme de feuilles de morgeline après les avoir fait ramollir par une décoction. Faites refroidir les feuilles et appliquez-les sur les ulcères de la peau.

Banane *(Musa)* [1]

Selon les guérisseurs de l'île antillaise de Curaçao, les peaux de bananes vertes, séchées puis réduites en cendres et appliquées sur les ulcères de la peau, sont un moyen parfait d'accélérer la cicatrisation.

Baume du Pérou *(Myroxylon balsamum var. pereira)*

Pour aider les ulcères de la peau à cicatriser rapidement, les guérisseurs péruviens appliquent le jus extrait de cette plante directement sur la lésion.

Pukatea *(Laurelia novae-zelandiae)*

Les Maori préparaient une infusion de feuilles de pukatea et utilisaient le liquide en lotion pour favoriser la cicatrisation des ulcères de la peau.

---

1 Les bananes de culture étant des hybrides et donc stériles, elles n'ont pas de noms d'espèces exacts

Kûmarahou *(Pomaderris kumeraho)*

On a souvent vanté les propriétés curatives de cette plante originaire de Nouvelle-Zélande sur tous les maux ou presque. La décoction de feuilles de P. elliptica, cousin du Kûmarahou, est un remède traditionnel pour les problèmes de poitrine et de foie, les indigestions et les ulcères de la peau.

Le kûmarahou est très prisé par beaucoup de médecines parallèles, comme celle du Révérend Edgar Ward, un pharmacien qualifié devenu vicaire anglican de Kaitaia. A Kaitaia, très concerné par le problème de la tuberculose qui touchait les enfants maori, il s'est mis à les soigner avec un mélange de plantes dont le kûmarahou. Il baptisa son remède Kuranui, un mot qui sonne maori mais qui en fait ne l'est pas du tout. Le Révérend Ward laissa finalement son sacerdoce pour devenir herboriste à Auckland.

Le Révérend Ward n'était pas le seul herboriste sur le coup. Mère Marie Aubert était une nonne catholique française et herboriste célèbre en Nouvelle-Zélande et dans toute la communauté de l'Eglise catholique. Mère Marie a servi en Nouvelle-Zélande pendant plus de cinquante ans et ses bulletins d'information contenaient des témoignages des représentants de la hiérarchie catholique concernant les produits à base de plantes qu'elle préparait.

Elle était également impliquée dans des œuvres religieuses et sociales, car elle a servi l'Eglise catholique néo-zélandaise pendant plus de cinquante ans. Elle a dirigé pendant presque toutes ces années la mission Jérusalem située sur la rivière Wanganui.

Mère Marie, à l'instar du Révérend Ward, donnait des noms aux consonances maori à tous ses produits. Ainsi, Natanata (pour les maux de ventre) et Marupa (pour les problèmes de la gorge et des bronches), sont deux de ses remèdes les plus connus.

Le produit des ventes de ses préparations aux plantes servait à aider les novices. Elle essaya même de passer des accords commerciaux pour la vente de ses produits afin de mieux financer ses actions religieuses et humanitaires. Comme cela ne fut pas à la hauteur de ses espérances, elle reprit la production de ses remèdes et jusqu'à 1913 ce fût Mère Marie et les Sœurs de son ordre qui les fabriquèrent, et ils étaient distribués par Sharland & Company (en Nouvelle-Zélande et en Australie.

Lorsqu'en 1913 Mère Marie retourna à Rome elle détruisit ses recettes, mais des échantillons de ses remèdes ont été conservés à Wellington (Home of Compassion, Island Bay), en Australie.

Eupatoire perfoliée *(Eupatorium perfoliatum)*

Il y a près de 2000 ans Dioscoride, le médecin grec, préparait un cataplasme d'eupatoire infusée pour aider les ulcères de la peau à cicatriser.

Géranium *(Pelargonium odorantissimum)*

A l'île de la Réunion, dans l'océan indien, le géranium est une espèce locale. Les guérisseurs appliquent une feuille de géranium directement sur les ulcères de la peau pour en favoriser la cicatrisation. Lorsque les colonisateurs ramenèrent la plante en France, les guérisseurs français commencèrent à utiliser une décoction de feuilles de géranium en bain de bouche pour soigner les aphtes.

Petite centaurée *(Centaurium erythraea)*

Dans l'antiquité, les Grecs appliquaient les feuilles roses de centaurée directement sur les ulcères de la peau pour en favoriser la cicatrisation.

Souci *(Calendula officinalis)*

Au dix-neuvième siècle les guérisseurs allemands utilisaient une pommade au souci appelé «Dio Gemeine Ringelblume» pour favoriser la cicatrisation des ulcères de la peau. La pommade contenait des tiges, des feuilles et des fleurs de souci, ainsi que du beurre et du charbon.

Consoude *(Symphytum officinale)*

Les guérisseurs de la Rome antique utilisaient du jus de consoude pour aider les ulcères de la peau à cicatriser.

Epiaire des marais *(Stachys palustris)*

Au Moyen Age, l'épiaire des marais servait à recouvrir les plaies et les ulcères. On posait un cataplasme de feuilles d'épiaire ramollies par décoction. Laissez refroidir les feuilles et appliquez-les directement sur les lésions.

Verge d'or *(Solidago virga aurea)*

Arnoldus de Villa Nova, herboriste européen, a fait des expériences avec cette plante. Il recommandait à ses patients de boire une décoction de verge d'or et de conserver un peu de liquide pour l'appliquer directement sur les ulcères.

Kaki *(Diospyros kaki)*

Depuis des siècles les Indiens d'Amérique appliquent du jus de kaki directement sur les lésions afin d'en favoriser la cicatrisation.

Naturopathie

Si vous avez régulièrement des ulcères de la peau, peut-être voudrez-vous consulter un naturopathe. Il vous prescrira certainement un régime spécial, des exercices de respiration et de relaxation, et des vitamines.

Quelques vieux remèdes d'ici et d'ailleurs...

Pomme de terre *(Solanum tuberosum)*

Buvez le jus extrait d'une petite pomme de terre crue, trois fois par jour avant les repas. Si vous n'aimez pas le goût, ce qui ne serait pas étonnant, mélangez-le à du jus de tomate ou de pomme, ou bien à une soupe froide.

Chou *(Brassica oleracea)* et Carotte *(Daucus carota)*

Le jus de chou et/ou de carotte est également recommandé pour favoriser la cicatrisation des ulcères de la peau. Le jus de carotte est sucré et goûteux et se suffit à lui-même. Le jus de chou est par contre assez spécial. A vous de décider si la douleur d'un ulcère de la peau est pire que le goût du jus de chou, ou alors vous pouvez mélanger le jus de chou avec du jus de carotte, de tomate ou de légumes. Ainsi, il passera sans problème!

Myrtille *(Vaccinium corymbosum)*

Délicieux, mais un peu cher. Alors pour plus de jouissance et plus d'efficacité aussi, ne faites pas cul sec. Savourez lentement.

Verrues

Dans les histoires pour enfants, les verrues et les sorcières vont main dans la main. Mais si les sorcières étaient aussi répandues que les verrues, on se promènerait tous à dos de balai! Les verrues poussent comme la mauvaise herbe. Elles sont dues au

Les remèdes désignés par ☕ se préparent en infusion. Ceux qui comportent le sigle 🍲 nécessitent une décoction. Le mode d'emploi de ces deux méthodes de préparation figure aux pages 11-13. Les variantes et autres procédures sont indiquées dans le texte même à la suite de la description du remède.

papillomavirus. A moins d'en avoir une sur le bout du nez ou sur la plante du pied, mieux vaut traiter les verrues par le mépris. La plupart du temps elles disparaissent sans traitement, alors que de nombreux traitements destinés à éradiquer la verrue ne font qu'exacerber le virus. Au lieu de vous débarrasser d'une verrue vous vous retrouvez alors avec plein de bébés!

Si sachant cela vous voulez toujours vous en débarrasser, la première chose à faire est de vous assurer qu'il s'agit bien d'une verrue. Cors, durillons, grains de beauté et lésions précancéreuses sont faciles à confondre avec les verrues. Méfiez-vous des grains de beauté et faites vérifier toute poussée suspecte par votre médecin. Si vous essayez un des remèdes suivants sur un cor ou un durillon, cela ne vous fera pas de mal, d'ailleurs les remèdes sont similaires pour les uns et les autres.

Séneçon *(Senecio vulgaris)*

Ce remède, qui consiste en un cataplasme de feuilles et de capitules de séneçon, date du dix-septième siècle. Après avoir été infusées, les feuilles, les capitules vertes et les fleurs de la plante étaient réduites en une pâte et appliquées sur la verrue en cataplasme.

Banane *(Musa)* [1]

Au Moyen Orient les guérisseurs prennent un morceau de peau de banane mûre pour enlever les verrues. Appliquez la peau de banane, face interne contre la verrue, fixez avec un sparadrap et changez toutes les semaines.

Asclépiade commune *(Asclepias syriaca)*

Cette plante originaire d'Amérique du Nord secrète un jus laiteux lorsqu'on la coupe. Les Indiens pensaient que cette substance pouvait faire partir les verrues.

Pissenlit *(Taraxacum officinale)*

Les tiges de pissenlit cassées sécrètent également un jus laiteux et certains guérisseurs pensent que celui-ci peut enlever les verrues.

Pomme de terre *(Solanum tuberosum)*

Ce remède loufoque date soit disant des sorcières blanches du Moyen Age. La méthode, qui fait le tour des cours de récréation au moins une fois par an, est simple. Vous frottez la verrue avec une pomme de terre fraîchement coupée. Ensuite vous enterrez la patate en disant à celui qui a la verrue que lorsque la pomme de terre sera pourrie la verrue s'en ira. Certaines personnes ne jurent que par ce remède et cela n'a rien de surprenant. Rappelez-vous: la plupart des verrues s'en vont, que vous fassiez quelque chose ou pas. Alors, essayez le remède.

---

1 Les bananes de culture étant des hybrides et donc stériles, elles n'ont pas de noms d'espèces exacts

Quelques années plus tard, la verrue est oubliée depuis longtemps… retournez à l'endroit où vous avez enterré la pomme de terre, vous verrez qu'elle a également disparu!

Joubarbe *(Sempervivum tectorum)*

Selon certains guérisseurs le jus de joubarbe, qu'on applique par un trou pratiqué sur un morceau de carton et placé sur la verrue, fait partir l'indésirable.

Oignon *(Allium cepa)* et sel de mer

D'autres guérisseurs préfèrent ce remède. Coupez un oignon en deux, retirez le centre de l'une des moitiés et remplissez le creux avec du sel de mer. Laissez le sel se dissoudre et appliquez le liquide qui en résulte sur la verrue le plus souvent possible.

Ail [1] *(Allium sativum)*

Les guérisseurs gitans ne jurent que par cette technique. Appliquez du jus d'ail frais sauvage sur la verrue à minuit un soir de pleine lune, et ce trois fois, en exposant à chaque fois la verrue à la pleine lune pendant trois minutes.

Toutes les verrues sont contagieuses, y compris les verrues génitales. On peut attraper des verrues génitales par contact avec le virus. Cela signifie que les verrues génitales entrent dans la catégorie des maladies sexuellement transmissibles. Ne les traitez pas vous-même, consultez le médecin.

Yeux rouges

Si vous brûlez la chandelle par les deux bouts, ce sont vos yeux qui en font les frais. Démangeaisons, rougeur, irritation, à chaque fois vous y avez droit. Mais ne pleurez pas, ça va aller mieux. Essayez un de ces remèdes apaisants et continuez jusqu'à ce

Les remèdes désignés par  *se préparent en infusion. Ceux qui comportent le sigle* 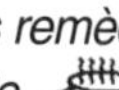 *nécessitent une décoction. Le mode d'emploi de ces deux méthodes de préparation figure aux pages 11-13. Les variantes et autres procédures sont indiquées dans le texte même à la suite de la description du remède.*

1 Evitez pendant la grossesse et l'allaitement

qu'on puisse à nouveau vous regarder dans le blanc des yeux.

Indigo *(Indigofera tinctoria)*

Les guérisseurs lamaïstes du Tibet utilisent des méthodes compliquées pour diagnostiquer la nature d'un trouble. Leur système de traitement se base sur les enseignements de Pien-Chueh, médecin du cinquième siècle. Pour soigner les yeux rouges, ils recommandent une décoction d'indigo utilisée en bain oculaire.

Euphraise officinale *(Euphrasia officinalis), également appelée casse-lunettes*

Les montagnards écossais utilisent l'euphraise infusée dans du lait pour soulager les yeux rouges et douloureux. Faites votre infusion avec du lait à la place de l'eau. Les vrais traditionalistes portent le kilt et mettent la solution dans l'œil à l'aide d'une plume, mais cela sera tout aussi efficace si vous portez vos vêtements de ville habituels et utilisez un compte-gouttes.

Chélidoine *(Chelidonium majus)*

Dioscoride et Gérard vantaient tous deux les vertus apaisantes de la chélidoine sur les problèmes oculaires. Il y a deux mille ans, le médecin romain Pline prétendait que les hirondelles donnaient le jus de la chélidoine à leurs petits pour leur donner la vue. Ce remède, toujours une infusion à base de lait, soulage les yeux rouges et vous fera peut-être voir la vie à la façon d'un oiseau. Préparez votre infusion en remplaçant l'eau par du lait.

Blanc d'œuf

Les guérisseurs turques cassent un œuf et appliquent les dernières gouttes du blanc d'œuf cru sur les yeux rouges et douloureux, trois fois par jour.

Livèche *(Levisticum officinale)également appelée ache de montagne*

Ce remède émane de Nicholas Culpeper, médecin et herboriste anglais du 17ème siècle. Il consiste à extraire le jus des feuilles de livèche et à en mettre 1 ou 2 gouttes dans les yeux rouges ou irrités.

Morgeline *(Stellaria media, également appelée mouron des oiseaux)*

Voici un autre remède rendu célèbre par Nicholas Culpeper. Là, il s'agit d'extraire le jus des feuilles de morgeline pour traiter les yeux rouges. Utilisez le liquide en compresse sur les yeux douloureux.

Epine-vinette *(Berberis vulgaris, également appelée berberris vulgaire)*

Il y a un siècle, les guérisseurs américains ont commencé à soigner les yeux rouges avec l'épine-vinette. Ils ramollissent l'écorce de la racine (la couche externe de la racine) et emploient le liquide pressé de la racine ainsi ramollie pour en faire cette compresse apaisante pour les yeux rouges et irrités:

1. Ramollissez la matière en y versant plusieurs fois de l'eau bouillante
2. Pressez la racine ramollie et recueillez le liquide qui en sort
3. Utilisez le liquide en compresse oculaire sur les yeux douloureux.